HELMUT H. KOCH

NICOLA KEßLER (Hg.)

Schreiben und Lesen in psychischen Krisen

Paranus verlag

HELMUT H. KOCH
NICOLA KEẞLER (Hg.)

Schreiben und Lesen in psychischen Krisen

Gespräche zwischen Wissenschaft und Praxis

Paranus-Verlag
Psychiatrie-Verlag

Die Deutsche Bibliothek – CIP-Einheitsaufnahme
Schreiben und Lesen in psychischen Krisen / Helmut H. Koch und Nicola Kessler (Hg.).

- Bonn : Psychiatrie-Verl.; Neumünster : Paranus-Verlag
Bd. 1. Gespräche zwischen Wissenschaft und Praxis. - 1998
ISBN 3-88414-219-4 (Psychiatrie-Verlag)
ISBN 3-926200-29-4 (Paranus-Verlag)
Gemeinschaftsausgabe »Schreiben und Lesen in psychischen Krisen« Bd. 1 u. 2 und »... fast wie Phönix« :
ISBN 3-88414-221-6 (Psychiatrie-Verlag)
ISBN 3-926200-31-6 (Paranus-Verlag)

Umschlaggestaltung: Ursula Jüngst, Nürnberg, unter Verwendung ihres Bildes »Orataa«
Satz: Marina Broll, Dortmund
Druck: WB-Druck, Rieden am Forggensee

Dieses Buch wurde gefördert mit Mitteln des

bmb+f Bundesministerium für Bildung, Wissenschaft, Forschung und Technologie

Inhalt

Schreiben

Lesen

Anhang

HELMUT H. KOCH UND NICOLA KEẞLER

Poesie und Medizin

Vorbemerkungen

»Ich schreibe. Ich lese. Ich atme. Ich esse. In dieser Reihenfolge. Man könnte mir die Nahrung nehmen, die Luft zum Atmen, vielleicht sogar die Bücher, aber wenn man mir Stift und Papier nehmen würde, ich hätte dem Wahnsinn nichts mehr entgegenzusetzen.« Dies schrieb uns eine Frau auf unsere Frage hin, welche Bedeutung die Literatur in einer Lebenskrise für sie erfülle. Im Rahmen eines bundesweiten Schreibaufrufs hatten wir die Frage an alle gerichtet, die aus schwierigen Lebenskrisen einen Weg gesucht oder schon gefunden hatten – alleine, mit Angehörigen, in psychotherapeutischer Behandlung, in psychiatrischen Kliniken. Viele Menschen berichteten uns daraufhin, daß das Lesen und Schreiben eine intensive, existentielle, helfende, heilende, vielleicht lebenserhaltende oder lebensrettende Wirkung auf sie hätte. Diese Wirkung scheint zum einen tiefer zu gehen, als gemeinhin in Schreib- und Leseveranstaltungen der Schulen, Hochschulen und des einschlägigen Kulturbetriebs zu beobachten ist. Zum anderen war unser Eindruck aus Begegnungen mit Menschen in psychischen Krisen und an den sozialen Rändern der Gesellschaft, daß eine solche Haltung so selten nicht ist. Nicht zuletzt die Veröffentlichungen aus dem Bereich der Poesie- und Bibliotherapie, die vor allem in den USA, mittlerweile in Ansätzen auch in Deutschland, an solche Erfahrungen anknüpft, bestätigten diesen Eindruck.

An sich ist es verwunderlich, daß eine solche Einsicht in die tiefgreifenden psychosomatischen Wirkungen von Literatur geradezu wiederentdeckt und für die Praxis neu bedacht werden muß. Denn neu ist sie ja nicht. Bereits in den Frühkulturen war das Wissen um die therapeutische Kraft der Literatur selbstverständlich, abzulesen in Mythen, die teils bis in die Gegenwart ihre Bedeutung erhalten haben. Wir kennen das christliche Gebet: »Herr, sprich nur ein Wort, so wird meine Seele gesund.« Wort und Krankheit, Literatur und Heilung gehören wie selbstverständlich zusammen. Apollo war der Gott der schönen Künste, sein Sohn Asklepios der

Gott der Heilkünste. »Poesie und Medizin«, so schreibt Arthur Lerner, einer der führenden Poesietherapeuten in den USA, »in einer Familie – was für eine ideale Kombination.« Das Wort »Katharsis« bei Aristoteles steht in dieser Tradition: Reinigung, sprich therapeutische Befreiung des Zuschauers im Theater durch die Erschütterung, durch das Erleben von Schaudern und Entsetzen. Die Inschrift über der Bibliothek von Alexandria gab entsprechend Auskunft: »Psyches Iatreion«, d.h. Heilstätte der Seele.

Nachfolgend blieb die Erinnerung an den kathartischen Effekt von Literatur in der Geschichte der Literaturtheorie durchaus virulent. Man denke an die Literaturtheorie Lessings, der sich ausdrücklich auf Aristoteles beruft; an die klassische Literaturtheorie Schillers, der das Konzept einer ästhetischen Erziehung gegen die »Verkrüppelung« der Seelen durch neuzeitliche Entfremdungsmechanismen setzt; die gerade die Tiefenbezirke der Seele auslotenden Literatur- und Lebensentwürfe der Romantik; die im 19. Jahrhundert immer wieder neu reflektierte Spannung zwischen der Gefährdung des Individuums in der Moderne und die oft verzweifelte, bisweilen vergebliche Suche in der Literatur nach einem Lebenssinn; später das geradezu voluntaristische Konzept der Expressionisten mit dem Ruf nach dem »neuen Menschen«; die Schreib- und Seelenexperimente des Surrealismus; die exemplarische Gestalt des 20. Jahrhunderts, Kafka, mit seinem vielzitierten Satz: »Ein Buch muß die Axt sein für das gefrorene Meer in uns«; in den letzten Jahrzehnten vor allem die Literatur von Frauen, die nach einer langen Geschichte patriarchaler Zerstörung von Psyche und Leben zugleich nach einer neuen Ästhetik und neuen Lebensentwürfen literarisch und lebenspraktisch suchen.

Umso erstaunlicher ist daher, daß von der lebenspraktischen Bedeutung von Lesen und Schreiben in psychischen Krisen wenig die Rede ist: in der Literaturwissenschaft ebenso wenig wie in der Psychologie, und in den Bildungsinstitutionen so wenig wie in der Psychiatrie. Woran das liegt, kann hier nicht im einzelnen erörtert werden und bedarf noch weiterer Forschung. Zu erinnern wäre auch z.B. an literarische Strömungen, die anders als die genannten, auf Katharsis gerichteten eher in der Tradition des Rationalismus auf Erkenntnis und Aufklärung gerichtet sind oder in der Tradition der Ästhetik Kants die ästhetische Autonomie hervorheben und jeweils auf unterschiedliche Weise tiefenpsychologische Wirkungen der Literatur ausklammern. Es wäre auch die Rezeption der Literatur genauer zu beleuchten. Generell ist schwer nachzuweisen, welche »feinen, unsichtbaren Wirkungen« (Christa Wolf) der Literatur stattfinden. Man kann wohl davon ausgehen, daß eine Rezeption, die stärker am Kunstwerk selbst als am Prozeß seiner Entstehung, Vermittlung und Wirkung interessiert ist, weniger stark kathartische Aspekte berücksichtigt als produktions- und rezeptionsästhetische Fragestellungen. Mit dem Entstehen der Psychologie als Wissenschaft und der Psychoanalyse als hermeneutischer Methode hätte sich in der Tradition Freuds ein anderer, subjektorientierter Umgang mit Literatur angeboten. In der Literaturwissenschaft sind solche Ansätze aufgenommen, aber nur begrenzt weiterentwickelt worden.

Analoge Tendenzen spiegeln sich auch in methodologischen Zugriffen der Literaturwissenschaften. Wo in strukturalistischen Verfahren Analysen als Rekonstruktion literarischer Kompositionsmechanismen begriffen werden und man bewußt auf die Reflexion der Lebensbezüge der Literatur verzichtet oder in inhaltsanalytischen Verfahren die moralischen, soziologischen, politischen oder pädagogischen Botschaften der Texte eruiert und einer diskursiven Kritik unterworfen werden (unter Berücksichtigung der Lebensbezüge zwar, aber unter Hintanstellung der spezifisch literarischen, tiefenpsychologischen Wirkkräfte), geraten die Möglichkeiten kathartischer Effekte der Literatur notwendigerweise ganz oder teilweise aus dem Blick. Wir sind nun nicht der Auffassung, als verfehlten die genannten Ansätze die Literatur und als sei die Frage nach der tiefenpsychologischen und praktischen Wirkung der Literatur als reale »Lebenshilfe« die einzig sinnvolle. Im Gegenteil können alle Ansätze durchaus einen Stellenwert haben: die Wirkkraft der literarischen Mechanismen erschließt sich möglicherweise genauer dezidierten Form- und Sprachanalysen, und wie sehr die Außerachtlassung z.B. politischer Fragestellungen verheerend gewirkt hat, zeigt die Geschichte der Germanistik zur Genüge. Nur scheint es gerade in der Gegenwart sinnvoll, daran zu erinnern, wie sehr Literatur den Menschen tiefenpsychologisch und praktisch in Grenzsituationen wie auch in ihrem »normalen« Alltag helfen kann.

Die Psychiatrie vernachlässigt offensichtlich ihrerseits eine ganzheitliche Sicht auf den Menschen. Psychische Krisen werden als fest umrissene Krankheiten katalogisiert und symptomatisch statt ursächlich kuriert, zum großen Teil durch traditionelle medizinische Behandlungsmethoden. Der naturwissenschaftlichen Parzellierung und Sanierung des Menschen, die bis in die Gegenwart die dominierende geblieben ist, steht seit einiger Zeit ein ganzheitliches Konzept entgegen, das sich z.B. verschiedener Therapien aus dem künstlerischen Bereich bedient: Kunst-, Musik- oder Tanztherapien. Daß Lesen und Schreiben therapeutische Qualität gewinnen können, bleibt freilich außerhalb der Wahrnehmung: merkwürdig für eine Heilkunst, die wissen müßte, daß Sprache in all ihren Möglichkeiten unverzichtbar im Heilungsprozeß ist – sowohl in ihrer expressiv-spontanen wie in ihrer reflexiven Kraft.

In verschiedenen Bildungsbereichen beobachten wir einen ausgesprochen oberflächlichen, eher kognitiven oder auch ästhetisierten Umgang mit Literatur. Im Deutschunterricht der Schule geht es in der Regel um Literaturanalyse, weniger um Literaturbegegnung. Den Schülern und Schülerinnen begegnet Literatur nicht als etwas Eigenes, sondern als ein Äußerliches. Hier Literatur – da Leben. Im literaturwissenschaftlichen Studium setzt sich diese Verengung fort: »Literarische Bildung reduziert sich auf die Fähigkeit, *über* Dichter und ihre Texte abgesichert mitreden zu können; also auf ihren Einschüchterungswert«, stellt Adolf Muschg fest. Literatur werde den Studierenden »zugemutet, aber niemals zugetraut, also eigentlich angetan« (Muschg 1981, S. 36). Wer Gefühle in die Literaturinterpretation einbringt, macht sich verdächtig. Wer trotz aller Stigmatisierungen selbst schreibt, tut dies im privaten Bereich, ganz selten in der Schule oder Hochschule. Schreiben ist kein eigener Ausbildungsschwerpunkt in der Literaturwissenschaft. Bestenfalls findet es Anwendung in bezug auf die einschlägige Literaturdidaktik für die Schulpraxis und in freiwilligen Kursen zum »Kreativen Schreiben«.

Im Studium der Psychologie oder Psychiatrie kommt der Schwerpunkt »Literatur« gar nicht vor. Poesie- und Bibliotherapie sind dort Fremdworte. Andernorts haben sie sich eher, aber nicht sehr weitreichend entwickelt, selbst in den USA stehen sie noch am Anfang. Hierzulande gibt es allenfalls an Privatinstituten Ansätze eines poesie- und bibliotherapeutischen Bildungsangebots. Hilarion Petzold, unter dessen Leitung am Fritz-Perls-Institut für Integrative Therapie, Gestalttherapie und Kreativitätsförderung in Hückeswagen ein Curriculum für eine drei- bzw. vierjährige berufsbegleitende Aus- und Weiterbildung zum klinischen Poesie- und Bibliotherapeuten bzw. zur klinischen Poesie- und Bibliotherapeutin entwickelt wurde, befindet, daß der gezielte Einsatz von Lesen und Schreiben zu therapeutischen Zwecken in Deutschland »noch im argen« liege (Petzold/Orth 1995, S. 413). Das Curriculum ist das erste seiner Art in Deutschland (siehe Anhang), hat jedoch in seiner Spezialisierung auf die Poesie- und Bibliotherapie nie praktische Anwendung gefunden. Nur vereinzelte Elemente sind in den allgemeinen Weiterbildungsgang des Fritz-Perls-Instituts für Kunst- und Kreativitätstherapie eingegangen. Lutz von Werder, Leiter des Instituts für Kreatives Schreiben in Berlin, zieht ein skeptisches Fazit: »Der Verwissenschaftlichungsgrad der Poesietherapie ist heute noch äußerst gering. Es gibt kein verbindliches Handbuch, es existieren hauptsächlich Reader, die Aufsätze zur Poesietherapie sammeln. [...] Die empirische Erforschung der Poesietherapie stützt sich erst auf drei amerikanische Dissertationen, die kaum eine ausgewiesene Forschungsmethodik benutzen. Die wesentlichen Aspekte der Poesietherapie beruhen heute auf der Beschreibung von Praxiserfahrungen und auf der Aufstellung von Orientierungspostulaten. Die entwickelte Begrifflichkeit des poesietherapeutischen Bereichs ist noch äußerst heterogen.« Dies, obwohl von Werder der Poesietherapie große Bedeutung »für die außerschulische Zukunft der Literaturwissenschaft und Germanistik« beimißt (von Werder 1988, S. 18 f.). Es spricht für sich, daß beide Institute vor der Frage nach geeigneten Texten für eine Gruppe schizophrener Patienten und Patientinnen, die uns im Vorfeld unserer ersten eigenen Erprobung von Lesewirkungen in einem psychiatrischen Setting (siehe den Beitrag von Nicola Keßler in diesem Band) beschäftigte, kapitulieren mußten. Antworten auf derart konkrete Fragen der Anwendung von Poesie- und Bibliotherapie haben wir selbst bis heute auch noch nicht gefunden.

Aus der Erfahrung weitverbreiteter Unwissenheit und Hilflosigkeit angesichts der Thematik »Schreiben und Lesen in psychischen Krisen« erwuchs unsere Motivation, eine Forschungsstudie zur Verankerung der Schreib- und Lesetherapie in verschiedenen Bildungsbereichen interdisziplinär in Angriff zu nehmen. Uns ist bewußt, daß wir uns dabei einer paradoxen Situation aussetzen: Einerseits bewegen wir uns deutlich in einer historischen Tradition, auf der anderen Seite haben wir recht wenig in der Hand. Wir müssen manches erst entdecken, wieder entdecken, neu entdecken. Unser eigener Ausgangspunkt läßt sich folgendermaßen beschreiben: Seit fast zwei Jahrzehnten beschäftigen wir uns mit der Literatur von Randgruppen, speziell der Literatur von Gefangenen. Auch die Literatur dieser Gruppe am Rande hat eine heilende, eine therapeutische Wirkung, eine kommunikationsstiftende, oft eine lebensrettende Bedeutung. Obschon sie sehr interessant ist und es zu einem vorurteilsfreien, demokratischen Literatursystem gehören sollte, *alle* Literatur wahrzunehmen, ist sie in der Öffentlichkeit weitgehend unbekannt geblieben. Nicht ganz. Sehr bald wandten sich Redakteure und Redakteurinnen von PatientInnenzeitungen aus Psychiatrien an uns, baten um Kooperation und Hilfe nach ähnlichem Muster. Wie die Gefangenenzeitungen so sollten wir auch ihre Zeitungen sammeln und auswerten. Auch sie stünden unbeachtet im Abseits, auch für sie sei das Schreiben und Lesen wichtig, auch sie verstünden sich als Sprachrohr, arbeiteten aber je für sich isoliert. Wir zögerten zunächst, fühlten uns nicht zuständig, da wir keine MedizinerInnen oder PsychologInnen sind. Damit sind wir natürlich bereits einem Fehlurteil aufgesessen. Wir dachten, die Kranken schreiben für Spezialisten. Bis uns diejenigen, die Kooperationen suchten, davon überzeugten, daß in ihrer Situation ganz einfach Menschen schreiben für Menschen.

Diese Anregungen aufgreifend ergaben sich für uns einige einfache, aber weitreichende Fragen, von denen einige genannt seien, die zugleich auch unsere Publikationsreihe strukturieren:

Was wird eigentlich in psychischen Krisen geschrieben oder gelesen? Gewiß gibt es Texte, greifbar z.B. im Bereich etablierter Literatur, bei Hölderlin, Nietzsche, R. Walser, Artaud usw. Schon eher durch Zufall findet man Sammlungen unbekannterer Autoren und Autorinnen aus der Psychiatrie: Wölfli, Zürn, Herbeck, stellvertretend für viele andere. Dann gibt es Sammlungen namenloser Kranker, häufig Schizophrener, die einige Berühmtheit erlangt haben: Am bekanntesten ist die Prinzhornsammlung. Auf dem Büchermarkt hat die Zahl der Erfahrungsberichte aus der Psychiatrie, der Kranken- und Heilungsgeschichten, der Autobiographien zugenommen (siehe die Auswahlbibliogaphie im Anschluß an den Beitrag von Helmut H. Koch und Nicola Keßler in diesem Band). In den Schubladen vieler PatientInnen und TherapeutInnen lagern wahrscheinlich sehr viele Texte. Es ist insgesamt unübersichtlich: Wer schreibt? Warum? In welcher Situation? Was? Wer liest wann was mit welcher Wirkung? Wie repräsentativ sind die vorhandenen Sammlungen? Uns schien es sinnvoll, einen Überblick auf breiterer Basis zu schaffen. Wir haben einen naheliegenden Weg gewählt, indem wir die Betroffenen selbst gefragt haben. Dies in Form des Schreibaufrufs »Schreiben und Lesen in psychischen Krisen« (siehe den gleichlautenden Beitrag in diesem Band). Das breite Spektrum an eingegangenen Texten dokumentieren wir in zwei weiteren zeitgleich erscheinenden Bänden: in einem Begleitband zur wissenschaftlichen Publikation, der Briefe, Essays und Tagebücher enthält (H.H. Koch/N. Keßler (Hg.): Schreiben und Lesen in psychischen Krisen. Authentische Texte: Briefe, Essays, Tagebücher. Bonn: Psychiatrie-Verlag und Neumünster: Paranus-Verlag 1998), sowie in einer literarischen Anthologie (H.H. Koch/N. Keßler (Hg.): Fast wie Phönix. Bonn: Psychiatrie-Verlag und Neumünster: Paranus-Verlag 1998).

Was können Experten und Expertinnen aus den verschiedensten Bereichen (Wissenschaften, Lebens- und Arbeitsbereichen) zur Thematik beitragen? Uns schien es sinnvoll, diese Frage in einem *interdisziplinären Gespräch* anzugehen. Die Begrenztheit der bisherigen Forschungsergebnisse, eventuell auch Forschungsinteressen, ist sicher zu einem erheblichen Teil auf die Scheu vor Grenzüberschreitungen zurückzuführen. Der Literaturwissenschaftler bzw. die Literaturwissenschaftlerin fühlt sich nicht für Krankheit zuständig, der Psychiater bzw. die Psychiaterin nicht für Literatur – und so beschäftigt sich kaum jemand mit der Literatur von Kranken. Im Rahmen eines Symposions haben wir im November 1996 das »Gespräch zwischen

Wissenschaft und Praxis« begonnen, mit der Arbeit an diesem wissenschaftlichen Band wurde es fortgeführt und präsentiert sich nun einer interessierten Öffentlichkeit. Wir stellen den Aufsätzen aus Wissenschaft und Praxis ein Kapitel zu grundsätzlichen Fragen nach dem Zusammenhang von Krankheit, Wahnsinn und Literatur aus psychiatrischer Sicht voran (siehe Beiträge von Gaetano Benedetti, Peter Horn und Leo Navratil). Daran schließen sich sprach- und literaturwissenschaftliche Erörterungen im Kontext der Münsteraner Ausschreibung an (siehe Beiträge von Helmut H. Koch/Nicola Keßler, Ludwig Völker und Edeltraud Bülow).

Was bietet die Poesie-/Bibliotherapie zur Thematik bzw. was liefert sie konkret an praktischen Umgangsformen mit Literatur? Wie ist ihr Erfahrungs- und Diskussionsstand? Unter dieser Fragestellung stoßen wir einerseits auf grundlegende Überblicksdarstellungen zum Stand der Poesie- und Bibliotherapie im deutschsprachigen Raum (siehe Beiträge von Lutz von Werder und Matthias Marschik) und andererseits auf Praxisberichte von »Pionieren« auf dem schreib- und lesetherapeutischen Sektor (siehe Beiträge von Barbara Schulte-Steinicke, Stefan Straub und Georg Milzner auf der einen Seite sowie die Beiträge von Marianne Weinmann, Nicola Keßler und Gerhard Huck auf der anderen Seite). Projekte, die nicht unter explizit therapeutischem Vorzeichen in Angriff genommen wurden, sondern besonderen Wert auf die öffentliche Wirksamkeit der Literatur legen, werden ebenfalls dokumentiert (siehe Beiträge von Fritz Bremer und Gisela Schmid-Krebs/Rolf Brüggemann). Einen besonderen Charakter hat der Beitrag von Franziska Schütz: Sie reflektiert aufgrund eigener Erfahrungen mit Psychiatrie und Literaturproduktion die Reichweite der Thesen Adolf Muschgs. Evelyn Pischners Selbsterfahrungen in einer Lesegruppe innerhalb der Psychiatrie muten wie Satire an und warnen vor einem falsch verstandenen Einsatz von Bibliotherapie.

Welche Konsequenzen ergeben sich für eine zukünftige Aus- bzw. Weiterbildung zum Schreib- und Lesetherapeuten/zur Schreib- und Lesetherapeutin? Auf welche deutschen und US-amerikanischen Curricula könnte ein universitärer Studiengang zurückgreifen? Welche Forschungsdefizite müßten noch vor Einrichtung eines solchen Aus- bzw. Weiterbildungsgangs ausgeglichen werden? Wir gehen von der Annahme aus, daß es auf die Dauer Sinn machen könnte, literaturtherapeutische Lehrinhalte in vorhandene Studiengänge der Psychologie, Medizin oder Literaturwissenschaft zu integrieren oder auch universitäre Aufbaustudiengänge zu etablieren. In der Kunst-/Musik-/Tanz-/Dramatherapie sind mit derartigen Modellversuchen bereits beachtliche Erfolge geleistet worden. Anzustreben wäre zudem auch eine Verankerung der Schreib- und Lesetherapie in Bildungsbereichen der

Pädagogik und der freien Kulturarbeit. Wir beobachten verschiedene Aktivitäten auf unterschiedlichen Ebenen, die Grundlage sein könnten für die Einrichtung von Aus- und Weiterbildungsgängen. Die Beiträge dieses Bandes mögen dafür stehen. Wir haben die Hoffnung, daß die begonnenen »Gespräche zwischen Wissenschaft und Praxis« interdisziplinär fortgeführt werden können. Es fehlt weiterhin an schreib- und lesetherapeutischen Erprobungen in der Praxis, v.a. an solchen unter strengem experimentellem Setting. Ein Kooperationsprojekt zwischen verschiedenen Münsteraner Kliniken zur Erforschung von Lesewirkungen bei Schizophrenen ist in der Planung. Außerdem müssen die verstreuten Erfahrungen mit therapeutischen Schreib- und Lesegruppen systematisch gebündelt und ausgewertet werden. Bestehende Curricula wären zu sichten und als Anregung für ein neues Ausbildungsprofil zu nutzen. Leider ist es nicht zu einer Vertiefung unserer Planungen gekommen, da uns im Zuge der Haushaltskürzungen keine weiteren Mittel vom Bund zur Verfügung gestellt werden konnten. Insofern bleibt die oben aufgeworfene Frage nach den Konsequenzen unserer Erkenntnisse für eine zukünftige Aus- bzw. Weiterbildung vorerst unbeantwortet. In diesem Band beschränken wir uns darauf, zwei bestehende Curricula modellhaft vorzustellen.

Danksagung

Wir haben die angenehme Pflicht, all jenen zu danken, die an der Entstehung der drei Bücher mitgewirkt haben. An erster Stelle stehen natürlich die vielen AutorInnen, die auf unsere Ausschreibung reagiert haben und deren Texte wir hier in Auswahl vorstellen. Sie haben mit ihren sehr persönlichen Einsendungen Mut bewiesen, und wir danken ihnen für das Vertrauen, das sie uns geschenkt haben. Auch den WissenschaftlerInnen und PraktikerInnen verschiedener Disziplinen, die uns im Forschungsprozeß begleitet und beraten haben, sei für ihre Anregungen gedankt. Insbesondere seien Herr Prof. Dr. Gerhard Rudolf (Psychiatrie der Universitätsklinik Münster), Herr Dr. Klaus Telger (Alexianderkrankenhaus Amelsbüren) und Herr Dr. Bernd Eickelmann (Westfälische Klinik für Psychiatrie und Psychotherapie Münster) erwähnt, die sich für eine weiterführende Verbindung von Psychiatrie und Literaturwissenschaft im Raum Münster stark mach(t)en. Im Hintergrund waren eine Reihe von Helfern und Helferinnen aktiv, ohne die die drei Bücher nicht zustande gekommen wären: Karin Heuermann-Spittler und Andrea Klaus haben die Kontaktadressen für die Ausschreibung zusammengestellt, den Rundbrief verschickt und schließlich die Vielzahl von Einsendungen registriert. Daß sie nicht tiefer in den

Lese- und Auswertungsprozeß eingestiegen sind, lag einzig und allein daran, daß sie neue, ebenso spannende Tätigkeitsfelder gefunden haben. Für ihre Zukunft als Lehrerin und Sozialpädagogin wünschen wir ihnen viel Glück und Kraft, auch in schwierigen Situationen – ggf. mit Hilfe der Literatur – standzuhalten. Karin Große-Banholt hat Unmengen von Seiten per Computer erfaßt und somit die Grundlage für den Satz und Druck der Bücher geschaffen. Sie ließ sich dankenswerterweise auch dann nicht aus der Ruhe bringen, wenn wir zum wiederholten Male neue Texte einbrachten, bereits geschriebene aus Platzgründen wieder zurückzogen oder kürzten. Unterstützung fand sie durch Annette Just, die in einer für sie selbst sehr schweren Zeit bereitwillig einsprang, als der Termindruck größer wurde. Als Autorin und Ausschreibungsteilnehmerin zeigte sie ein sicheres Gefühl für Sprachauffälligkeiten und Bedeutungsnuancen in den Texten. Marlene Kruck danken wir für die Einarbeitung der Korrekturen und Jens Leßmann für die Erstellung der Formatvorlage. Beide achteten in der heißen Phase der Manuskript-Erstellung nicht darauf, daß sie ihr Stundensoll als wissenschaftliche bzw. studentische Hilfskraft längst überschritten hatten. Waltraud Papsdorf und Sigrid Siekmann nahmen uns manchen Telefonanruf von seiten der AusschreibungsteilnehmerInnen ab, die sich immer mal wieder nach dem Stand der Dinge erkundigten. Sie zeigten Einfühlungsvermögen für die verständliche Ungeduld der AutorInnen, Toleranz und Gelassenheit. Jürgen Brinkmann reproduzierte eine Reihe von Originalen, insbesondere die zahlreichen Schriftbilder in der Sammlung von Briefen, Essays und Tagebüchern. Er bewies technisches Know-how und Kreativität. Die Künstlerin Ursula Jüngst gestaltete die Titelbilder der drei Bücher und stellte für die »Literarischen Grenzgänge« einige ihrer Werke zur Verfügung. Der Psychiatrie-Verlag Bonn und der Paranus-Verlag Neumünster sind für die Gesamtabwicklung der Publikationen samt Werbung und Vertrieb verantwortlich. Die Zusammenarbeit mit den Verlagen erwies sich als ausgesprochen kooperativ und verspricht, Erfolg zu haben. Wir alle wünschen uns gemeinsam möglichst viele LeserInnen. Sabine Eggers danken wir für die Anonymisierung und Archivierung der eingesandten Texte, die jetzt im Gesamtumfang von mehr als 23.000 Seiten in der Dokumentationsstelle Randgruppenkultur einsehbar sind. Wir sind gespannt auf die sprachwissenschaftliche Analyse der Promovendin und werden sie nach Kräften unterstützen. Ob es noch weitere Forschungsprojekte in diesem Kontext geben wird, hängt nicht zuletzt von innovativen Finanzierungsmodellen ab. Dem Bundesministerium für Bildung, Forschung, Wissenschaft und Technologie gilt unser Dank für die Pilotförderung. Von dieser Seite erhielten wir auch einen beträchtlichen Druckkostenzuschuß für die Publikationen, deren finanzielles Risiko wir ansonsten nicht hätten tragen können. Bei Herrn Dr. Wolfgang Pittrich (Landschaftsverband Westfalen-Lippe) bedanken wir uns dafür, daß er die Verbindung zum Ministerium hergestellt und vielfältige Anregungen gegeben hat. Herrn Prof. Dr. Paul Janssen, Leiter des Westfälischen Zentrums für Psychiatrie, Psychotherapie und Psychosomatik in Dortmund-Aplerbeck, danken wir für die freundliche und hilfreiche Kooperation. Schließlich danken wir – der Herausgeber und die Herausgeberin – uns noch gegenseitig. Wir haben alle Entscheidungen hinsichtlich der Struktur und Ausgestaltung der Bücher in enger Absprache miteinander getroffen und denken gern an die vielen Gespräche über einzelne Texte, AutorInnen und den Stellenwert der Literatur in Lebenskrisen zurück. Der Prozeß der Buchentwicklung hat uns, ebenso wie das gesamte Forschungsprojekt, Spaß gemacht, und wir ziehen mit Erscheinen der Bücher sicher keinen Schlußstrich unter unsere Zusammenarbeit.

Helmut H. Koch und Nicola Keßler
Münster, im Juli 1998

Literatur

Eagleton, T. (1994) Einführung in die Literaturtheorie. Stuttgart, Weimar.

Kudszus, Winfried (Hrsg.) (1997) Literatur und Schizophrenie. Tübingen.

Muschg, Adolf (1981) Literatur als Therapie? Ein Exkurs über das Heilsame und das Unheilbare, Frankfurt/M.: Suhrkamp.

Petzold, Hilarion/Orth, Ilse (Hrsg.) (1995) Poesie und Therapie. Über die Heilkraft der Sprache. Poesietherapie, Bibliotherapie, Literarische Werkstätten. Paderborn: Jungfermann.

Rutschky, M. (1981) Lektüre der Seele. Frankfurt/M.

Turk, H. (1979) Klassiker der Literaturtheorie. Von Boileau bis Barthes. München.

Weigel, Sigrid (1987) Die Stimme der Medusa. Schreibweisen in der Gegenwartsliteratur von Frauen. Reinbek.

Werder, Lutz von (1988) Schreiben als Therapie. Ein Übungsbuch für Gruppen und zur Selbsthilfe. München: Pfeiffer.

Zima, P. V. (1991) Literarische Ästhetik. Methoden und Modelle der Literaturwissenschaft. Tübingen.

Krankheit – Wahnsinn – Literatur

GAETANO BENEDETTI

Psychiatrische Aspekte des Schöpferischen und schöpferische Aspekte der Psychiatrie

Eine wichtige Frage ist diejenige nach dem kausalen Zusammenhang zwischen psychischer Abnormität und schöpferischer Leistung, zwischen Geisteskrankheit und Kreativität. Die Frage ist bekanntlich besonders für die Schizophrenie sinnvoll und ist in diesem Kontext mehrfach aufgeworfen worden. Man kann zunächst so argumentieren, daß schöpferische Menschen, welche an einer Schizophrenie erkranken, auch ohne eine solche schöpferisch gewesen wären – ja vielleicht wäre ihre Schöpferkraft ohne die Psychose eine gesteigerte gewesen. Die Psychose verkürze die Zeit der Produktivität; Strindberg, Hölderlin, Nerval, van Gogh verloren in der Krankheit ihre schöpferische Kraft. Sie verblödeten oder verstummten schließlich oder sie endeten im Selbstmord.

Wählen wir van Gogh und Hölderlin als Beispiele dafür. Wenn auch bedeutende Schaffensperioden, wie die zwei letzten künstlerischen Jahre van Goghs (1888-1890), durch das gleichzeitige Bestehen von Schizophrenie[1] und höchster künstlerischer Entfaltung gekennzeichnet sind, und wenn wir uns auch die These von Hellingrath zu eigen machen wollen, daß die Werke Hölderlins in der schizophrenen Phase 1801-1805 »Herz, Kern und Gipfel des Hölderlinschen Werkes, das eigentliche Vermächtnis« sind, so bleibt es unbestreitbar, daß Schizophrenie selbst bei großen Geistern, so auch bei Hölderlin, schließlich zum Abbau der Persönlichkeit und zur Unproduktivität führte, wenn nicht Selbstmord wie bei van Gogh dieser Entwicklung frühzeitig ein Ende setzte.

Diese Feststellung, daß Psychosen auf lange Sicht hin einen ausschließlich ungünstigen Einfluß auf die weitere schöpferische Gestaltung ausüben (es sei denn, sie würden geheilt), beantwortet allerdings die Frage nicht: können Psychosen zumindest am Anfang produktiv wirken, können sie die Keime einer Produktivität durch dramatische innerpsychische Spannungen zur Entfaltung treiben, die sie allerdings am Ende durch Abgespanntheit und Entleerung doch wieder zerstören?

Gewisse zeitliche Koinzidenzen scheinen den kausalen Zusammenhang nahezulegen, daß die Kreativität manchmal im Zusammenhang mit der Entwicklung einer Psychose zunimmt. Man kann freilich, schreibt Jaspers, den Einwand machen, daß die künstlerische Wendung van Goghs, deren großes Maß von niemand bestritten wird, »ganz ohne die Psychose, trotz der Psychose, völlig ausreichend aus dem ursprünglichen geistigen Telos begreiflich sei«. Er ergänzt dann aber: »Ich gestehe, daß es mir sehr wunderlich vorkäme, wenn es ein Zufall sein sollte, daß die Produktivität gerade da einsetzt, wo auch die unglaublich schnelle Entfaltung der Schizophrenie einsetzt.«

Selbst wenn solche offensichtlichen Koinzidenzen fehlen, fällt in anderen Fällen die Entsprechung zwischen den übersteigerten, bereits krankhaften Inhalten der Psychose und den Problemen der früheren vorpsychotischen Existenz auf. Wir bemerken, wie die Psychose langsam durch die Erlebnisse der ihr vorausgehenden Jahre vorbereitet wird: wir sehen, daß dieselbe Problematik, die zur Kreativität führt, sich schließlich zur Psychose steigert. Es fragt sich dann, ob solche Menschen die ganze Verzweiflung, die Gespaltenheit der Existenz hätten künstlerisch ergreifen und ausdrücken können, ohne sie auch unmittelbar zu erfahren.

Bei gewissen Dichtern hat man nämlich den Eindruck, daß das Charisma der Kreativität nur durch persönlichen Opfergang, durch Erfahrung des Schicksals am eigenen Leibe, genauer an der eigenen Psyche, gewonnen werden konnte. Die künstlerische Gestaltung war solchen Dichtern Mittel, um das Schicksal, das ihnen drohte, eine Weile zu bannen, im Worte zu meistern, im Gesang zu beschwören, bis sie schließlich doch daran zugrundegingen. Dieses Schicksal, das zwei Gesichter trägt, Krankheit und dichterische Sendung, spaltet wie ein Blitz das Erleben des geisteskranken Dichters und Künstlers. Strindberg sieht diesen Blitz, sieht im Spiegel sein Gesicht und erschrickt: »Es war ein Ausdruck in den Zügen, der mich erschreckte, das war weder der Tod noch das Laster, das war etwas anderes.«

Ergibt sich dieser Blitzschlag aus einer Steigerung der Lebensgegensätze, die schließlich nicht mehr zusammengehalten werden können? Das ist der Wahrheit eine Hälfte. Die andere Hälfte heißt: Ichschwäche.

Intensität, Spannung, Konflikthaftigkeit und Widersprüchlichkeit der Existenz sind bei Schizophrenen die Folge einer Steigerung der Lebensgegensätze. Sie sind aber auch eine Folge der Ichschwäche, der Hilflosigkeit bei der Aufgabe, die menschliche Existenz zu bewältigen. Wo die Ichstruktur schwach ist und die Gegensätze des Lebens, die vielen Sinneseindrücke, die sich widersprechenden Impulse und Gedanken nicht mehr in ein sinnvolles Ganzes einordnen kann, stürmen die Einzelvorgänge auf das Individuum, auf das Ich ein. Dann gewinnen für das Ich selbst banale Wahrnehmungen, denen ein Platz im seelischen Geschehen, eine Reihenfolge, eine eindeutige Bedeutung, eine Grenze fehlen, eine erregende, aufregende, quälende Wirkung. Die Welt wird zu einem ständigen Drama, einem bedrohlichen Vulkan, einem Weltuntergang, einem unfaßbaren Rätsel. Die Intensität des Erlebens ist eine Folge der Unfähigkeit des Ichs, überlegende Ruhe organisierend und integrierend zu bewahren. Wir wissen nicht, inwieweit diese Ichschwäche durch unbekannte biologische Vorgänge oder – teilweise – durch soziale und familiäre Belastungen bedingt ist. Aber die sozialen und familiären Spannungen werden in der Psychose oft durch die Ichschwäche verstärkt. Freilich ist die Ichschwäche des Ichs bei großen Geistern relativ zur Größe der dem Ich gestellten Aufgaben. Bei großen Geistern, die scheitern, hat man nämlich den Eindruck, daß das Ich Mühe hatte, die gewaltige Fülle der künstlerischen Impulse, die objektive Größe der psychischen Natur, die Tiefe der tragischen Existenz zu gestalten. Solche Menschen wirken so, als ob sie nicht nur an einer Ichschwäche, sondern auch an der Spannung der dem Ich gestellten Aufgabe zugrunde gehen müßten.

Was uns beim schizophrenen Dichter, der noch die Unversehrtheit der Sprache, die Kommunikationsfähigkeit bewahrt hat, anspricht, ist jedenfalls die Gestaltung des abnormen Erlebens, der dichterische Ausdruck desselben, das Ringen des Ichs mit der Kraft des Einbrechenden.

»Allem Gesagten«, schreibt Jaspers, »entspricht die Wirkung der Werke, die solche Kranke aus der Aufwühlung der Seele heraus in leidenschaftlicher Unmittelbarkeit – wenn auch unter dem Willen fortwährender Disziplin, die sogar bei diesen Kranken entsprechend der Gewalt des Unmittelbaren von ungewöhnlicher Kraft werden kann – nach außen setzten.«

Die ungewöhnliche Kraft in der Ohnmacht, darum geht es. Somit habe ich wiederum ein wesentliches Anliegen meiner Ausführungen ausgesprochen. Was uns in der Geisteskrankheit entgegentritt, ist bei weitem nicht nur das Unverständliche, der Wahn, die Sinnestäuschung, der sprachliche Wirrwarr. Dazu kommt noch, entscheidend, das Erleben des Menschen. Dieses Erleben mag zwar stellenweise uneinfühlbar, fremd, magisch, unheimlich wirken: es packt uns trotzdem, sobald wir uns Zeit nehmen, auf es einzugehen; es bewegt uns trotz seiner irrsinnigen Gestalt, wie wenn etwas Unmenschlich-Menschliches, der Zerfall der Existenz, die Grenzsituation des Daseins sich in ihm offenbarten.

»Es gibt Personen«, schreibt Strindberg über seine Erlebnisse, »die eine solche Feindseligkeit ausstrahlen, daß ich aufs andere Trottoir hinübergehe.« Papierfetzen auf der Straße, die seine Aufmerksamkeit auf sich ziehen, enthalten in dem auf ihnen Gedruckten irgendwelche Beziehungen zu seinen Gedanken. Er erwacht einmal »mit dem bestimmten Eindruck, er befinde sich in einer Schlangengrube, in die der Satan ihn gelockt habe«. In einer Stadt ist er »erstaunt, Menschen am Fenster stehen zu sehen, die den Fremdling heimlich mit wilden, verzerrten Blicken betrachten, um sich gleich darauf hinter den Gardinen zu verbergen«. »Die beständige Angst, beobachtet zu sein, drückte ihn so nieder, daß er überall wachende Augen sah, verfängliche Fragen zu hören meinte«, wie sich Jaspers ausdrückt.

Auch wenn es uns unverständlich bleibt, daß ein Mensch in einer neutralen Umwelt derartige Dinge erlebt, so sind solche Erlebnisse für uns doch nicht gänzlich unnachvollziehbar. Wir können uns vorstellen, in einer Gegend zu leben, die von Wilden bevölkert ist, die uns verfolgen. In unseren Träumen haben wir vielleicht schon etwas Ähnliches, Verwandtes erlebt. Der Geisteskranke weilt nicht nur im Nichts, sondern auch in einem Grenzgebiet der Existenz, wo das Absurde, das in einer »temperierten« Weise die ganze normale Existenz durchdringt, sich konzentriert und steigert.

Beim Lesen von geisteskranken Berichten staunen wir, wie unendlich breit das Spektrum des Phantastischen sein kann, in welches der Mensch eingetaucht wird. Wir haben den Eindruck, daß diese Kranken unendlich viele absurde Erlebnismöglichkeiten erfahren, welche die Kategorie des Absurden, über die Philosophen in vernünftigen Sätzen geschrieben haben, in lebendige Wirklichkeit umsetzen. Daß es so etwas nicht nur in der abstrakten Vorstellung, sondern im konkreten Erleben geben kann, daß nämlich die endlose Landschaft des Wahnes trotz aller Wiederholung, trotz alles Typischen so immer neu, anders, überraschend, einmalig sein kann, diesen furchtbaren Reichtum hatten wir vor der Begegnung mit dem Patienten noch nicht erfahren. Wenn wir aufmerksam zuhören, lassen wir Unbewußtes in uns ansprechen. Ist dies Unbewußte, das uns gelegentlich etwa in einem Angsttraum plötzlich anspricht und anfällt und uns die Angst des Kranken verstehen, nachvollziehen läßt, so verschieden von dem, was bei all unseren Patienten leider nicht mehr so unbewußt, sondern alltägliche Realität ist?

»Es ist das Erstaunliche, daß es solche Krankheitsprozesse gibt, die nicht verwirren, nicht in einem groben Sinn zerstören, sondern eine gelegentliche ›Verrückung‹ bringen«, schreibt Jaspers. »Die uns bekannten, greifbaren Gehirnprozesse wirken auf das Seelenleben, als wenn man mit einem Hammer in ein Uhrwerk schlägt und damit chaotisch zerstört; dagegen wirken diese (schizophrenen) Prozesse so, als ob man das Uhrwerk auf eine verwickelte Weise modifiziere, so daß es anders, unberechenbar geht, so daß man sagt, die Uhr gehe verrückt.«

Das, was die Uhr bewegt, das, was Jaspers »das dämonische Dasein« nennt, d.h. »dieses ewige Überwinden und immer Erfülltsein, dieses in nächster Beziehung zum Absoluten ..., in ewiger Unruhe bestehen ..., das im gesunden Menschen gedämpft, geordnet, zielhaft und auf lange Sicht schaffend besteht«, kann sich »im Beginn jener Krankheit in größter Vehemenz zum Durchbruch verhelfen.« »Nicht als ob (das Dämonische), der Geist krankhaft wäre«, er steht außerhalb des Gegensatzes gesund – krank: sondern der kranke Prozeß gibt Anlaß und Bedingung für dieses Durchbrechen.«

Dieser eigenartige Satz des Philosophen, daß der Geist nicht erkranken kann und außerhalb des Gegensatzes gesund – krank steht, ist eine philosophische Wendung dessen, was man auch eine Transzendenz des Unbewußten nennen könnte! Das Unbewußte manifestiert sich durch die Krankheit, ist aber in dieser Manifestation so echt, wie es sich auch beim Gesunden in einem Angsttraum manifestieren kann.

Es ist dies Unbewußte, das uns mit dem Kranken verbindet, uns seine Angst und sein Schicksal als etwas Menschliches, als die Grenzsituation dessen, was auch in uns ist, nachvollziehen läßt. Sehen wir uns das Erleben der Spannung, das dem Erleben der Geisteszerrüttung vorausgeht, noch einmal an! In jedem von uns besteht ein Gegensatz zwischen Ich und Ich-Ideal, zwischen verschiedenartigen Persönlichkeitsrichtungen, zwischen Geist und Natur, Mitmenschlichkeit und Selbstsucht, Askese und Lebensfreude, Sinnlichkeit und Selbstüberwindung, zwischen der Fülle eigener Regungen, Wünsche, Impulse und der uns zustoßenden Realität, der begrenzten Möglichkeiten, sie zu verarbeiten, zu gestalten, anzueignen.

Diese Spannung ist an sich schöpferisch. Ohne sie gibt es keine menschliche Entwicklung. Selbst die heitere Ruhe des Alters ist heiter erst im Rückblick auf eine gespanntere Jugend, und die Besonnenheit des Weisen erwächst aus dem Wissen um einen bewältigten Konflikt.

Diese Spannung kennt aber der schizophrene Mensch in gewaltigerem Ausmaße, besonders in den Jahren, die seiner Erkrankung vorausgehen. Selbst Patienten, die keine besondere philosophische Begabung haben, sinnen in dieser Periode vor dem Ausbruch der Erkrankung oft über die anderen, die Welt, den Tod, das Absolute, den Gang der Geschichte, die universellen Aufgaben, das Schicksal der Menschheit, die Liebe, Gott und den Teufel, die Wurzel der Angst, das Ich-Ideal, die Grenzen nach. Man findet solche Reflexionen in den Heften, Tagebüchern und sonstigen

Aufzeichnungen vieler schizophrener und auch nicht schizophrener Jugendlicher, die keine Dichter sind. Wenn die Jugend naturgemäß die Zeit des großen Aufbruches, des Suchens einer Selbstidentität ist, so ist es verständlich, daß die Pubertätskrise Ähnlichkeit mit der Zeit vor der Psychose hat. Im übrigen bestätigen die Studien von Konstitutionsforschern, z.B. Kretschmer, mit ihrem Hinweis auf eine Korrelation zwischen Schizothymie und Sensitivität bei höherer innerer Produktion eine solche These.

Dieses Nachgrübeln und gründliche Zweifeln an sich, an der eigenen Möglichkeit zu fühlen und zu lieben, an der eigenen Freiheit und Einheitlichkeit, beobachten wir sowohl bei Dichtern als auch bei gewöhnlichen Menschen. Der Unterschied ist freilich der, daß der Dichter dieselben Dinge ungemein schärfer und eindrücklicher als der Durchschnittsmensch erfaßt, also auch in der Krankheit überdurchschnittlich empfindet und ausdrückt. Selbst in bezug auf den Endzustand der Krankheit kann sich dieser Unterschied behaupten, wie Jaspers ihn bei Hölderlin mit den Worten faßt: »Da finden wir die ganze uns geläufige Symptomatologie von Endzuständen, die Verkindlichung, die Impulse usw., nur daß durch die ganze Schilderung selbst dieses Endzustandes noch eine Atmosphäre geht, die anzeigt, daß es eben ein Endzustand bei Hölderlin und nicht bei irgendjemand ist.« Ebenfalls eindrücklich ist das vorpsychotische Sich-selbst-Suchen und -Verlieren des Dichters:

»Ich fühle es«, schreibt Hölderlin im März 1801, einen Monat vor dem Ausbruch des ihn zerrüttenden schizophrenen Erregungszustandes, »wir lieben uns nicht mehr wie sonst, seit langer Zeit, und ich bin daran völlig schuldig. Ich war der erste, der den kalten Ton anstimmte ... ein Unglaube an die ewige Liebe hatte sich meiner bemächtigt ... ich hatte gerungen bis zur tödlichen Ermattung, um das höhere Leben im Glauben und im Schauen festzuhalten, ja, ich hatte unter Leiden gerungen, die, nach allem zu schließen, überwältigender sind als alles andere, was der Mensch mit eherner Kraft auszuhalten hat.«

»Man muß sich«, schreibt Jaspers in einem anderen Zusammenhang, »den Seelenzustand solcher Kranken in der Anfangszeit vorstellen als überwältigend durch tiefe Erlebnisse, die die Persönlichkeit zu zerreißen drohen, auch durch die rein funktionellen Erscheinungen des subjektiv angstvoll erfahrenen Abbrechens der Gedanken, drohenden Verlustes der Herrschaft über die Gedankenfolge. Solche Kranke sagen wohl: Ich fühle, daß ich wahnsinnig werde, wenn ich nur einen Augenblick nachgebe. Diese Anstrengung, sich und die Kontinuität des Bewußtseins, den Sinn und die Haltung zu bewahren, muß eine gewaltige sein.«

Man gewinnt den Eindruck, daß das schizophrene Ich nicht mehr die gestaltende und integrierende Kraft besitzt, diese Spannung zu beherrschen. Das innere Kunstwerk der eigenen Identität gelingt nicht. Vielmehr wird das organisierende Ich-System von denselben Impulsen und Weltinformationen desorganisiert und fragmentiert, die es verarbeiten müßte. Es ist dieser Mangel an Kraft, welcher das Ich auf der einen Seite empfindlich macht für Gegensätze, Gefälle, Diskrepanzen des Lebens, die dem Robusten fast selbstverständlich erscheinen, auf der anderen Seite aber früher oder später die Möglichkeit raubt, am Ende den großen Zusammenhang zu finden. Wenn die schizophrene Sensibilität anfangs oft den Anstrich des Genialen verleiht, so versandet schließlich das Geniale in der Unmöglichkeit einer kommunikativen Gestaltung.

Es ist daher ergreifend, mitzuerleben, wie die besondere Spannung der Jahre vor der Erkrankung und ihres Anfangsstadiums in die Spannungslosigkeit der späteren Zustände übergeht. Diese spätere Spannungslosigkeit wird durch die Unmöglichkeit bewirkt, eine Synthese zu bilden, ein Ich zu sein, und wird mit dem Preis der Abspaltung wesentlicher Ichseiten bezahlt.

»Ich bin nicht scheu«, schreibt Hölderlin 1798, »weil ich mich fürchte, von der Wirklichkeit in meiner Eigensucht gestört zu werden, aber ich bin es, weil ich mich fürchte, von der Wirklichkeit in der innigen Anteilnahme gestört zu werden, mit der ich mich gerne an etwas anderes schließe; *ich fürchte mich, das warme Leben in mir zu erhalten in der eiskalten Geschichte des Tags* ...«[2]

Da haben wir es: Auf der einen Seite die Fähigkeit des schizothymen Ichs, sich mit den vielen Gestalten des Lebens zu identifizieren, in ihnen teilnehmend aufzugehen, bis zu dem Punkt allerdings, wo die innere Steuerung versagt, wo mit der Aufsplitterung des Ichs eine Egofizierung der Affekte, ein Fühlen des eigenen Selbst in der Ichdimension nicht mehr gelingt und in diese Leere der Selbstwahrnehmung die Kälte einbricht. Denn Wärme und Liebe setzen nicht nur ein Welt-fühlendes Ich, sondern auch ein sich fühlendes Ich voraus. Der Gegensatz von Teilnahme und Entfremdung, von Liebeswärme und Eiseskälte ist in der Unentschiedenheit der beginnenden Krankheit am größten. »In der Zeit der Krankheit«, schreibt Jaspers von Hölderlin, »geht nun allmählich – eine erschütternde Tatsache – dies bewegte und leidende Selbstbewußtsein in ein festes und souveränes über, in dem gleichzeitig seine Dichtung sich tatsächlich nicht mehr an die wirkliche Welt wendet, sondern der Einsame, der die Einsamkeit immer weniger spürt, sie in eine zeitlose Welt setzt, die ihm aus der äußeren Spannung zwischen erschütternden Gesichten und energischer ordnender Kraft erwächst.«

Und später: »Jetzt, nach Beginn der Schizophrenie, kann man sagen, daß Griechentum ihm gegenwärtig, existentiell geworden sei, soweit griechische Inhalte noch eine Rolle spielen. Die Hymnen, in freien Strophen, gestalten eine Hölderlin gegenwärtige, mythische Welt, allein aus der mühevoll disziplinierten Anschauung, mit unmittelbarer Sinnlichkeit ohne Seitenblick auf Zeitgenossen und Wirklichkeit. Diese Hymnen gelten ihm dann noch als Werke jedes hohen Dichterberufes. Er sagt einmal, daß der Inhalt unmittelbar das Vaterland angehen soll, oder die Zeit.«

So gequält der Dichter in dem schizophrenen Prozeß ist, so sehr ihn vielleicht auch die realen Nöte der Wirklichkeit treffen, sie sind ihm unwesentlich geworden; er lebt ganz in seinem Werk, ohne nach weiterem zu fragen, und er erfährt darin einen Aufschwung, der ebenso einfühlbar wie kausal auf die schizophrenen euphorisch-metaphysischen Erregungen beziehbar ist.

In der Frage des Zusammenhanges zwischen Geisteskrankheit und Kreativität wollen wir also festhalten: Die Gegensätzlichkeit der Existenz, welche die Spannung bedingt, ist noch nicht Schizophrenie. Sie ist eine Voraussetzung der Schizophrenie, so wie, auf biologischer Ebene, das Leben die Voraussetzung der Krankheit ist. Wäre keine Gegensätzlichkeit in der Existenz, kein Widerspruch der Werte, keine Notwendigkeit der Unterscheidung und der Begrenzung, keine Polarität, keine Aufspaltung in Extreme, die doch aufeinander bezogen bleiben, so wäre gewiß keine Schizophrenie – aber auch kein Geist in unserem Sinne mehr möglich. Die Gegensätzlichkeit der Existenz ist eine Voraussetzung der Schizophrenie, sie ist aber auch der Anstoß für das Ich, ihrer Herr zu werden. Die Aussichtslosigkeit und Unerträglichkeit der Spannung beginnt erst in der Schwäche des Ichs, jene Gegensätzlichkeit auszuhalten.

Freilich begründet aber ein zweites Moment neben der Ichschwäche die Tiefe der Spannung, nämlich die Offenheit des Menschen für die Abgründigkeit der Existenz selber. Schizophrene Menschen sind auch im Alltag schmerzlich offen für die Widersprüche und Konflikte, an ihnen werden die Widersprüche und Irrationalitäten offen, welche andere Mitglieder, andere Menschen verdecken.

Die Gegensätzlichkeit der Existenz, an der das schwache schizophrene Ich zerbricht, ist an sich kein pathologisches, sondern nur ein erschütterndes Moment. Dem Dichter erscheint sie manchmal als das Furchtbar-Göttliche.

Im Dezember 1801 schreibt Hölderlin: »Sonst konnte ich jauchzen über eine neue Wahrheit, eine bessere Ansicht des, der über uns ist, jetzt fürchte ich, daß es mir geht am Ende, wie dem alten Tantalus, dem mehr von den Göttern ward, als der verdauen konnte.« Mit diesen Worten nahm er seine im Anzug begriffene schizophrene Erkrankung bereits antizipierend wahr. Er ahnte, daß er an der Gegensätzlichkeit der Existenz schließlich scheitern mußte, indem er selber davon aufgespalten würde.

Den spaltenden Blitz auffangen oder daran zugrundegehen – das ist die Frage. Die Gegensätzlichkeit wahrnehmen – oder das eigene Ich daran verlieren. Nach der griechischen Sage wurde Bacchus, der Gott des Weines, des Rausches, von seiner Mutter Semele in dem Augenblick empfangen, als diese vom Blitz des Zeus getroffen wurde – daher sei der Wein, das Geschenk des Bacchus, der Übermittler jener Blitzgewalt, die der Geborene auffangend weitertrug. So versteht sich Hölderlin, wenn er, unter dem Eindruck der ihn beängstigenden, langsam fortschreitenden Psychose, die Verse dichtet:

„Und daher trinken himmlisches Feuer jetzt
Die Erdensöhne ohne Gefahr.
Doch uns gebührt es, unter Gottes Gewittern,
Ihr Dichter! Mit entblößtem Haupte zu stehen,
Des Vaters Strahl, ihn selbst, mit eigner Hand
Zu fassen und dem Volk ins Lied gehüllt
Die himmlische Gabe zu reichen.«

Es ist dieselbe Stimmung, die sich in den Worten des Dichters äußert: »Wenn's sein muß, so zerbrechen wir unsere unglücklichen Saitenspiele und tun, was die Künstler träumten.«

Ob die Erschütterung sich im Wort noch fassen läßt, oder die Saiten zerbricht, der Dichter hofft immer noch, die Vision und den Traum aufrechtzuerhalten.

Zum schizophrenen Dasein gehört das Bewußtsein der Unvereinbarkeit der Dinge, des Nebeneinander von Großem und Banalem, von positiver und negativer Selbstidentität; das Bewußtsein eines Gegensatzes zwischen dem himmlischen, noch mit letzter Kraft ausgeführten und selbst im Untergang nicht endenden Auftrag und dem gleichzeitigen, lächerlichen Unsinn des eigenen Daseins. »Ich bin«, sagt Hölderlin, »in dem, was ich treibe und sage, oft nur umso ungeschickter und ungereimter, weil ich, wie die Gänse, mit platten Füßen, im modernden Wasser stehe und unmächtig zum griechischen Himmel emporfliege.« Auch dieser Satz stammt aus dem gleichen Jahre 1799, ein Jahr vor den ersten Anzeichen der Psychose.

Wohlverstanden: der Gegensatz von Selbstbewußtsein und Zweifel an sich selbst hat noch nichts mit Schizophrenie zu tun, er ist einfach menschlich. Aber die Konflikte, die sich in der Schizophrenie kundtun, wirken eben schon im normalen Menschen und erfahren in der Psychose nur die letzte Steigerung. Entscheidend ist, ob das Ich am Gegensatz zerbricht. Oder an diesem die gestaltende Kraft entfaltet.

Schließlich sehen wir, wie sich die Krankheit beim schizophren gewordenen Dichter, so bei Strindberg und bei Hölderlin, verschiedenartig äußert.

Im einen Falle in abnormen Erlebnissen des Beeinflußt-Beobachtet-Verfolgtwerdens, im Wahnsinn, der beim Dichter, anders als beim durchschnittlichen Kranken, großartige Ausdrucksformen annimmt.

Im anderen Falle dagegen in einer Steigerung des Innenlebens, das immer unruhevoller und gespannter wird, bis schließlich die großartigen Symbole zur synthetischen Gestaltung nicht mehr verhelfen können und rein motorische, katatone Erregungszustände den endgültigen Ichzerfall einleiten.

Man darf annehmen, daß bei diesen Großen die dichterische Begabung auch ohne Schizophrenie zum Ausdruck gekommen wäre. Andererseits ist der weltanschauliche Schwung dieser Dichter erst in der Auseinandersetzung mit einer Gegenkraft entstanden, die schließlich die Oberhand gewann und an der sie zerfallen sind. Ich nehme an, daß nicht die Krankheit an sich, sondern das Leiden, das sich aus dem Erleben der Krankheit ergibt, die Tiefe der geistigen Aussagen dieser Dichter gesteigert hat. Die Krankheit selbst mag wesentliche biologische Grundlagen und Dimensionen haben.

Grundsätzlich kann man annehmen, daß in anderen Fällen andere Momente die Leidensrolle übernehmen, die hier die Krankheit hat. Der Literaturhistoriker Momigliani schreibt zum Beispiel von Dante: ohne sein politisches Schicksal, ohne das Leiden der Verbannung, ohne die Exiljahre, die bittere Menschenkenntnis, die nie erfüllte Sehnsucht, das unruhige Herumwandern wäre Dante trotzdem der größte Dichter seiner Zeit geworden. Er hätte aber wahrscheinlich jenen geistigen Gipfel nie erstiegen, der ihm Weltgröße verlieh.

Es ist die schmerzliche Spannkraft seines eigenen Seins, die den Dichter befähigt, Existenz zu gründen und zu vertreten. Diese Spannkraft kann allein durch die Wechselfälle des Lebens entstehen. Sie kann aber auch aus der inneren Auseinandersetzung in der Schizophrenie entstehen. Denn die Psychose bringt die Welt aus ihren Fugen. Sie zerreißt alle Sicherungen der Selbstverständlichkeit. Sie macht den Menschen hellwach für Lebenskontraste, an die er sich sonst leicht gewöhnt. Sie mobilisiert innere Kräfte zur Bewältigung der auseinanderstrebenden Pole. Sie spiegelt dem Dichter das Wetterleuchten der Katastrophe. Sie steigert das Bedürfnis nach zuammenfassenden Symbolen. Man darf annehmen, daß in glücklicheren Fällen die widerstehenden Gestaltungskräfte der Seele, die Symbole und die inneren Siege genügen, den Dichter vor Schicksalen zu schützen, die er seine Helden erleiden läßt.

Anmerkungen

1 Letztere Diagnose ist stark vermutet worden etwa von Jaspers, läßt sich allerdings (auch von ihm) nicht mit absoluter Sicherheit stellen.

2 Hervorhebung von mir.

Literatur

Gogh, V. van (1914) Briefe an seinen Bruder. Berlin.

Hellingrath, F.N. v. (1911) Pindarübertragungen von Hölderlin. Jena.

Hölderlin, F. (1944) Gedichte. Zürich.

Jaspers, K. (1949) Strindberg und van Gogh. München.

Kretschmer, E. (1951) Körperbau und Charakter. Berlin.

Nerval, G. de (1961) Aurelia, deutsch und französisch. Frankfurt.

Strindberg, A. (1897) Inferno. Stockholm. Deutsche Übersetzung: Werke, Bd. 1, München 1959.

Quelle

Benedetti, Gaetano (1975) Psychiatrische Aspekte des Schöpferischen und schöpferische Aspekte der Psychiatrie. Göttingen: Vandenhoeck & Ruprecht, S. 77-86.
Mit freundlicher Genehmigung des Autors und des Verlages.

PETER HORN

Halluzinierte Vögel oder Wann ist Paranoia literarisch?

Zu E.T.A. Hoffmann, Robert Musil und Daniel Paul Schreber

Wenn man sich für einen Skeptiker hält, tut man gut daran, gelegentlich auch an seiner Skepsis zu zweifeln.
Sigmund Freud

Daß die Dichter lügen oder spinnen, ist eine bereits ältliche Weisheit. Zweifel an dem erzieherischen Wert solcher schriftlichen Halluzinationen tauchen zumindest dort auf, wo die Vernunft zum Maßstab der Erziehung gemacht wird. Es scheint, als habe eine verrückte Literatur, eine Literatur, die halluziniert, in einem Curriculum keinen Platz, das die deutsche Sprache und deren Studium als Vorbedingung der Kulturkompetenz ausgibt, wobei Kulturkompetenz dann auch noch reduktionistisch als Fähigkeit, sich in der Geschäfts- und Alltagswelt zurechtzufinden, ausgelegt wird. Wo in einer Landeskunde, die künftige Kulturvermittler erziehen soll, hätten solche ernsten Späße ihren Platz?

Eine Poetik, die wie Heines »Die Romantische Schule« ihre Wertungskriterien zumindest teilweise aus der politischen Brauchbarkeit der Texte, ihrer »Progressivität« ableitet, ist geneigt, Ausflüge ins Halluzinatorische negativ zu bewerten und etwa an E. T. A. Hoffmann vor allem zu loben, daß »er den Boden der Wirklichkeit nicht verläßt« (Heine 1910, S. 106 f.).[1]

Von daher wird verständlich, wenn Heine Novalis und E.T.A. Hoffmann wie folgt beurteilt:

> »Die große Ähnlichkeit zwischen beiden Dichtern besteht wohl darin, daß ihre Poesie eigentlich eine Krankheit war. In dieser Hinsicht hat man geäußert, daß die Beurteilung ihrer Schriften nicht das Geschäft des Kritikers, sondern des Arztes sei. Der Rosenschein in den Dichtungen des Novalis ist nicht die Farbe der Gesundheit, sondern der Schwindsucht,

und die Purpurglut in Hoffmanns ›Phantasiestücken‹ ist nicht die Flamme des Geistes, sondern des Fiebers.« (Heine 1910, S. 105)

Mit viel Sympathie für Hoffmann legt er doch das Krankhafte an seinen »Halluzinationen« bloß:

»Hoffmann hingegen sah überall nur Gespenster, sie nickten ihm entgegen aus jeder chinesischen Teekanne und jeder berliner Perücke; er war ein Zauberer, der Menschen in Bestien verwandelte und diese sogar in königlich preußische Hofräte; er konnte die Toten aus den Gräbern hervorrufen, aber das Leben selbst stieß ihn von sich als einen trüben Spuk. Das fühlte er; er fühlte, daß er selbst ein Gespenst geworden; die ganze Natur war ihm jetzt ein mißgeschliffener Spiegel, worin er, tausendfältig verzerrt, nur seine eigene Totenlarve erblickte; und seine Werke sind nichts als ein entsetzlicher Angstschrei in zwanzig Bänden.« (Heine 1910, S. 106)

So schwärmen Kulturfunktionäre von ihrer Kultur als einer »Oase der Sauberkeit, der Menschlichkeit humanistischer Werte« und behaupten über »avantgardistische« Kunst: »Jeder normale Mensch wird derartige Werke ohne Schwanken als gesellschaftsfeindlich und antiästhetisch bezeichnen« (Zima 1975, S. 101). »Alles außerhalb der humanistischen Herrschaftsideologie Stehende wird in den Bereich des ›Perversen‹ und ›Abnormalen‹ relegiert. (...) Der Künstler soll zwischen ›Parteilichkeit‹ und psychiatrischer Klinik wählen« (Zima 1975, S. 101). Dagegen moniert Peter Szondi: »Krankheit, Unnatur: das sind Urteile, die übers Ästhetische weit hinausgreifen und nicht nur das Kunstwerk als schlechtes verwerfen, sondern den Weg bahnen zu einem Verdikt, von dem das Lebensrecht des Künstlers selbst ereilt wird« (Kunert 1975, S. 1091-1097). Urteile dieser Art greift auch Günter Kunert in seinem Pamphlet für K. an; wenn etwa das Lexikon deutschsprachiger Schriftsteller (Leipzig 1972) Kleists Werk als »eigentümliche Vermischung von (...) Gesundheit und Krankhaftigkeit« bezeichnet und ihm unterstellt wird, er »streife in den krisenhaften Zeiten seines Lebens und Schaffens nicht selten die Grenze zum Pathologischen«, dann kontert er: »Es wird in diesem sogenannten Lexikon ein Begriff des Pathologischen verwendet, der sich blind auf die Klassik stützt statt auf die heutigen Erkenntnisse der Psychologie, geschweige denn Psychoanalyse« (Kunert 1975, S. 1093). Urteile dieser Art haben sich nicht nur innerhalb der Linie einer sozialistischen Literaturgeschichtsschreibung von Mehring über Lukács zur DDR-Literaturgeschichtsschreibung fortgeschrieben, sie finden sich offen oder versteckt auch in jener konservativen Germanistik, für die die deutsche Klassik der unüberbietbare Höhepunkt der deutschen Literatur geblieben ist und die Goethes Wertung, die Romantik sei krankhaft, unbesehen übernommen hat. So urteilte etwa Kurt Wais über den zu »dreizehn Bänden aufgequollenen Nervenmonolog« »A la recherche du temps perdue« von Proust:

> »Allein schon die schlechte Luft einer abgedunkelten Krankenstube, fünfzehnjähriger Brutofen dieses boshaft delikaten Kleinkrämers, dessen ganze Interessen sich um das Eindringen in die ihm verschlossenen Gesellschaftsschichten drehten; die neugierige Mikroskopie der Pubertätsprobleme und des Sumpfes lustfrevlerischer Sexualverirrungen, welche Proust mit vielen jüdischen Belletristen Europas gemein hat (...), all dies dürfte einen heutigen Leser, der nicht Neurologe ist, von diesem Werk entfernen.« (Szondi 1964, S. 81)

Dennoch haben solche paranoiden Halluzinationen einen festen Platz im Kanon der deutschen Literatur. Andererseits sind Produkte wie etwa die »Denkwürdigkeiten eines Nervenkranken« von Daniel Paul Schreber[2] »selbstverständlich« aus diesem Kanon ausgeschlossen. Grenzen ziehen macht uns sicher: Was uns ängstigt, wird im Keller und auf dem Dachboden lokalisiert, in der Arbeitervorstadt, wo auf den Dachböden unentzifferbare Gerichte zu Hause sind, im Ausland, bei den Barbaren, und im Krankenhaus bei den Psychopathen. Wir leben in isolierten, gegeneinander abgeschlossenen Gemeinschaften, die alles, was Mensch heißt, nach innen verlegen und Tiere, Barbaren und Verrückte vor die Tore verwiesen haben, wo sie sich mit ihrem unverständlichen Grunzen mehr schlecht als recht verständigen (Serres 1982, S. 51).

Es ist dieses Selbstverständliche der Grenzziehungen, das nur gelegentlich durch die zumindest inkonsequente Annahme etwa von Kafkas Werk als angebrachte Lektüre für Studenten an einer Universität durchbrochen wird, das hier in Frage gestellt werden soll. Warum ist einerseits E.T.A. Hoffmanns »Der goldene Topf«, Musils »Die Amsel« und Kafkas »Das Urteil« Teil des Kanons der deutschen Literatur, und warum sind es etwa Schrebers monumentales Werk der Selbstbeschreibung eines Paranoikers oder die Romane von Sacher-Masoch nicht? Warum ist die (wohl fälschlich?) Hoffmann zugeschriebene pornographische Phantasie »Schwester Monika« aus dem Kanon ausgeschlossen, aber »Der Sandmann« eingeschlossen?

In welchen Konventionen und unter welchen Umständen z.B. sind wir als Leser bereit, jemandem zu »glauben«, der erzählt: »da saß dort vor dem Licht, das wie ein zartes weißes Wolltuch war, ein schwarzer Vogel im offenen Fenster! Er saß dort, so wahr ich hier sitze. Ich bin deine Amsel, – sagte er – kennst du mich nicht?« (A 153)[3] Eine Amsel, die spricht, ist »unglaublich« genug, aber eine Amsel, die wie im Märchen sagt: »Ich bin deine Mutter« (A 153), ist in einer Erzählung, die sich als realistisch ausgibt, kaum erträglich. Nun räumt Azwei ein: »Siehst du, das mag ich ja geträumt haben. Aber den Vogel habe ich nicht geträumt; er saß da, flog ins Zimmer herein, und ich schloß rasch das Fenster.« (A 153) – aber er meint doch auf eine Realität zu verweisen, die – Traum hin, Traum her – den Status einer Wirklichkeit hat. Daher besteht Azwei darauf, daß er weder ein »Mystiker« noch ein »Träumer« noch etwa gar ein Lügner ist, jemand, der sich mit einer ausgefallenen Geschichte interessant machen will: »Halte also daran fest, daß meine Vernunft deiner Aufgeklärtheit nichts nachgeben will.« (A 140) Immer wieder besteht er darauf, daß jedes Detail seiner Erzählung stimmt: »Ist es so oder nicht?« (A 134) Die Basis der Erzählung ist die unmittelbare, eigene Erfahrung, und daher die Gewißheit: »es hat sich eben alles so ereignet.« (A 154) Immer wieder beteuert er: »Ich erfinde das nicht, ich versuche das so einfach wie möglich zu beschreiben; ich habe die Überzeugung, daß ich mich physikalisch nüchtern ausgedrückt habe; freilich weiß ich, daß das bis zu einem gewissen Grad ein Traum ist, wo man ganz klar zu sprechen wähnt, während die Worte außen wirr sind.« (A 144) Die Geschichte hat ihre grotesken Seiten, aber gerade sie scheinen die »Realität« des Geschehenen zu verbürgen: »Sieh wohl, das ist schon eine kleine Schwierigkeit, daß sie Würmer fraß, aber ich sollte sie wie meine Mutter halten –; aber es geht, sage ich dir, das ist nur eine Gewohnheit, und woran muß man sich nicht auch bei alltäglicheren Dingen gewöhnen.« (A 153) Der Redende hat Grund anzunehmen, daß der Zuhörende ihm nicht glauben wird. Er macht das durch sprachliche Signale deutlich, mit denen er seine Rede auszeichnet: Die Geschichte ist »merkwürdig«, »ein Geheimnis«, gleichzeitig ein »wacher Eindruck« und ein »ruhendes Traumgesicht«. Unsicher, wie er seine Erfahrung beschreiben soll – »Es ist sehr schwer zu beschreiben.« (A 137) – greift er auf ein Vokabular zurück, das den Ansprüchen des Realismus scheinbar widerspricht: »Ich empfand jetzt einen zauberhaften Zustand.« (A 137) Schließlich nennt er die Amsel einen »Himmelsvogel«! (A 138) Azwei will diese Geschichten erzählen, »um zu erfahren, ob sie wahr sind.« Ihre Realität, ihr Status als Geschichte, hängt letztlich von unserer Reaktion als Leser oder Zuhörer ab. Auf diese Reaktion aber haben die Geschichten es abgesehen (Lacan 1986, S. 144). Es ist diese Antwort, die sie »real« macht, oder die sie dem Bereich des Wahnsinns, der Verrücktheit, zuweist. Nun befinden wir uns solcher Rede gegenüber allerdings in der Situation des Traumdeuters, der mit Freud begriffen hat, daß auch der Traum als Rebus die Struktur eines Satzes hat, »einer Schrift, deren ursprüngliche Ideographie (...) wie man sie ganz ebenso in den Hieroglyphen des alten Ägyptens und in den in China noch heute gebräuchlichen Schriftzeichen findet (Lacan 1986, S. 107). Wir versuchen die Rhetorik dieses Traums zu entziffern, die »angeberischen und die demonstrativen, die heuchlerischen und die überzeugenden, die zurückweisenden und verführerischen Intentionen zu lesen (...), mit denen das Subjekt seine Traumrede schmückt« (Lacan 1986, S. 107).

Werden wir uns aber in dieser Ideographie der Träume zurechtfinden? Wo hört unser Verstehen und unser Verständnis auf, wo ist es nur noch geheuchelt, weil der Text inzwischen kanonisiert ist, und wo können wir unser Unverständnis offen zugeben, weil der Text allgemein als der Text eines Wahnsinnigen gelesen wird, an dem jeder Versuch des Verstehens scheitern muß? Und wenn wir in der Lage wären zu vergessen, daß »Die Amsel« und »Der goldene Topf« kanonisierte Texte sind, wie würden wir sie dann lesen?

Als der Student Anselmus zum ersten Mal das Haus der Archivarius Lindhorst betritt, und von diesem einen Augenblick lang allein gelassen wird, macht er eine höchst eigenartige Erfahrung:

> »Da fing es überall an zu kickern und zu lachen und feine Stimmchen neckten und höhnten: ›Herr Studiosus! Wo kommen Sie denn her? Warum haben Sie sich denn so schön geputzt, Herr Anselmus? – Wollen Sie eins mit uns plappern, wie die Großmutter das Ei mit dem Steiß zerdrückte und der Junker einen Klecks auf die Sonntagsweste bekam? Können Sie die neue Arie schon auswendig, die Sie von Papa Starmatz gelernt, Herr Anselmus? – Sie sehen recht possierlich aus in der gläsernen Perücke und den postpapiernen Stülpstiefeln!‹ So rief und kickerte und neckte es aus allen Winkeln hervor – ja dicht neben dem Studenten, der nun erst wahrnahm, wie allerlei bunte Vögel ihn umflatterten und ihn so in vollem Gelächter aushöhnten.« (H 39)[4]

Diese halluzinatorische Erfahrung setzt sich auch dann noch fort, als der Archivarius zurückkehrt:

> »Da flatterte ein großer Papagei hervor, und, sich neben dem Archivarius auf einen Myrtenast setzend und ihn ungemein ernsthaft und gravitätisch durch eine Brille, die auf dem krummen Schnabel saß, anblickend, schnarrte er: ›Nehmen Sie es nicht übel, Herr Archivarius, meine mutwilligen Buben sind einmal wieder recht ausgelassen, aber der Herr Studiosus sind selbst daran schuld, ...« (H 39)

Obwohl die Literaturwissenschaft natürlich das Phantastische dieser Erfahrung beschrieben und analysiert hat, ist noch nirgendwo die Ähnlichkeit solcher Beschreibungen mit denen sogenannter Geisteskranker (vor allem Paraphreniker) analysiert worden.[5] Dennoch sind die Parallelen mit den Halluzinationen von Paranoikern nicht zu übersehen. In seinen »Denkwürdigkeiten eines Nervenkranken« schreibt Daniel Paul Schreber z.B. über »gewunderte Vögel«, die nichts anderes seien als »Nerven« oder »Reste der Vorhöfe des Himmels«, »Reste (einzelner Nerven) selig gewesener Menschenseelen.« Alle diese »Nerven« kennt er an der »Klangfarbe ihrer mir seit Jahren vertraut gewordenen Stimmen, ich weiß genau, welche der sinnlosen auswendig gelernten Redensarten ich von einem jeden von ihnen zu erwarten habe, je nachdem sie von dem Lager des niederen oder von demjenigen des oberen Gottes ausgesendet (von diesem oder jenem gewundert) worden sind.« (S 144) Diese Vögel tragen einerseits Leichengift, andererseits eingebläute Phrasen, und stehen »im Punkte der Intelligenz anscheinend nicht höher, als irgendwelche anderen natürlichen Vögel.« (S 144) Solche auf der Hand liegenden Vergleiche werfen nun, ähnlich wie die »expressionistischen« Zeichnungen schizophrener Patienten, eine Reihe grundsätzlicher Fragen auf, unter anderem die nach der Grenze zwischen der »literarischen«, der »wissenschaftlichen« und der »geisteskranken« Erfahrung bzw. Darstellung der erfahrenen Wirklichkeit. Feyerabend macht darauf aufmerksam, daß die wissenschaftliche Revolution zwar unser physikalisches, astronomisches und physiologisches Wissen ungeheuer erweitert hat, andere Bereiche aber, vor allem die menschliche Psychologie, fast völlig dem außerwissenschaftlichen Bereich überlassen hat. Die Evidenz für Hexerei, die Existenz des Teufels, Besessenheit wurde nicht etwa mit denselben Kriterien untersucht wie die vorkopernikanischen Erkenntnisse der Astrologie und Astronomie, sondern einfach übersehen. Die von der Medizin abgetrennte Psychopathologie wurde dem ideologischen Feld der Theologie und der Jurisprudenz zugeschlagen (Feyerabend 1975, S. 100). Damit aber wurden gleichzeitig die Erfahrungen der »Wahnsinnigen« von dem nun dominierenden Diskurs abgeschnitten und der Wissenschaft unzugänglich.

Was unterscheidet Erkenntnis – wissenschaftliche Erkenntnis – von jenem Wahn, in dem der Psychotiker mit einer präzisen und schwer widerlegbaren Logik (widerlegbar nur, wenn wir seine nicht überprüften Präsuppositionen willkürlich negieren) aus seinen Erfahrungen theoretische Konsequenzen zieht, die mit unserem Weltbild nicht übereinstimmen? Wodurch unterscheidet sich z.B. der sogenannte »Erlösungswahn« von dem christlichen religiösen Glauben an eine Erlösung? Etwa nur dadurch, daß der eine gesellschaftlich sanktioniert ist, während der andere rein »individuell« ist? Wobei eine vergleichende Religionswissenschaft zeigen könnte, daß dieser Wahn sich von Religionen, die in anderen Gesellschaften akzeptabel sind, so sehr auch nicht unterscheidet. Was macht die Kosmologie Schrebers »wahnhaft«, diejenige der Physik, der Geologie und der Biologie aber »wissenschaftlich«? Was »Realität« ist, bestimmt der Diskurs des »Anderen«: dieser Diskurs ist je nach der Gesellschaft, in der wir uns bewegen, ein magischer, ein theologischer, ein wissenschaftlicher, ein »realistischer«.[6] Was allen diesen Diskursen gemeinsam ist, ist ihre Gesetzmäßigkeit, was dem abweichenden Diskurs immer vorgeworfen wird, ist seine »Willkürlichkeit«, d.h. das Ausbrechen aus einer solchen Gesetzmäßigkeit, die Behauptung von Ursachen, die völlig außerhalb der innerhalb des Gesetzes (Systems) anerkannten Ursachen ist. Dem magischen Diskurs erscheint die Behauptung, eine Wirkung ohne rituelle oder magische Beeinflussung sei möglich, ebenso »wahn-sinnig« wie dem theologischen, eine Wirkung könne nicht in letzter Instanz auf das Wirken Gottes zurückgeführt werden, oder dem wissenschaftlichen, eine Wirkung sei anders als unter Berufung auf die Naturgesetze und natürliche Ursachen zu erklären. In jedem Fall handelt es sich in diesen Systemen um komplexe Erklärungsmuster empirischer, phänomenaler Erscheinungen, die sich selbst als umfassend und ausschließlich verstehen. Weil diese Systeme »ausschließlich« sind, d.h. jede anders geartete Erklärung und Erfahrung »ausschließen« müssen, gibt es innerhalb des Systems, und das heißt auch innerhalb der zur Verfügung stehenden Sprache, keine Möglichkeit, solche ausgeschlossenen Erfahrungen zur Sprache zu bringen. Es handelt sich um Dinge, wie Schreber erfährt, »die sich in menschlicher Sprache überhaupt nicht ausdrücken lassen«, und die daher, »um einigermaßen verständlich zu werden«, in »Bildern und Gleichnissen« ausgedrückt werden müssen, die immer nur »annähernd das Richtige treffen.« (S 8) Schreber selbst beschreibt sehr eindringlich die Grenzen, die dem »gesetzmäßigen« Diskurs der Wissenschaft und des modernen »Realismus« eingeschrieben sind, und die Unmöglichkeit, diese Grenzen zu überschreiten, selbst dann, wenn »empirische« Tatsachen dagegen sprechen.

Der im Rationalismus und in den Naturwissenschaften um sich greifende Zug, jede nicht intersubjektive Erfahrung, d.h. jede Erfahrung, die sich den Realitätskriterien der Sprache und der Gesellschaft nicht unterwirft, als Phantasma abzuwerten und aus der Realität auszuschließen, führt dahin, daß wir bestimmte psychische Erfahrungen verdrängen oder zumindest in einem rein intimen Bereich halten. Damit wird uns die Möglichkeit genommen, uns unserer Normalität intersubjektiv zu vergewissern.

Das Konzept des Realismus und der Wissenschaft verbietet es, ganz bestimmte Verbindungen zu ziehen, lokale Singularitäten durch Bahnen über Abgründe hinweg zu verknüpfen. Das Unverknüpfte, das vor dem Diskurs existiert, ist das Chaos. Die Wissenschaft und der Realismus können mit diesem Chaos nur umgehen, indem sie es aus dem Diskurs ausschließen, es »irrational« nennen. Dagegen mahnt Lacan:

> »Nicht nur kann das Wesen des Menschen nicht ohne den Wahnsinn begriffen werden, es wäre auch nicht das Wesen des Menschen, wenn es nicht als Grenze seiner Freiheit, den Wahnsinn in sich trüge.« (Lacan 1966, S. 151)

Schreber, der seine subjektive Erfahrung gegen den »Empirismus« der Ärzte und gegen das naturwissenschaftliche Weltbild seiner Zeit zu verteidigen sucht, weist darauf hin, daß die Ablehnung seiner Erfahrungen gleichzeitig die Ablehnung jeder »metaphysischen und religiösen Erfahrung« implizieren würde, obwohl die Theologen ihrerseits natürlich seine Form der Gotteserfahrung als »verrückt« abqualifizieren würden:

> »Man hüte sich also in solchen Dingen vor unwissenschaftlicher Generalisierung und vorschneller Aburteilung. Wenn die Psychiatrie nicht schlechthin alles Uebersinnliche leugnen und solchergestalt mit beiden Füßen in das Lager des nackten Materialismus treten will, so wird sie nicht umhin können, die Möglichkeit anzuerkennen, daß man es bei Erscheinungen der beschriebenen Art unter Umständen mit wirklichen Vorgängen zu thun habe, die sich nicht ohne Weiteres mit dem Schlagwort ›Sinnestäuschungen‹ abfertigen lassen.« (S 59)

Schreber selbst, durch den Naturalismus seiner Zeit ebenso geprägt wie die, die ihn für »verrückt« erklären, gibt zu, daß seine Mitmenschen »die erheblichsten Zweifel« haben müssen, wenn er zum Beispiel behauptet, daß sein Körper in einem Grade von Wollustnerven durchsetzt ist, wie derselbe schwerlich bei irgend einem weiblichen Wesen übertroffen wird.« (S 192) Er läßt sich durch einen Diskurs einfangen, der dann immer gegen ihn recht haben muß, statt das abgeschlossene System selbst in Frage zu stellen, und seine himmlischen und psychischen Räume anders zu verknüpfen als über das, was er als das allen Sichtbare voraussetzen muß. Er kann nicht argumentieren, daß es verschiedene Räume gibt, in denen Körper jeweils anders erfahren werden; denn er will ja aus der Irrenanstalt heraus, also muß er sich dem Diskurs bequemen, der ihn dann mühelos widerlegt. Gerade deswegen beruft er sich auf den Augenschein, die Wahrnehmung, das Empirische, um seine Vorstellungen im Diskurs der Zeit, dem Gesetz der Wissenschaft und damit der geistigen Autorität seiner Zeit zu verankern:

> »Zu den Zeiten der Annäherung gewährt meine Brust den Eindruck eines ziemlich voll entwickelten weiblichen Busens; diese Erscheinung kann von Jedermann, der mich beobachten will, mit eigenen Augen gesehen werden. Ich bin also insoweit in der Lage sozusagen einen Beweis durch Berufung auf Einnahme des Augenscheins anzutreten.« (S 192)

Er fordert die Ärzte auf, eine »Untersuchung [seines] Körpers auf die an demselben erkennbaren Weiblichkeitsmerkmale« durchzuführen und erhofft sich davon die »eigentliche Beweisführung für die Wirklichkeit der von [ihm] behaupteten Wunder und die Wahrheit [seiner] religiösen Vorstellungen.« (S 188) Eine solche Untersuchung durch Flechsig (»er habe jetzt fast weibliche Brüste«) im Juli 1896 erbringt: »die einzige tatsächliche Veränderung ist eine stärkere Fettablagerung, da der Kr. stark an Gewicht zugenommen«. (S 345) Das ändert aber nichts an der subjektiven Wahrnehmung Schrebers, er sei dabei, sich in eine Frau zu verwandeln. Er ist realistisch genug, die Behaarung der Brust und die relative Kleinheit der männlichen Brustwarzen zuzugeben (ein Einwand der Ärzte?), besteht aber dennoch darauf, daß jeder, der ihn mit entblößtem Oberkörper vor dem Spiegel stehen sähe, »den unzweifelhaften Eindruck eines weiblichen Oberkörpers empfangen würde.« (S 192) Er richtet daher die Herausforderung an die Wissenschaftler, »ob nicht alles, was man bei mir bisher als Sinnestäuschung und Wahnsinn angesehen hat, Wahrheit ist, ob nicht demnach mein gesamter Wunderglaube und die Darstellung, die ich zur Erklärung der auffälligen Erscheinungen an meiner Person und an meinem Körper gegeben habe, auf Wahrheit beruht.« (S 193) Während er seine wissenschaftliche (also theoretische, systematische) Inkompetenz durchaus zugibt (S 174), besteht er doch auf der ihm selbst unzweifelhaften Erfahrung und Wahrnehmung (S 175), also auf eben dem, was die Wissenschaft zur Grundlage ihres Wahrheitsanspruchs macht: der empirischen »Erfahrung«. Als Argument unzugänglich ist ihm, was die Wissenschaft selbst verdrängt, daß die sinnliche Wahrnehmung, wie einfach sie auch sei, immer schon Elemente enthält, die die physiologische Reaktion des perzipierenden Organismus wiedergeben und kein objektives Korrelat haben, daß also das, was die Wissenschaft eine Beobachtung der realen Welt nennt, immer schon einer Auswahl unterworfen wird, die den »Augenschein« nach Maßgabe ihrer Theorien der Perzeption und Beobachtung beschneidet (Feyerabend 1975, S. 66). »Was kann es auch Gewisseres für den Menschen geben, als das, was er an seinem eigenen Körper erlebt und empfindet?« (S 106).

Der Begriff der Halluzination[7] bereitet einige Schwierigkeiten: war es zunächst der Vorwurf, dort »Geister« gesehen zu haben, wo es keine zu sehen gab (Lavater 1975, S. 242 ff.), wird dieser Begriff immer mehr ausgedehnt. Über Geistererscheinungen sprechen, ist »idle talk, prating«, eine Rede ohne Objekt und daher ohne Sinn.

Esquirol definierte Halluzinationen als »Bildern einen Körper und Wirklichkeit zuschreiben« (Esquirol 1838, S. 7), die eine solche Wirklichkeit nicht haben. Halluzinieren ist »to be out of touch with reality«, verrückt, wahnsinnig. In ihrem Eifer, die »Wirklichkeit« bestimmter religiöser, »abergläubischer« und »mystischer« Erfahrungen zu leugnen, haben bürgerliche Moralisten und aufklärerische Philosophen und Wissenschaftler sich allerdings bei der Begriffsbestimmung von »Halluzination« in eine logisch unhaltbare Position begeben. Der Begriff »Halluzination« setzt voraus, daß eine Person bestimmte Dinge »sieht«, »Bilder«, »Vorstellungen«, von deren »Realität« sie subjektiv überzeugt ist, und daß eine andere Person ein Urteil fällt, daß die erste diesen »Bildern« fälschlicherweise einen Körper und eine »Realität« zugeschrieben hat, die ihnen nicht zukommt. Anders ausgedrückt lautet das Urteil der zweiten Person: Der Halluzinierende reagiert auf Stimuli, die nicht da sind. Dieses Urteil versetzt denjenigen, über den es ausgesprochen wird, in eine Lage, in der es für ihn keine Verteidigung gibt. Der Halluzinierende kann keine Selbstdiagnose machen, denn sonst müßte er gleichzeitig behaupten, daß die Sinneseindrücke eine körperliche Realität sind und es nicht sind.[8] Wenn er wirklich »halluziniert«, dann ist er von der Realität der »Körper«, die seine Sinnneseindrücke veranlassen, völlig überzeugt, ebenso überzeugt, wie derjenige, der nicht »halluziniert«, von der Wirklichkeit seiner Sinneseindrücke. Für den Halluzinierenden ist es unmöglich zu sagen: »Ich halluziniere.« Welches Recht hat also derjenige, der nicht »halluziniert«, an die »Wirklichkeit« seiner Sinneseindrücke zu glauben, wenn er nicht an die »Wirklichkeit« der anderen Sinneseindrücke eines Halluzinierenden glaubt?

Die scharfe Reaktion des »realistischen« Diskurses sowohl in der Philosophie und Naturwissenschaft als auch in der Kunst und Literatur gegen einen »halluzinierenden« Text liegt also nicht so sehr in einem logisch und methodisch begründbaren Unterschied zwischen der »Privatheit« eines Textes und der »Überprüfbarkeit« eines anderen. Schon daß es sich um eine emotionale Reaktion handelt, sollte uns darauf aufmerksam machen, daß diese Unfähigkeit, ein solches paradoxes Verhalten zu tolerieren und die Konsequenz, die wir daraus ziehen – die Person sei wahnsinnig, geistig krank, und was er sage, zähle nicht –, höchst verdächtig sind. Wenn wir uns dann noch klarmachen, daß die Halluzination eines der Fundamente der Psychiatrie ist, die die Unfähigkeit, Bilder von Perzeptionen zu unterscheiden in das Innere des Halluzinierenden verlegt und als Vorwurf formuliert, er könne nicht zwischen seinen Phantasien und wirklichen Perzeptionen unterscheiden, und ihn damit zum Patienten macht, so wird uns bewußt, daß dieses Urteil auf nichts anderem beruht als auf einer Differenz zwischen der Perzeption der »Normalen« und der Perzeption der Verrückten; wobei sich zusätzlich ergibt, daß die Perzeption der »Normalen« wahrscheinlich »halluzinatorische« Elemente enthält, die aus Furcht vor einer solchen Etikettierung nicht geäußert werden. Höchstens in der Dichtung werden solche Erfahrungen und Perzeptionen einmal ausnahmsweise einer Figur zugeschrieben, die vom Autor sonst als nicht verrückt gekennzeichnet ist. Die Prozedur ist scheinbar objektiv, da inhaltsfrei und intrapersonal (im Patienten selbst) und ohne Referenz auf die interpersonelle Interaktion zwischen dem Beurteilten und dem Urteilenden. Diese Definition liefert dem Arzt einen Patienten.[9]

Gegen den Begriff der Halluzination wendet Schreber ein:

> »Unter Halluzinationen werden meines Wissens Nervenreize verstanden, vermöge deren der denselben ausgesetzte, in krankhafter Nervenverfassung befindliche Mensch die Eindrücke von irgendwelchen in der Außenwelt sich abspielenden, sonst namentlich dem Gesicht- und Gehörsinn zugänglichen Vorgängen zu haben glaubt, die in Wirklichkeit nicht vorhanden sind. Die Wissenschaft scheint nach demjenigen, was ich darüber z.B. bei Kräpelin, Psychiatrie Bd. 1 S. 102 ff der sechsten Auflage lese, für alle Halluzinationen die Existenz eines realen Hintergrundes zu verneinen. Dies ist nach meinem Dafürhalten mindestens in solcher Allgemeinheit entschieden unrichtig.« (S 210)

Zwar ist das Vorhandensein eines »krankhaft erregten Nervensystems« die Voraussetzung der Erscheinung, diese Erregung ist aber nach Schrebers Meinung eine Steigerung, nicht eine Verminderung der Wahrnehmungsfähigkeit, und so sind seiner Meinung nach Menschen mit gesunden Nerven einfach »sozusagen geistig blind«. (S 211) Dieser Normalmensch wird daher »den Visionär ebensowenig von der Unwirklichkeit der Visionen überzeugen können, wie etwa der körperlich sehende Mensch von dem (körperlich) Blinden sich einreden läßt, daß es keine Farbe gebe.« (S 211) Bleibt also die relative Konstanz der Objekte der Wahrnehmung: aber auch die ist im Falle einer so dauerhaften »Halluzination« wie der Schrebers gegeben, ganz abgesehen davon, daß die Konstanz immer wieder durch das Subjekt perzipiert wird, also die seinerseits nicht beweisbare Konstanz des Subjekts voraussetzt.

Nun wissen wir aber, daß eine solche subjektive Gewißheit uns keineswegs davor schützt, von unseren Mitmenschen für verrückt gehalten zu werden. Wie sicher wir auch immer sein mögen, daß die Amsel gesprochen hat, was unterscheidet unsere Sicherheit von der Sicherheit des Paranoikers, der behauptet, von »gewunderten Vögeln« heimgesucht zu werden, in denen Reste »selig gewesener Menschenseelen« steckten, und der behauptet, diese Wahrnehmungen nun schon seit einigen Jahren regelmäßig gemacht zu haben. (S 144) Seine Vögel sagen »Ei verflucht einigermaßen« und »verfluchter Kerl«, »Briefbeschwerer« oder »Herr Prüfer schwört« und andere »auswendig gelernte Phrasen«. Es handelt sich dabei um »für Menschen überhaupt nicht faßbare, weil übersinnliche Dinge.« E.T.A. Hoffmanns Anselmus hört unter einem Holunderbaum »ein Gelispel und Geflügel und Geklingel«, das den halluzinierten Sätzen Schrebers sehr ähnlich ist:

> »Zwischendurch – zwischenein – zwischen Zweigen, zwischen schwellenden Blüten, schwingen schlängeln, schlingen wir uns – Schwesterlein Schwesterlein, schwinge dich im Schimmer – schnell, schnell herauf – herab – Abendsonne schießt Strahlen, zischelt der Abendwind – raschelt der Tau – Blüten singen – rühren wir Zünglein, singen wir mit Blüten und Zweigen – Sterne bald glänzen – müssen herab – zwischendurch, zwischenein schlängeln, schlingen, schwingen wir uns, Schwesterlein.« (H 8 f.)

Außer diesen auditiven »Halluzinationen« hat er visuelle – er sieht die Töchter des Archivarius als grüne Schlange, den Archivarius als Stoßgeier davonfliegen, er sieht ein gravitätisches graues Männlein als Papagei, er erblickt in dem metallenen Türklopfer ein metallenes Gesicht, das sich »im ekelhaften Spiel blauglühender Lichtblicke zum grinsenden Lächeln verzieht.« (H 17) Kein Wunder, daß die guten Bürger von Dresden glauben, er sei »nicht recht bei Troste« (H 11), er habe »zuviel ins Gläschen geguckt« (H 11), er sei ein »Wahnwitziger oder Narr« (H 13), er habe »Phantasmata« (H 14), sei in Gefahr, wahnwitzig zu werden, und daß man ihn ermahnt: »Rappelts Ihnen im Kopfe« (H 61) und »Was treiben Sie denn um Himmels willen für tolles Zeug, lieber Herr Anselmus!« (H 17) Ähnlich muß sich übrigens der Archivarius gegen den Vorwurf verteidigen, was er erzählt habe, sei »unsinnig und toll«, und darauf bestehen, es sei »nichts weniger als ungereimt oder auch nur allegorisch gemeint, sondern buchstäblich wahr«. (H 20) Wann glauben wir einem Satz, der vorgibt, etwas über die Realität auszusagen, wann halten wir den Satz für die Wiedergabe einer Fiktion, Illusion, Halluzination? Das heißt aber auch, wann halten wir einen für normal, wann für verrückt?

Eine Gesellschaft, die auf eng ausgelegten Regeln aufgebaut ist und den Begriff Mensch mit der Befolgung dieser Regeln identifiziert, zwingt denjenigen, der mit diesen Regeln nicht übereinstimmt, in einen Bereich außerhalb der Gesellschaft ohne jede Regel und beraubt ihn damit seiner Menschlichkeit und seiner Vernunft. Lacan sagt: »Das Subjekt konstituiert sich durch die Suche nach Wahrheit« (Lacan 1986, S. 154). Um im Gesellschaftlichen und Symbolischen handeln zu können, muß ich wissen, wer ich bin und was der Fall ist. Indem ich diese Wahrheit suche, setze ich mich im Feld dieser Wahrheit an eine Stelle, von der aus ich handeln kann. Wenn man mir sagt, meine Wahrnehmung der Wirklichkeit ist verrückt, teilt man mir entweder mit, daß ich lüge oder daß ich unfähig bin zu handeln; daß ich entweder bösen Willens bin und die Wahrheit nicht sehen will oder unfähig, die Wahrheit zu sehen. Dem Alltagsverstand erscheint der Wahnsinnige entweder von bösen Dämonen besessen, dem willentlich Bösen verbunden, oder unter dem Bild des geistig Minderbemittelten. Um unsere Handlungen zu verteidigen und unser Selbstbild zu stabilisieren, verweisen wir auf die »Wirklichkeit«: »Ist es so oder nicht?« (A 134) und »es hat sich eben alles so ereignet«. (A 154) Nichts erschüttert mein Selbstbewußtsein mehr als die Diskrepanz zwischen dem, was ich für Realität halte und den gegenteiligen Auffassungen meiner Mitmenschen. Dabei gibt es selbst nach der Auffassung des logischen Positivismus keine von den uninterpretierten Postulaten, die jeder Theorie vorausliegen, unabhängige Interpretation, die die Gültigkeit oder Ungültigkeit dieser Axiome und Präsuppositionen beweisen könnte. Zudem sind die wichtigsten und grundlegendsten dieser Präsuppositionen bereits so mit der Sprache selbst verknüpft, daß sie als (unbeweisbare) Präsuppositionen gar nicht mehr wahrgenommen werden. Wenn nun meine Erfahrung, selbst die intensivste, die, deren Realität ich überhaupt nicht für fragwürdig halten kann, die ich nicht für einen Traum oder eine Halluzination halten kann, mich täuschen kann, was garantiert dann überhaupt meine Realität und meine Existenz in dieser Realität? Das ist eine Frage, die nicht nur rein abstrakte, philosophische, erkenntnistheoretische Konsequenzen hat: es ist eine Frage, die, wie jeder Neurotiker und Psychotiker weiß, lebenswichtig ist.

»Die menschliche Sprache bildet also eine Kommunikation, bei der der Sender vom Empfänger seine eigene Botschaft in umgekehrter Form wieder empfängt« (Lacan 1986, S. 141). Diese Rückkoppelung, in das System der sprachlichen (und außersprachlichen) Kommunikation eingebaut, »daß nämlich das Sprechen subjektiv immer seine Antwort einbezieht« (Lacan 1986, S. 142), ist der Subjektkonstitution zentral: »Was ich im Sprechen suche, ist die Antwort des anderen. Was mich als Subjekt konstituiert, ist meine Frage« (Lacan 1986, S. 143). Meine Frage ist immer: ist das die Wirklichkeit? Jede Einschränkung, die meine Frage erfährt – du siehst die Wirklichkeit falsch, weil du zu dumm, zu betrunken, zu verrückt bist – stellt mich selbst in Frage. Nicht nur die perzipierte Wirklichkeit, sondern die Wirklichkeit des Perzipierenden wird unsicher. Bin ich, wenn ich unfähig bin, festzustellen, was ist?

Nun ist es aber so, daß wir trotz unserer Zweifel weder Azwei noch Musil einfach für einen Paranoiker halten. Normalerweise wird der Leser unter Berufung auf Sätze wie: »Es hatte mich von irgendwo ein Signal getroffen – das war mein Eindruck davon« (A 139) versuchen, das Unassimilierbare dieser Sprache, die Diskrepanzen in den semantischen Markierungen, als Zeichen des Metaphorischen aufzufassen: Azwei sagt zwar, er habe einen Vogel sprechen hören und der Vogel sei seine Mutter, aber »in Wirklichkeit« meint er das metaphorisch, in einem übertragenen, uneigentlichen Sinn. Da wir wissen, daß Musil kein Psychotiker war, und da Azwei als ein durchaus normaler Mensch dargestellt wird, ist dies die leichteste Art, die Anomalie seiner Geschichte zu »normalisieren«. In E.T.A. Hoffmanns »Goldenem Topf« ist diese Auffassung die harmloseste, mit der die Kleinbürger mit Phänomenen fertigwerden können, die sie sonst dazu zwingen würden, den an sich sehr liebenswürdigen Anselmus für verrückt zu erklären: »Sie haben immer so einen Hang zu den Poeticis gehabt, und da verfällt man leicht in das Phantastische und Romanhafte.« (H 14) Wer nicht spinnt, der ist ein Poet, der nicht wirklich meint, was er sagt, weil er nur »metaphorisch« spricht. Solche Normalisierungseffekte hat Musil übrigens der üblichen Praxis der Psychoanalyse vorgeworfen: sie normalisiert die abnormale Rede des Neurotikers und Psychotikers, indem sie sie in Erklärungsschubladen unterbringt (Ödipuskomplex, Frigidität, Inzestangst, Homosexualität usw.). Die Normalisierung aber verhindert eben jene Turbulenz im laminaren Fluß der Rede, aus der neue Welten entstehen (Serres 1982, S. 51). Ohne diese Turbulenz gibt es keine Möglichkeit, das andere Ufer zu erreichen, überhaupt etwas zu behaupten und zu kommunizieren, denn ohne Reibung und Turbulenz gibt es keine Bewegung, es sei denn im Vakuum. Jeder bleibt durch die Dogmatik der normalisierenden, rationalen Rede in seinem eigenen »Fluß« eingeschlossen, unfähig etwas zu sagen, was nicht schon sprachliche Realität ist, unfähig zu sagen, wie sein Begehren und seine Erfahrung von jenem Vorgegebenen abweichen, wie in der Zeit vor der rationalen Rede, als der Transport von Bedeutungen und der Weg, der sie verbindet, ein Mythos waren. Eine Literatur- und Textwissenschaft, die sich dem Schock entzieht, der von anomalen Texten ausgeht, oder die diesen Schock normalisiert, indem sie den Schock zum (metaphorischen) Effekt der literarischen Sprache verharmlost, dient dazu, das Inkommensurable kommensurabel, das Unverständliche verständlich, das Anomale normal zu machen. Damit aber subsumiert sie Literatur (und Kultur) im allgemeinen wieder unter die Sprache, die immer schon weiß, was Realität und was Halluzination ist, die Sprache des Alltags, welche die uns verordnete und anerzogene Sprache der Herrschaft ist. In dem Sinne hat zum Beispiel Peter Weiss in der »Ästhetik des Widerstands« das Element des Traums als »Chiffre für die vom pragmatischen Gang der Geschichte stets abgelöste Sphäre der Kunst« gesehen:

> »Gemeint ist niemals eine irreale, anti-historische Positionsbestimmung der Kunst, sondern ein stets tieferes Durchdringen der historischen Wirklichkeit, ein Akt der Auflehnung gegen die von der herrschenden Klasse erzwungene Wirklichkeit mit den Möglichkeiten der Kunst.« (Scherpe 1987, S. 89)

Bis vor kurzem zumindest hat die Wissenschaft mit dem Konzept des Gesetzes versucht, eine ganze kulturelle Arena zu erobern und zu besetzen (und es handelt sich hier nicht um Metaphern). Diese Eroberung war möglich, weil sie das Lokale und Bestimmte immer unter das Allgemeine subsumieren konnte, weil sie darauf bestand, daß in ihrem Kosmos (in ihrer Ordnung) das Besondere immer im Allgemeinen eingeschlossen war, daß es immer einen Pfad von einer lokalen Konfiguration zur nächsten gab. Dieser homogene Raum des Wissens wurde von einer einzigen universalen Wahrheit beherrscht, der alle einzelnen Wahrheiten beherrschte. Dagegen enthält der »Traum« die Wahrheit, die nur in einer Lokalität wahr ist, und die Wahrheit, die von lokalem System zu lokalem System einen Weg erst noch mühsam suchen muß (Harari und Bell 1982). Ordnung ist vielleicht nicht das Gesetz der Dinge, sondern die Ausnahme. Ordnung ist ganz sicher ein Kennzeichen vieler sogenannter verrückter Diskurse, die so rigide logisch und allumfassend sind wie die besten dogmatischen Philosophien. Mit einiger Berechtigung spricht Feyerabend daher von der Wissenschaftstheorie als einer »bisher unbekannten Form des Irrsinns« (Feyerabend 1975, S. 45; ders. 1972/1973).

Von daher ergibt sich sowohl die Notwendigkeit der Kunst als auch übrigens die Notwendigkeit, fremdkulturelle Texte zu lehren, ohne sie wieder dem Alltagsverstand anzugleichen: als einzige (oder beinahe einzige) Art, zur Sprache zu bringen, was die Alltagssprache leugnet. Gäbe es das nicht, dann wäre die einzige Alternative zu »Ich möchte gern ein Bier« und »Wieviel kosten diese schönen Pelzmäntel« das Schweigen, das sich den Suggestionen dieser käuflichen Sprache verweigert. Das einfache Geschwätz muß zumindest als Redeproblem begriffen werden. Der Versuch des »Nichtdenkens« wäre dann der Versuch, der Suggestion der Sprache (und des Gesetzes) zu entkommen: ein solches Nichtdenken ist dem Menschen, der einmal in der Sprache konstituiert ist, aber unmöglich; er/es muß dauernd »denken« (auch wenn es nur plappert). Sprachlosigkeit ist letztlich mit dem Plappern identisch. Das Subjekt, das sich nicht mehr aussprechen kann, wird zur Wortmaschine, die nur mehr wiederholt, was schon gesagt ist: »Sprachlosigkeit *(absence de la parole)* manifestiert sich hier in den stereotypen Formeln eines Diskurses, in denen das Subjekt sozusagen eher gesprochen wird als spricht« (Lacan 1986, S. 121). Literatur im Gegensatz zu jener Sprachmaschine des Alltags

> »sprengt stets die Normen der Epoche, stellt eine Wechselbeziehung zu anderen Realitäten her, die die offizielle, direkte ›geziemende‹ Oberfläche des Wortes aufbrechen. Der Vorgang des Essens, die Details des materiell-körperlichen Lebens, eine merkwürdig geformte Nase, eine Beule usw. müssen in deiner neuen Sprache bezeichnet werden; unabdingbar sind neue Wendungen, Korrespondenzen, der Kampf sich präzise auszudrücken, ohne den Kanon zu verletzen. Gleichzeitig ist deutlich, daß der Kanon verletzt werden muß. Hier entsteht ein Bruch, springt der Sinn von einem Extrem ins andere, hier meldet sich ein Streben nach Balance, ereignen sich zugleich Eruptionen: all dies läuft auf die komische Travestie des Wortes hinaus, das so seine Vieldimensionalität offenbart und Wege zu seiner Erneuerung weist.« (Grübel 1979, S. 345 f.)

> »Mein Körper lebt in vielen Räumen, oder genauer in den Schnittpunkten vieler Räume. Wessen Körper sich weigert, nach vorgeschriebenen Regeln von einem Raum zu einem anderen Raum zu gehen, wird als unangepaßt, kriminell, desorientiert und wahnsinnig angesehen. Jede Kultur konstruiert eine solche Vielzahl von Räumen, die sich als Einheit (DIE Kultur) ausgibt, und die vorgeschriebenen Übergänge von Raum zu Raum. Andere Wege zu gehen, neue Brücken zu bauen, ist nicht erlaubt.« (Serres 1982, S. 45)

Das Gewebe einer Kultur schreibt vor, wie das Rationale an das Irrationale geknüpft werden muß, das, was gesprochen werden kann, und das, was sprachlos bleiben muß, die Kommunikation und das nicht Kommunizierbare. Solange bestimmte Sprachen, die Erfahrenes und Beobachtetes wiedergeben, als Nichtsprachen aus dem Diskurs ausgeschlossen bleiben, läßt sich nicht mit Bestimmtheit sagen, welche Sprache wann die »Wahrheit« sagt (Feyerabend 1975, S. 80). Die Vielheit unverbundener Morphologien wird in jeder Kultur die Einheit des Logos, den die Kultur versteht. Jede ausgebildete Theorie enthält auch eine Ontologie, die entscheidet, was existiert und was nicht, und die damit den Bereich der möglichen Tatsachen und Fragen absteckt. Der wissenschaftliche Begriff der Realität aber bestimmt, daß Schrebers Erfahrungen Phantasien, Fiktionen, Illusionen sein müssen, noch bevor sie überprüft werden. Jeder solche vereinheitlichende Logos aber ist ein Mythos, das Muster der Sprache, die wir alle sprechen (Serres 1982, S. 52).[10] Wer anders spricht, der wird nicht verstanden: »im Wahnsinn (...) müssen wir (...) die negative Freiheit eines Sprechens erkennen, das darauf verzichtet hat, sich erkennen zu lassen (...)« (Lacan 1986, S. 121) und das sich in diesem Verzicht gegen die Vereinnahmung seiner Realität, gegen die Subsumtion unter das Verständliche wehrt. – Wer also halluziniert? Und wer halluziniert nicht?

Anmerkungen

[1] E.T.A. Hoffmann war übrigens durch G.H. Schubert, den Autor der Ansichten von der Nachtseite der Naturwissenschaft (1808), Ferdinand Koreff und den Bamberger Irrenarzt Marcus über psychiatrische Phänomene (unter anderem die Praxis des Magnetisierens) ausführlich unterrichtet. Vgl. Müller 1986, S. 77.

[2] Schreber, 1985. Zitiert als (S).

[3] Alle Zitate aus der »Amsel« (A) nach: Musil, 1957.

[4] E.T.A. Hoffmann 1952. Zitiert als (H).

[5] Immerhin weist Arthur Gloor auf bestimmt Tendenzen bei Hoffmann hin: »Im Zusammenhang mit dieser großen Säkularisierung des Pneumas zur Seele wird bei Hoffmann der Magier zum Magnetiseur. (...) Dieser ›faustische Magier‹ entdeckt das Unbewußte, das dem Bewußtsein als dem Grunde der Vereinzelung gegenübersteht. (...) Das Unbewußte scheint erlösende Kräfte zu enthalten« (Hoffmann 1947, S.15).

[6] Wie eigenartig und extrem andersartig unsere westlichen Auffassungen erscheinen können, hat Horace Miner in einem satirischen Aufsatz »Body ritual among the Nacirema« (=American) gezeigt. American Anthropogist. Bd. 58. 1956, S. 503-507. Z.B. »The daily body ritual performed by everyone includes a mouth-rite. Despite the fact that these people are so

punctilious about care of the mouth, this rite involves a practice which strikes the uninitiates stranger as revolting. It was reported to me that the ritual consists of inserting a small bundle of hog hairs into the mouth, along with certain magical powders, and then moving the bundle in a highly formalized series of gestures.«

7 Halluzination; alucinatio, ein Wandern, Abschweifen des Bewußtseins. Dann Geistersehen.

8 Diese Aussage läßt sich an sogenannten optischen »Illusionen« sehr schön demonstrieren: ich kann die eine Vorstellung eines solchen Bildes nicht gleichzeitig mit der anderen aufrechterhalten, und ich kann den Übergang von der einen zur anderen nicht beobachten. »I cannot make use of an illusion and watch it« (Gombrich 1956, S. 6).

9 Vgl. American Psychiatric Association's official glossary definition (1969): »A false sensory perception in the absence of an actual external stimulus.«

10 Vgl. auch Feyerabend 1975, S. 171: »Given science, reason cannot be universal und unreason cannot be excluded.«

Literatur

Esquirol, J. E. D. (1838) Des maladies mentales. Paris.

Feyerabend, Paul (1972/1973) Die Wissenschaftstheorie – eine bisher unbekannte Form des Irrsinns? In: Proceedings of the German Conference of Philosophy. Kiel/Hamburg.

Feyerabend, Paul (1975) Against Method. Outline of an Anarchistic Theory of Knowledge. London.

Freud, Sigmund (1940) Traum und Okkultismus. In: Sigmund Freud: Gesammelte Werke. Bd. 15. London.

Gloor, Arthur (1947) E.T.A. Hoffmann. Der Dichter der entwurzelten Geistigkeit. Zürich.

Gombrich, E. (1956) Art and Illusion. Princeton.

Grübel, Rainer (Hrsg.) (1979) Michail M. Bachtin: Die Ästhetik des Wortes. Frankfurt am Main.

Harari, Josué V./Bell, David F. (1982) Introduction. Journal a plusieurs voies. In: Serres, Michel: Language and Space: From Oedipus to Zola. In: Ders.: Hermes. Literature, Science Philosophy. Baltimore und London.

Heine, Heinrich (1910) Die Romantische Schule. In: Heinrich Heine: Sämtliche Werke. Bd. 7. Leipzig.

Hoffmann, E.T.A. (1952) Der goldene Topf. Ein Märchen aus der neuen Zeit. In: Ders.: Der Zauberspiegel. Ausgewählte Erzählungen. München.

Kunert, Günther (1975) Pamphlet für K. In: Sinn und Form. Stuttgart.

Lacan, Jacques (1966) Propos sur la causalité psychique. Bericht vom 28. September 1946 für die Tage von Bonneval; vgl. auch ders.: Écrits. Paris.

Lacan, Jacques (1986) Schriften 1. Weinheim.

Lavater, L. (1975) Of ghostes and spirites walking by nycht. London 1572. Zit. nach Theodore R. Sarbin and Joseph B. Juhasz: The social context of hallucinations. In: R. K. Siegel und L. J. West: Hallucinations. Behaviour. Experience and Theory. New York.

Miner, Horace (1956) Body ritual among the Nacirema (=American). American Anthropogist. Bd. 58.

Müller, Götz (1986) Magnetismus und Erotik. Bemerkungen zu Kleist, E.T.A. Hoffmann, Thomas Mann und Alfred Kubin. In: Freiburger Universitätsblätter 93.

Musil, Robert (1957) Nachlaß zu Lebzeiten. Reinbek bei Hamburg.

Scherpe, Klaus R. (1987) Die Ästhetik des Widerstands als Divina Commedia. Peter Weiss' künstlerische Vergegenständlichung der Geschichte. In: Rudolf Wolff (Hrsg.): Peter Weiss. Werk und Wirkung. Bonn.

Schreber, Daniel Paul (1985) Denkwürdigkeiten eines Nervenkranken. Frankfurt am Main.

Serres, Michel (1982) Language and Space: From Oedipus to Zola. In: Ders.: Hermes. Literature, Science Philosophy. Baltimore und London.

Szondi, Peter (1964) Satz und Gegensatz. Sechs Essays. Frankfurt am Main.

Zima, Peter V. (1975) Der Mythos der Monosemie. Parteilichkeit und künstlerischer Standpunkt. In: Hans Jürgen Schmitt: Literaturwissenschaft und Sozialwissenschaften 6. Einführung in Theorie, Geschichte und Funktion der DDR-Literatur. Stuttgart.

Quelle

Acta Germanica (1/1990) Jahrbuch des Germanistikverbandes im südlichen Afrika. Frankfurt/M., Bern, New York, Paris: Lang, S. 97-122 (gekürzte Fassung).

Mit freundlicher Genehmigung des Autors und des Verlages.

LEO NAVRATIL

Das Summen der Bienen und das Vibrieren der Ameisen

Ernst Herbeck war bereits vierzehn Jahre lang wegen Schizophrenie hospitalisiert und lebte auf dem Haschhof, einer Kolonie der Anstalt Gugging (heute die »Niederösterreichische Landesnervenklinik Klosterneuburg-Gugging«), wo er zusammen mit anderen männlichen Patienten in der Landwirtschaft arbeitete. Er hatte keinen richtigen Beruf erlernt, hatte nach der Hauptschule nur zwei Klassen Handelsschule besucht. Wegen einer angeborenen Gaumenspalte, die mehrmals operiert worden war, hatte er Schwierigkeiten beim Sprechen; er redete wenig. Ich kannte Herbeck gut, da ich im gleichen Jahr wie er, 1946, in die Anstalt eingetreten war, ich als junger Arzt, er als Patient. Des öfteren hatte ich ihn gebeten, sich schriftlich zu äußern (einen kurzen Lebenslauf, einen Brief zu schreiben) oder eine Zeichnung herzustellen. Als ich im Jahre 1960 auf dem Haschhof Visite machte, bat ich Herbeck in das Untersuchungszimmer, legte einen postkartengroßen weißen Karton vor ihn auf den Schreibtisch, reichte ihm meinen Kugelschreiber und sagte: »Bitte, Herr Herbeck, schreiben Sie ein kurzes Gedicht mit dem Titel ›Der Morgen‹!« Ernst Herbeck besann sich kurz und schrieb:

Der Morgen

Im Herbst da reiht der
    Feenwind,
da sich im Schnee die
Mähnen treffen.
Amseln pfeifen heer
im Wind und fressen.

Ich war verblüfft, denn ich erkannte sogleich die schizophrene Störung darin; gleichzeitig durchfuhr es mich aber: das war ein außerordentliches Gedicht! Ich dankte Ernst Herbeck. Er überließ mir das Blatt und ging.

Von nun an bat ich Ernst Herbeck bei jedem meiner Besuche auf dem Haschhof in gleicher Weise, zu einem bestimmten Thema ein kurzes Gedicht zu schreiben. Im Jahre 1966 veröffentlichte ich die ersten 83 Gedichte Herbecks unter dem Pseudonym »Alexander« (Navratil 1966). Viele Leser fühlten sich von Herbecks Gedichten angesprochen. Im Laufe der folgenden Jahre schuf Herbeck ein dichterisches Werk, das mehrfach publiziert und sehr bewundert wurde. Ernst Herbeck hat jedoch niemals spontan geschrieben. Er bedurfte zu jedem einzelnen Gedicht der Aufforderung und meist auch einer Themaangabe; nur selten hat er im Laufe der Jahre das Thema selbst gewählt.

Ich weiß nicht, wie ich 1960 auf den Gedanken gekommen bin, Ernst Herbeck um ein Gedicht zu bitten, ich hatte noch nichts von »Poesietherapie« gehört, und Ernst Herbeck hatte vorher niemals Gedichte geschrieben, auch nicht zur Zeit, als er noch gesund war.

Vor wenigen Tagen fragte mich Dr. Csaba Báthori, der das jüngste Herbeckbuch ins Ungarische übersetzt hatte,[1] was in dem obigen Gedicht das Wort »reiht« bedeute. Ich sagte, das sei ein schizophrener Neologismus, es sei zwar ein gebräuchliches deutsches Wort, in dem Zusammenhang, in dem es gebraucht wurde, sei es jedoch sinnlos. Ich meinte, Herbeck hätte es bloß wegen des Klanges verwendet. Ich habe Herbeck manchmal nach der Bedeutung einzelner Wörter gefragt und habe dann meist eine Erklärung von ihm erhalten, die noch dunkler und rätselhafter war als das Wort, worauf sich meine Frage bezog. Heute denke ich, daß man der Bedeutung solcher Wörter in schizophrenen Texten näher kommen kann, wenn man ihre Verwendung in einem gebräuchlichen Kontext zur Erklärung heranzieht, so sieht zum Beispiel die »Sternseherin Lise« bei Matthias Claudius die Sterne »aufgereiht wie Perlen an der Schnur«. Man sagt auch »Perlen auf eine Schnur reihen«. Der ungewöhnliche Gebrauch einzelner Wörter mag doch mit einem solchen Wissen um das Wort in einer – wenn auch mitunter entfernten – Beziehung stehen.

Ich wollte heute jedoch über die Psychologie des Schreibens (und Zeichnens) auf Aufforderung einige Bemerkungen machen, denn Ernst Herbeck hat jahrzehntelang nur auf Aufforderung geschrieben, genau wie Oswald Tschirtner nur auf Aufforderung gezeichnet hat.

Beide Patienten litten an einer schweren chronischen Schizophrenie, und beide sind durch ihr Werk bekannte und vielfach anerkannte Künstler geworden. Es gibt sogar ein Buch mit Illustrationen von Oswald Tschirtner zu einzelnen Versen von Ernst Herbeck (Navratil 1979). Ich hatte die Verse ausgewählt und Tschirtner gebeten, jeweils eine Zeichnung dazu zu machen.

Ich war fasziniert von der Tatsache, daß diese beiden Patienten es niemals abgelehnt hatten, auf eine entsprechende Bitte, etwas zu zeichnen oder zu schreiben. War das nicht eine wunderbare Möglichkeit, mit diesen Menschen Kommunikation herzustellen, bei denen jede Form der Gesprächspsychotherapie zum Scheitern verurteilt gewesen wäre? Und dabei haben Herbeck und Tschirtner, schreibend und zeichnend, so viel von sich mitgeteilt, waren doch ihre Texte und Zeichnungen immer auch Antworten, und war die gestellte Aufgabe auch eine Art Frage. Ich hatte ihre Sprache gefunden, die ihnen mündlich, mit den gewöhnlichen Worten nur in beschränktem Ausmaß zur Verfügung stand.

Ich habe diese Methode später auch bei anderen Patienten angewendet (Navratil 1994). Mein Patient Hagen Reck (genannt Artur), ebenfalls ein ganz in seine autistische Welt eingesponnener Schizophrener, ging mit Begeisterung darauf ein. Er dichtete schwungvoll und bedurfte keines langen Besinnens. In seinem Gedicht »Artur, der Dichter« heißt es:

Der Auftrag ist es,
am Auftrag liegt es,
wenn der Stift übers Papier fliegt ...

Und Karl Z., ein stiller schizophrener Mensch, dem es schwer fiel, sich zu konzentrieren und nachzudenken, stellte fest: »Die Lust zu schreiben kann auch während des Schreibens erst eintreten. Eine Voraussetzung ist ein bestimmtes Ruhegefühl.«

Auftragsarbeiten waren in früherer Zeit in der Kunst die Regel, und sie sind auch heute noch etwas ganz Normales. So sagte mir zum Beispiel Friederike Mayröcker, eine Dichterin, die wahrlich genug eigene Initiative besitzt und keinen äußeren Anstoß zum Schreiben braucht, sie habe Auftragsarbeiten sehr gern und schreibe gerne zwischen ihren großen Arbeiten einen kleineren Text, um den man sie gebeten hat.

Die Germanistin Gisela Steinlechner war von den Herbecktexten tief beeindruckt. Sie versenkte sich in dieses Werk, interpretierte es im einzelnen und versuchte dann eine Interpretation des Werkes als eines Ganzen. Leider hat sie zum Schluß in allen Sprachäußerungen Herbecks die »Spuren der Verweigerung« gesehen, und sie stellte es schließlich in Frage, ob man Herbeck überhaupt als einen Dichter und seine Texte als ein dichterisches Werk bezeichnen könne. Sie meinte, es sei eher der »Schatten eines Werkes«, ein »Provisorium«, ohne den Boden »schöpferischer Selbstverständlichkeit« (Steinlechner 1989).

Steinlechner hat, wie ich glaube, das Wesen der Schizophrenie nicht richtig verstanden, und sie hat die literarische Aussage mit dem tatsächlichen

Verhalten Ernst Herbecks gleichgesetzt. Herbeck hätte ja überhaupt nicht schreiben müssen, hätte das Schreiben völlig ablehnen können. Die »Strategien der Verweigerung«, die sich in seinen Schriften finden, sind eben keine reale, sondern eine fiktive Verweigerung – eine literarische Selbstdarstellung in seiner Ambivalenz und seiner Psychose. Wäre er während seines Lebens nicht zum Schreiben angeregt worden, dann wäre er als ein stiller, unbeachteter Patient gestorben – und ein bedeutendes literarisches Werk wäre uns verlorengegangen. Ernst Herbeck schrieb:

> Der Dichter will die Lyrik nicht,
> umsonst der Mut und das Geschick.

Ernst Jandl schrieb in dem Gedicht »das wappen« (Jandl 1983):

> wenn Sie mich fragen – ich
> brauche längst
> keine Gedichte mehr
> ...
>
> mein wappen
> enthält das bett
> und die flasche
>
> kein buch
> keine feder
> kein blatt

Und Jandl hat noch viele Gedichte geschrieben, nachdem er dieses Gedicht geschrieben hatte. Bei Ernst Herbeck heißt es auch:

> Ich kann nicht mehr. sprechen
> rundherum, weil ich diese verloren habe.

Und ein anderes Mal:

> ich kann heute leider nicht
> weil mir eher das Herz zerbricht
> sag zum schreiben lieber nein
> sonst ist alles allgemein.

Und doch war das nur die eine Seite seiner Ambivalenz, eben die negative, schizophrene, verweigernde. Auf der anderen Seite steht sein gesamtes Werk, das vielen Menschen bekannt geworden ist und von vielen geliebt wird, so wie Ernst Herbeck als Dichter und als Mensch von vielen geliebt wurde. In dem mehr heiteren Gedicht »Alfred« heißt es am Schluß:

Man kann es nehmen, wie man will
es freut sich immer der Herr Primar Navratil.

Und weil ich selbst den Eindruck hatte, Herbeck mit meinen immer wiederholten Ansinnen manchmal auch zu quälen, sagte ich ihm den Titel »Das ewige Schreiben« an. Und Herbeck schrieb dazu:

Die Erde, der Vulkan und das summen der Bienen sind das ewige Schreiben auch der Zugvögel. Das Vibrieren der Ameisen.

Ernst Herbeck ist 1991 im psychiatrischen Krankenhaus in Gugging gestorben. Seine Handschriften befinden sich heute in der Österreichischen Nationalbibliothek. Bei der Präsentation seines posthum erschienenen Werkes erklärte Ernst Jandl, daß der Dichter Ernst Herbeck »Anspruch hat auf seinen eigenen, unbestrittenen Platz in der deutschsprachigen Poesie der zweiten Hälfte dieses Jahrhunderts« (Navratil 1995). Bei der Frankfurter Buchmesse 1995 wurden in der Ausstellung »Der sechste Sinn« zahlreiche österreichische Dichter der Gegenwart vorgestellt; unter ihnen Ernst Herbeck (Pichler/Schlebrügge 1996).

Anmerkungen

[1] Csaba Báthori (1996) Ernst Herbeck. Lenni mert nem lenni. Versek 1960-1991. Budapest. Das Buch bringt eine Auswahl aus dem posthum erschienenen Werk Ernst Herbecks: Leo Navratil (Hrsg.) (1992) Im Herbst da reiht der Feenwind. Gesammelte Texte 1960-1991. Salzburg und Wien.

Literatur

Báthori, C. (1996) Ernst Herbeck. Lenni mert nem lenni. versek 1960-1991. Budapest: Üj Mandátum Könavkiadó.

Herbeck, E. (1992) Im Herbst da reiht der Feenwind. Gesammelte Texte 1960-1991. Hrsg. von Leo Navratil. Salzburg und Wien. Residenz Verlag.

Herbeck, E./Tschirtner, L. (1979) Bebende Herzen im Leibe der Hunde. Hrsg. von L. Navratil. München: Rogner & Bernhard.

Jandl, E. (1983) Selbstporträt des Schachspielers trinkende Uhr. München: Luchterhand.

Navratil, L. (1966) Schizophrenie und Sprache. München: dtv.

Navratil, L. (1994) Schizophrene Dichter. Frankfurt am Main: Fischer Taschenbuch Verlag.

Navratil, L. (1995) Schizophrenie und Kunst. Frankfurt am Main: Fischer Taschenbuch Verlag.

Navratil, L. (1997) Gugging 1946-1986. Band I: Art brut und Psychiatrie, Band II: Die Künstler und ihre Werke. Wien: Christian Brandstätter Verlag.

Pichler, C./Schlebrügge, J. (Hrsg.) (1996) Der sechste Sinn oder die Spur der Dinge. Eine Anthologie der österreichischen Literatur. Wien: Deuticke.

Steinlechner, G. (1989) Über die Ver-rückung der Sprache. Analytische Studien zu den Texten Alexanders. Wien: Wilhelm Braumüller.

Zu den Texten der Münsteraner Ausschreibung

AUFRUF

Schreiben und Lesen

in psychischen Krisen

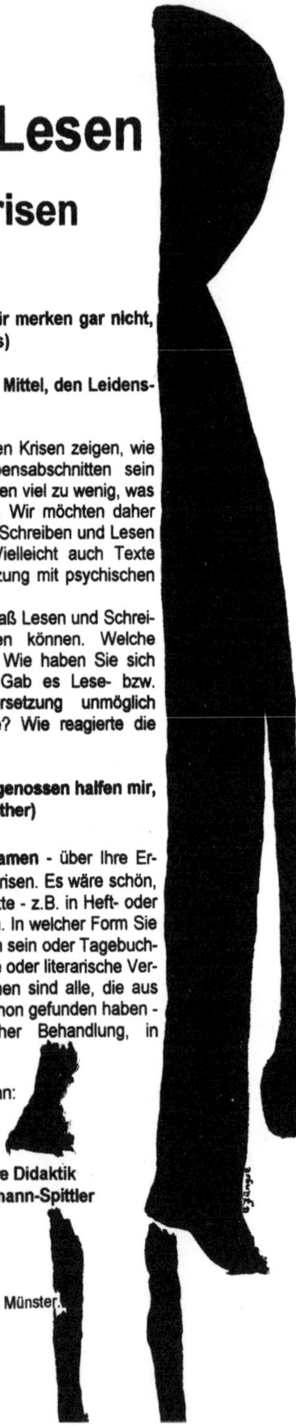

„Wir lesen, und das Buch ist wie ein Haus, und wir merken gar nicht, daß das Hotelzimmer kalt ist." (Emmy Ball-Hennings)

„Dieses Tagebuch war damals ein entscheidendes Mittel, den Leidensdruck abzubauen." (Burkhart Bückner)

Bemerkungen wie diese von Menschen in psychischen Krisen zeigen, wie wichtig Schreiben und Lesen in bestimmten Lebensabschnitten sein können. Es sind vereinzelte Äußerungen, und wir wissen viel zu wenig, was Schreiben und Lesen Menschen in Krisen bedeutet. Wir möchten daher diejenigen, die ähnliche oder andere Erfahrungen mit Schreiben und Lesen gemacht haben, aufrufen, darüber zu berichten. Vielleicht auch Texte beizulegen, die ihnen während ihrer Auseinandersetzung mit psychischen Lebenskrisen wichtig waren.
Wir würden gern unsere Beobachtung weitertragen, daß Lesen und Schreiben in schwierigen Lebenssituationen weiterhelfen können. Welche Wirkung hat das Schreiben/Lesen auf Sie gehabt? Wie haben Sie sich gefühlt - vorher, währenddessen, nachher, jetzt? Gab es Lese- bzw. Schreibbarrieren, die eine weitere Auseinandersetzung unmöglich machten? Entstanden Gespräche über die Lektüre? Wie reagierte die Umgebung auf das Geschriebene?

"Autobiographien von und Gespräche mit Leidensgenossen halfen mir, eine eigene Orientierung zu finden." (Susanne Günther)

Aufruf: Bitte schreiben Sie - **anonym oder mit Namen** - über Ihre Erfahrungen mit Schreiben und Lesen in psychischen Krisen. Es wäre schön, wenn wir durch die Vermittlung der eingesandten Texte - z.B. in Heft- oder Buchform - zu Hilfe und Selbsthilfe beitragen könnten. In welcher Form Sie schreiben, steht Ihnen frei. Es können Spontannotizen sein oder Tagebuchaufzeichnungen, dokumentarische Erfahrungsberichte oder literarische Versuche, z.B. Gedichte oder Geschichten. Angesprochen sind alle, die aus schwierigen Lebenskrisen einen Weg suchen oder schon gefunden haben - alleine, mit Angehörigen, in psychotherapeutischer Behandlung, in psychiatrischen Kliniken.

Bitte schicken Sie Ihre Texte bis zum **10.Juni 1996** an:

Universität Münster
Dokumentationsstelle Minderheitenkultur/-literatur
Institut für Deutsche Sprache und Literatur und ihre Didaktik
Prof. Dr. Helmut Koch, Nicola Keßler, Karin Heuermann-Spittler
Philippistr.17
48149 Münster
Tel. 0251/839316, FAX 838369

Der Aufruf wird mitgetragen vom Psycho-Sozialen Zentrum Münster.

Projektförderung: Bundesministerium für Bildung, Wissenschaft, Forschung und Technologie

HELMUT H. KOCH UND NICOLA KEẞLER

Schreiben und Lesen in psychischen Krisen

Beobachtungen anläßlich einer Ausschreibung.[1]
Mit einer Auswahlbibliographie
von authentischen Texten

Das Echo

Diese Ausschreibung verschickten wir im Fühjahr 96 bundesweit an Zeitschriften, Institutionen, psychosoziale Projekte und an Einzelpersonen. Wir erhofften uns, von den Betroffenen selbst die aussagekräftigsten Antworten auf unsere Fragen rund um den Wert der Literatur in psychischen Krisensituationen zu erhalten. Obschon wir die weitere Streuung der Ausschreibung nicht kontrollieren konnten, letztendlich also nicht wußten, wen sie tatsächlich erreichen würde, erhielten wir ein erstaunlich großes Rückecho. Es kamen immerhin 800 Antworten, 72 % von Frauen. Die Textzahl belief sich auf 4.700, und der Umfang betrug insgesamt ca. 23.000 Seiten. Alle Texte sind in der Dokumentationsstelle Randgruppenkultur/-literatur der Universität Münster unter Wahrung der Anonymität der AutorInnen archiviert und stehen für Forschungsvorhaben zur Verfügung. Auch wir selbst stecken noch mitten im Auswertungsprozeß. Insofern fassen wir hier und jetzt keine wissenschaftlich ausgereiften Ergebnisse zusammen, sondern stellen einzig unsere Beobachtungen beim Lesen der Texte vor. Wir verzichten bewußt auf eine literaturtheoretische, psychologische und medizinisch-psychiatrische Einbettung der Textbeispiele. Diese sprechen für sich und bieten vielfältige Anregungen für verschiedene Disziplinen. Auf einige interdisziplinäre Bezüge haben wir in der Einführung hingewiesen, weitere ergeben sich aus den Aufsätzen in diesem Band. Sie deuten den Horizont an, vor dem künftige Forschungsvorhaben denkbar wären.

Funktionen von Schreiben und Lesen in psychischen Krisen

Schreiben und Lesen, so eine Essenz aus den eingesandten Texten, erfüllen im Heilungsprozeß vielfältige Funktionen und zeigen unterschiedlichste Wirkungen. Diese Erkenntnis ist nicht neu. Von den Frühkulturen über die griechische Philosophie bis hin zu literarischen Lebensentwürfen verschiedener Epochen war die heilende Wirkung der Literatur immer virulent. Neue und überraschende Aspekte ergaben sich zum einen aus der massenhaften Reaktion auf unseren Aufruf, welche auf einen gesteigerten Bedarf an Hilfe und eine hohe Einschätzung der Wichtigkeit dieser Thematik schließen ließ, zum anderen aus der formalen Eigenständigkeit der Texte und ihrem hohen Grad an Ästhetisierung. Dadurch entfalten die Texte ihre Wirkung nicht nur für die AutorInnen, sondern auch für außenstehende LeserInnen. Fast alle Autoren und Autorinnen beobachten sich selbst beim Schreiben und Lesen, stellen fest, was die Auseinandersetzung mit der Literatur in ihnen bewirkt und reflektieren sehr differenziert, warum sie in Lebenskrisen schreiben oder lesen. In ihren Briefen an uns berichten sie, wie sie sich vor dem Schreiben bzw. Lesen fühlen, wie währenddessen und wie nachher.

Sie schildern konkrete Schreib- und Lesesituationen und beschreiben ihre jeweilige Schreib- bzw. Lesehaltung. Manche machen sich – angeregt durch unsere Ausschreibung – erstmalig bewußt, was schreibend bzw. lesend in ihnen vorgeht, die meisten aber scheinen in ihren Briefen einfach das niederzuschreiben, was immer schon in ihren Köpfen war. In Krisen entstandene Texte legen sie ebenso bei wie Listen von Büchern, die sie als besonders hilfreich empfinden.

In der Regel veranschaulichen die Autoren und Autorinnen, welche Bereicherung die Literatur für sie darstellt. Dies ist der nachhaltigste Eindruck: Schreiben und Lesen helfen bei verschiedenen Anlässen (Krankheiten, Neurosen, Psychosen, Lebenskrisen) im therapeutischen Sinne. Zuweilen aber werden auch Schreib- und Lesebarrieren thematisiert: Eine akute Krise kann »sprachlos« machen.

Aufgrund der Selbstaussagen der Autoren und Autorinnen fällt es leicht, eine Vielzahl von Schreib-, bzw. Lesefunktionen und -wirkungen auszumachen, weitere lassen sich aus den häufig beiliegenden Texten und Bücherlisten erschließen. Eine gründliche wissenschaftliche Auswertung der Ausschreibungstexte könnte literaturtheoretische Implikationen zutage fördern, die unsere allgemeinen Kenntnisse über die Produktion und Rezeption von Texten um ein Vielfaches erweitern, ggf. auch radikal revidieren würden. Wir werden Auszüge aus unseren Beobachtungen vorstellen und diese durch unkommentierte Textzitate veranschaulichen.[2] Die vielfältigen Aspekte sind nach fünf, relativ allgemein gefaßten Bereichen geordnet: Literatur und Kognition, Literatur und Emotion, Literatur und Identität, Literatur und Kommunikation, Literatur und Ablösung bzw. Neuorientierung. Im Anschluß daran formulieren wir einige auswertende Gedanken und stellen Fragen an eine künftige Forschung und Praxis.

Literatur und Kognition

Schreiben hilft, die Gedanken zu ordnen, Erfahrungen kognitiv zu verarbeiten, Wahrnehmungen sprachlich auszudrücken, sie im Wort zu verdichten und somit faßbar zu machen.

Lisbeth M. schreibt uns:

> »Gedanken und Stimmungen können durch das Schreiben geordnet werden. Bilder, die sonst nur ganz kurz durch meinen Kopf geistern, werden festgehalten, zu Papier gebracht, können dadurch angeschaut werden. (...) In schwierigen Tagen, wenn ich spüre, daß die Dunkelheit sich erneut in mir breit machen will, schaffe ich es manchmal, durch das Schreiben Ordnung in meinen Kopf zu bekommen. Durch das geschriebene Wort wird die aufsteigende Panik deutlich, wird sichtbar. So kann sie nicht mehr wie ein unsichtbares Gespenst von mir Besitz ergreifen. Panik in Gedanken ist manchmal wie ein einziger Satz im Spiegelkabinett. Er erscheint tausendfach verstärkt und vermehrt zu sein. Ich empfinde die Situation so groß, alles ist so viel, erschlägt mich. Doch durch die schriftliche Niederlegung merke ich, daß es oft nur ein einziger Gedanke ist. Er wird durch das Papier irgendwie heruntergezogen. Er nimmt nicht mehr von mir Besitz, macht sich nicht mehr über mir breit. Und ganz oft bin ich durch die schriftliche Arbeit auch fähig zum Lernen. Ich konnte die Gedanken festhalten, sie ansehen. Dadurch entsteht Klarheit in meinem Kopf, und, so hoffe ich wenigstens, auch immer mehr in meinem Gefühl.«

Zum Lesen längerer Texte fehlt vielen Menschen in akuten Krisen die Ausdauer. Dennoch greifen manche Betroffene zu einem Buch oder einer Zeitung, um ganz allmählich ihre Konzentration zu steigern. Zuweilen wird ihnen dies auch ärztlich verordnet. Lesen erfüllt dann die Funktion eines kognitiven Trainings. Es kann zudem insofern klärend wirken, als man im Buch bislang diffus gebliebene Erfahrungen versprachlicht vorfindet und so Orientierungspunkte für die eigene Situation erhält.

Gerlinde G. schreibt:

»Ich konnte viele Bücher nicht von Beginn bis Ende lesen, da ich nicht in der Lage war, mich über längere Zeit zu konzentrieren. Oft habe ich abgebrochen, neu angesetzt, mir die Rosinen, die mir wichtig erschienen, herausgepickt. Die Selektion, die ich damit betrieb, hat mir auch immer gezeigt, welches Thema für mich gerade wichtig war, auch wenn es nur ein Wort war, über das ich dann lange nachdenken mußte.«

Hervorzuheben ist außerdem die Informationsfunktion von Fachbüchern über psychische Erkrankungen.

Bevor Menschen in Krisen professionelle Hilfe annehmen, versuchen sie sich vielfach durch die Lektüre von Fachliteratur oder Ratgebern selbst zu helfen. Zuweilen finden sie hier wichtige Hintergrundinformationen und Lebenshilfen. Auch im therapeutischen Prozeß oder während einer stationären Behandlung greifen viele Betroffene ins Bücherregal, um sich fachliche Auskunft zu holen, die über die Aussagen der behandelnden ÄrztInnen und TherapeutInnen hinausgeht.

Literatur und Emotion

Schreiben und Lesen bieten Möglichkeiten, sich mit vielfältigen Gefühlslagen auseinanderzusetzen.

Angst, Einsamkeit, Schmerz werden schreibend auf dem Papier gebannt. Überbordende Gefühle, zuweilen auch Aggressionen, finden ein Ventil. Emotionale Konflikte werden sprachlich objektiviert. Drohende Panik kann im Vorfeld abgewehrt werden. Andauernde Belastungen – etwa im Falle von Trennung und Abschied – können schreibend in eigenem Rhythmus abgebaut werden.

Emotionen wirken als Schreibanlaß:

»Die Wechselwirkung zwischen dem Schreiben und der Krise erscheint teilweise paradox: geht es mir schlecht, dann schreibe ich und es geht mir besser. Geht es mir nicht schlecht, kann ich nicht schreiben und dann geht es mir schlecht.« (Karin F.)

Oder sie hemmen den Schreibfluß. Manche berichten uns, daß ihre Gefühle zu elementar, zu schmerzhaft, zu resignativ gewesen seien, um sie aufschreiben zu können. Zuweilen fehlen ganz einfach die Worte für ein unfaßbares inneres Erleben.

Anneliese K. berichtet:

»Ich hatte zittrige Hände, der Stift ›gehorchte‹ nicht richtig, es war eine richtige Steifheit in den Fingern und den Händen. Man merkte dies alles ja auch allzu gut selbst, wie die Fähigkeit nicht da war und wie die Schrift aussah. Das ist ja auch gerade der Widerspruch, es wird Depressiven angeraten, Gedanken, Vorstellungen, Wünsche und alles niederzuschreiben, es ging aber einfach nicht, die Unfähigkeit war da, es nicht ausführen zu können.«

Schreiben löst Emotionen aus. Man nähert sich etwa schreibend einer traumatischen Erfahrung, stößt Türen auf, die man zum eigenen Schutz bislang wohlverschlossen gehalten hat. Gefährlich oder heilsam?

Dazu ein Auszug eines Briefs von Eva J.:

»Als ich dann weiter schrieb, bin ich in eine Depression als Reaktion auf das Unbewältigte hineingeglitten. Das Aufschreiben hat den Ausbruch der Krise also nicht verhindert, was es, wie ich denke, auch nicht soll. Es war auch so, daß die schmerzhafte Beschäftigung mit diesem Thema ihren Ausbruch sicherlich verstärkte. Jetzt, ein halbes Jahr später, merke ich, wie das Schreiben des allmählich fertigwerdenden Textes mir langsam wieder heraushilft.«

Eine ähnliche Ambivalenz beobachten wir beim Lesen.

Lesen läßt Gefühle zu, kann mitunter dazu verhelfen, Gefühle überhaupt wiederzuentdecken. Lesen kann von einer Krise ablenken:

Astrid D. schreibt:

»In der Krise aber lese ich lieber von Dingen, die nichts mit mir zu tun haben, um der Realität zu entkommen, um in eine Scheinwelt zu fliehen und vorerst mich durch die Gefühle anderer besser zu fühlen. Erst wenn ich was ändern will bei mir, interessieren mich die Krimis und Science-fiction nicht mehr.«

Lesen vermag jedoch auch eine stellvertretende Auseinandersetzung mit den eigenen Emotionen zu bewirken. Vielfach übertragen Lesende ihre Gefühle auf die Helden/Heldinnen etwa eines Romans und entlasten sich so im identifikatorischen Prozeß. Beispielhaft sei die Lesepraxis von Liane M. erwähnt, die so lange Geschichten, Aufsätze, Romane über Suizid las, bis sie eines Tages sicher sein konnte, daß sie sich selbst nicht das Leben nehmen würde:

»Als ich dann Anfang der 80er Jahre nach mißlungenen Suizidversuchen in schwere Depressionen fiel, so gut wie keine Kontakte mit anderen Menschen mehr möglich waren, waren es wieder die Bücher, die wenigstens eine stille Zwiesprache ermöglichten. Ich las Kleist, Günderode, Trakl, S. Zweig... Werke von und über Dichter, die sich vom Leben auf ihre eigene Weise verabschiedet hatten. Warum, wollte ich wissen, und wie. In vielem fand ich mich bestätigt, aber innere Ruhe fand ich nicht. Dieser zwanghafte Drang, alles über Suizid wissen zu wollen, führte mich auch zu entsprechender Fachliteratur von Ringel über Menninger bis hin zu J. Améry, dessen Buch »Hand an sich legen« am ehesten dem entsprach, was ich empfand. Vieles zum Thema reizte mich zum Widerspruch, ich setzte mich auseinander und zweifelte an. Dabei band ich mich – wenn auch ungewollt – ans Leben.«

Andererseits kann Lesen auch Angst auslösen, den vorhandenen inneren Konflikt zusätzlich emotional aufladen:

»(...) Ich habe Christa Wolfs: ›Nachdenken über Christa T.‹ zu Ende gelesen. Setzen wir zum Spaß einmal für die Romanfigur Krischan mich ein, für den Justus meinen Freund Andi, und für den jungen Jäger zum Schluß der Geschichte meinen Freund Jens – das macht mir Angst. Gerade um dieses 18. Kapitel steht meine Vergangenheit und die Prophezeiung einer Zukunft, von der ich schon seit langem insgeheim alpträume: »Das Leben in der festen Beziehung, dem festen Platz, fertig geworden zu sein, alles plötzlich zerstören zu wollen; und dann, sterben müssen, gerade dann keine Zeit mehr haben und dabei bemerken, daß man sie will, daß man doch und nur noch leben will – und dann sterben.« (Andrea M.)

Literatur und Kommunikation

Eine grundlegende Emotion während einer tiefgreifenden psychischen Krise ist die der Einsamkeit und Isolation.

Immer wieder wird berichtet, daß die massive Verunsicherung einhergeht mit einem allmählichen Rückzug, zuweilen mit einer völligen Abkapselung im eigenen Innern.

»Ich lasse mich fallen. Ich habe eine Grube gefunden, in der ich liegen kann, liegenbleiben kann, ohne daß andere das Bedürfnis haben, mich heraufzuholen.« (Christiane K.)

Hinter diesem Prozeß steht vielfach die reale Erfahrung, daß die anderen den eigenen Schmerz nicht nachvollziehen, geschweige denn teilen können. Einen umso größeren Stellenwert erhält die Literatur als Kommunikationsform.

Literatur – gelesene oder selbst verfaßte – kann Anlaß zu einem Gespräch über angstbesetzte Themen sein.

Roswitha G. berichtet:

»In Krisen habe ich es als hilfreich erfahren, unaussprechliche Gedanken aufzuschreiben (...). Manchmal war es dann möglich, mit einem Menschen über das Geschriebene zu reden. Es war einfacher, das Blatt hinzureichen, als alles im Gespräch zu formulieren. Das waren oft sehr intensive Gespräche, auch z.B. über einen Brief. Diese Art der Einleitung für ein ernsthaftes persönliches Gespräch kenne ich auch von anderen Menschen mir gegenüber.«

Lesend kann zeitweilig der fehlende Kommunikationspartner, die fehlende Partnerin, kompensiert werden:

»Ich schleppte mich zu meinen Bücherregalen und suchte ... suchte nach Verwandtem, nach Büchern von Frauen, die ähnliche Leiden durchlitten hatten wie ich und – vielleicht – einen Ausweg gefunden hatten. Aber auch das Ausweglose war leichter Balsam; ich fühlte mich weniger alleine.« (Christiana P.)

Wo die mündliche Kommunikation nicht mehr funktioniert, stellt der schriftliche Ausdruck – etwa in einem Brief – eine Ersatzform dar, die von vielen »verstummten« Menschen genutzt wird.

Ines R. schreibt:

»Das Schreiben ist für mich besonders wichtig, wenn es mir psychisch sehr schlecht geht, wenn ich autistisch zurückgezogen in meiner inneren Welt lebe, nicht mehr fähig bin, überhaupt zu sprechen, geschweige Kontakt zu einem Nachbarn oder so aufzunehmen, ich kann manchmal tagelang nicht ein einziges Wort sprechen, weil ich aus mir z.T. noch immer unbekannten Gründen blockiert bin. In solch einer schlimmen Zeit schreibe ich intensiv, so trete ich schriftlich in Kontakt zu meiner Psychologin (...), wenn ich nicht in der Lage bin, zu sprechen oder sie aufzusuchen. Die Briefform ist in solchen Zeiten meine einzige Kontaktaufnahme zu einem anderen Menschen, meine einzige Form des Dialogs und der Kommunikation.«

Der kommunikative Wert des Schreibens variiert auf einer Skala von einem inneren Monolog, über die Auseinandersetzung mit einer Bezugsperson (z.B. dem Therapeuten, der Therapeutin) und dem Austausch in einer geschützten Gruppe bis hin zur Präsentation gegenüber einer größeren Öffentlichkeit.

Für manche Autoren und Autorinnen besteht die Voraussetzung ihres Schreibens gerade darin, daß niemand je ihre Texte liest. Sie bringen –

insbesondere in Tagebüchern – innere Monologe aufs Papier und nutzen die Freiheiten, die ihnen diese Privatheit bietet:

> »Das Gefühl, niemand redet dort hinein oder befindet über Form und Inhalt, ist einmalig. In meinen Tagebüchern genieße ich meine Freiheit und alle Unverschämtheiten – Verstöße gegen Norm und Sitte – aufs Papier zu bringen, die viele Menschen eventuell nicht mal zu denken wagen.« (Almut P.)

Andere wenden sich mit ihren Tagebüchern an das therapeutische Fachpersonal, so etwa Christine T., die schreibt:

> »Zuerst Tagebuch auf Station, weil ich das Gefühl hatte, bei den Visiten und den Einzelgesprächen nicht genügend unterkriegen zu können. (...). Ich gab meinem Arzt die Tagebücher. Auch noch nach der Entlassung, dann irgendwann nicht mehr. Ich hatte eine längere Zeit das Bedürfnis, anderen meine sehr ehrlichen Tagebücher zu zeigen, wahrscheinlich wollte ich verstanden werden. Das ist nun seit ca. 3 Jahren nicht mehr der Fall.«

Wieder andere Autorinnen und Autoren nutzen das Angebot kreativer Schreibgruppen. Helga H. berichtet, sie habe dort zum ersten Mal das Gefühl gehabt, »eine Heimat gefunden zu haben« und Menschen, denen sie sich verbunden fühlte.

Einige wenige wagen den Schritt in eine größere Öffentlichkeit. Sie tun dies aus unterschiedlichen Motiven: Weil sie sich als Künstler/Künstlerinnen verstehen und als solche anerkannt werden möchten, weil sie die Kommunikation der Betroffenen untereinander fördern und Hilfe zu Selbsthilfe leisten möchten (z.B. in PatientInnenzeitungen) oder um sich selbst eine Lobby zu verschaffen, um die Öffentlichkeit aus erster Hand über ihre Situation aufklären zu können.

So etwa Maria S., die hinsichtlich ihrer Schreibmotivation angibt:

> »Anhand von Beispielen, von Alltäglichkeiten, von alltäglichen Beispielen, von beispiellosen Alltäglichkeiten will ich beweisen, hinweisen, aufmerksam machen, zeigen, wie man heute mit ver-rückten Menschen, also mit solchen, die mehr oder weniger von der üblichen Norm und Form abgewichen und abgerückt sind, umgeht. Ich will zeigen, wie man sie be-handelt und, indem man sie ›aussondert‹, mißhandelt und so ihrer menschlichen Würde beraubt.«

Wer in Lebenskrisen Schreiben funktional kommunikativ einsetzt, geht – auch dies wird aus den eingesandten Texten deutlich – gewisse Risiken ein:

Im Familien- oder Bekanntenkreis erntet er/sie vielfach verharmlosende Reaktionen nach dem Muster »So schlimm, wie du es beschreibst, ist es doch gar nicht«. Ihre Enttäuschung ist groß, wenn sie bemerken, daß der Therapeut/die Therapeutin oder der Partner/die Partnerin die Reichweite ihres Schreibens nicht erkennt und herunterspielt. Andererseits erfahren sie, sofern ihre Texte unmittelbar unter die Haut gehen, vielfach erschrokkene Abwehr. Wer Kritisches veröffentlicht, kann sich Feinde schaffen und riskiert Eingriffe in seine Freiheit. In Einzelfällen wird uns etwa berichtet, daß Patienten/Patientinnen in Kliniken die Schreibmaschine oder die Bücher weggenommen wurden.

Auf der anderen Seite stecken im kommunikativen Schreiben große Chancen. Es bietet Möglichkeiten, der Isolation zu entrinnen, ins Gespräch zu treten mit anderen Betroffenen oder mit Menschen des sozialen Umfelds, und es verspricht im Falle gesellschaftlicher Anerkennung eine Daseinsberechtigung und Existenzsicherung.

Literatur und Identität

Relativ losgelöst von kommunikativen Absichten steckt hinter dem Schreiben und Lesen in psychischen Krisen vielfach der verzweifelte Versuch, eine fragwürdig gewordene Identität neu zu begründen, die verlorene Beziehung zu sich selbst wiederzufinden oder auch sich erstmals im Leben ein Bewußtsein vom eigenen Selbst aufzubauen.

> »Vielleicht bin ich dadurch – durch Wörter, Sprache, Schrift – ein bißchen mehr bei mir angekommen«,

schreibt L.B. und faßt so die Zugkraft der Literatur im Prozeß der Selbstfindung zusammen. Schreibend werden Verunsicherungen, Ängste, Probleme reflektiert und ins eigene Leben integriert. Die Krise bleibt nicht länger abgespalten von einer mühsam verteidigten, trügerischen Identität.

Diese integrative Wirkung des Schreibens schildert Karin F.:

> »Dadurch, daß die Krise zum Inhalt einer Geschichte wird, erhält sie eine positive Qualität. Wenn sie zum Gegenstand der eigenen Vorstellung wird, kann man kreativ mit ihr umgehen. Indem man sich zu Zeitpunkten mit ihr beschäftigt, zu denen man nicht von Emotionen überwältigt ist, gewinnt man neue Blickwinkel und kann eher Strategien zu ihrer Bewältigung entwickeln. Die Probleme werden nicht gelöst, doch man lernt, mit ihnen zu leben und sie so zu integrieren, daß sie ein legi-

timer Bestandteil des Daseins werden, der nicht mehr stört, sondern einfach dazugehört.«

Auch Lesen stiftet Identität. In Büchern spiegeln sich drängende Sinnfragen – das Gelesene reflektiert zurück auf die konkrete Lebenspraxis.

Christiane R.-K. findet dafür ein schönes Bild:

»Manche Bücher sind wie Schlüssel zu unseren Gedanken, zu unseren Herzen; Schlüssel zu Türen, von denen wir gar nicht wußten, daß sie existieren. Da versuchen wir jahrelang mühsamst über Mauern zu klettern, uns geheime Gänge zu graben, Zäune einzureißen, und dabei gibt es dieses geheimnisvolle Tor, das sich mit einem Zauberwort knacken läßt. Sesam öffne dich!«

Literatur und Ablösung bzw. Neuorientierung

Wenn lesend oder schreibend neue Lebensperspektiven entwickelt werden, erfüllt Literatur die Funktion von Ablösung bzw. Neuorientierung. Der kreative Prozeß erlaubt nicht nur die Auseinandersetzung mit Vergangenem und Gegenwärtigem, sondern vermag auch neue Sichtweisen und zukünftige Möglichkeiten vorwegzunehmen.

Ohne Euphorie, doch bereits voller Zuversicht beschreibt Petra D., inwiefern das schriftliche Protokoll von Heilungsschritten richtungsweisend werden kann:

»Das Festhalten der Heilungsschritte bedeutet mir heute sehr viel, es sind gelebte und ausgedrückte innere Schätze, die mir deutlich machen, welchen Weg ich bereits zurückgelegt habe, und wenn ich auch noch nicht an meinem gedachten und gewünschten Ziel bin, so weiß ich doch die Richtung und die Möglichkeiten, dorthin zu gelangen. Schreiben ist für mich eine dieser Möglichkeiten inneren Heilwerdens.«

Gerda R. liest gern in ihren eigenen Aufzeichnungen und schöpft aus dem Rückblick Kraft und Mut, neue Wege zu gehen:

»Es ist ein tolles Gefühl, die eigene Entwicklung und den roten Faden zu erkennen, der sich durch die Jahre des Schreibens zieht. Vor allem die Erkenntnisse und Ziele, die dort formuliert wurden, und die Feststellung, daß diese einige Seiten und Zeiten später in Handeln umgesetzt werden konnten, geben ein neues Selbstbewußtsein und Selbstvertrauen in das eigene Tun und ermutigen dazu, immer wieder Neues zu wagen.«

Manche Autoren und Autorinnen entwickeln eine kompromißlose Methode, sich von dem Ballast der schriftlich verarbeiteten Erfahrung zu befreien, um neue Wege gehen zu können: Sie verbrennen ihre Aufzeichnungen.

Dazu Astrid D:

»Ich habe alle meine Aufschriebe verbrannt. Das erste Mal war ich 18. Da waren es ca. 200 Hefte und Bücher. Das zweite Mal war ich 23. Da dauerte es zwei Abende vor dem Bollerofen. Das letzte Mal war es voriges Jahr. Da waren es nur zwei Obstkisten voll. (...) Verbrennen ist befreiend. Es ist eine Häutung. Es macht einen von jeder veralteten Aussage frei, hebt die Festlegungen auf, durchbricht den Kreislauf, macht eine neue Identität möglich. Es wären aber auch andere Schritte nach dem Schreiben denkbar: zukleben, einschließen, verschicken, veröffentlichen ...«

Schreiben – das Geschriebene lesen – Entwicklungen registrieren – Möglichkeiten erkennen – die Aufzeichnungen verbrennen ... ein breites Spektrum effektiver Formen von Ablösung und Neuorientierung.

In Lebenskrisen – das vermittelt uns die Summe der Einsendungen – kann Literatur eine lebenswichtige Funktion einnehmen. Schreiben bzw. Lesen, um zu überleben: Dieser Anspruch, so überhöht er klingen mag, wird immer wieder erhoben und auch eingelöst.

Unter der Überschrift »Atembezirk« schreibt Dorothea S.:

»Wenn ich das weiße Papier einspanne und die Fingerkuppen die Tasten berühren, kommt etwas wie eine Erlösung über meinen Körper. Den ganzen Tag wie eine Verdurstende nach einem Schluck, wie eine Verhungernde nach einem Bissen, wie eine Verendende nach einem Wort, um es auf Papier zu bringen, und keines kommt an mich heran, ich seufze, bin voll Verzweiflung, bin nicht fähig, die Hände zu heben, zu irgendeinem Tun, bin wie gelähmt, so voll Schlaf, bewegungsunfähig und warte, ich möchte sterben in dieser unproduktiven Zeit, die schneckenhaft abläuft, mich reizt, mich beißt, mich heulen läßt. Erst wenn ich vor dem weißen Papier sitze und es sich mit dunklen Buchstaben zu füllen beginnt, werde ich Mensch, werde jener, der wieder atmen kann, wieder leben kann, bin auferstanden von den Toten, habe wieder Kraft bekommen, woher weiß ich nicht.«

Zur Bandbreite des Lesens

Nietzsche, Dostojewski, die Bibel, Drewermann, Christa Wolf, Alice Miller, Klaus Mann, Erich Fromm, Jorgos Canakabis ... die Liste der in Krisen gelesenen AutorInnen und Titel ist viele Seiten lang. Insgesamt gesehen ist die Bandbreite des Lesens recht groß. Gelesen werden:

1. wissenschaftliche und populärwissenschaftliche Fachbücher zu Fragen der Psychologie, Medizin, Psychoanalyse etc.;
2. Lebenshilfebücher (Esoterik), in denen es auch um Ursachenerklärung von Krankheiten, sehr stark aber um Verhaltensanregungen geht (z.B. Umgang mit Trauer, Trennungsschmerz, Verarbeitung von Traumata bei sexuellem Mißbrauch, religiöse Lebensanleitungen, Anleitungen zum autogenen Training etc.);
3. Erfahrungstexte, Tagebücher (auch eigene), Autobiographien, Krankheitsgeschichten;
4. Literatur im engeren Sinne, die das ganze Spektrum zwischen sogenannter Trivialliteratur (Krimis, Liebesromane) und historisch anerkannter Weltliteratur umfaßt (Hölderlin, Rilke, Kafka, Hesse, Mann etc.).

Auffällig ist, daß der Anteil der Sachbücher (Fachliteratur, Lebenshilfe) und Erfahrungstexte sehr hoch ist. Viele beschränken die Lektüre auf diesen Bereich, viele mischen die Lektüre von Sachbüchern und Literatur. In Ausnahmefällen geschieht dies systematisch (z.B. werden in der Auseinandersetzung mit Suizidgedanken häufig Kleist und Günderode gelesen, auch Jean Améry), zumeist aber nicht. Die Frauenliteratur spielt eine erhebliche Rolle, oft in Form von Autobiographien, Erfahrungsberichten, bisweilen hochliterarisch (Christa Wolf). Innerhalb der Literatur im engeren Sinn ist der Anteil trivialer Literatur nicht zu unterschätzen, ebenso spielt Literatur an der Schwelle zur »höheren« Literatur (Jugendliteratur, z.B. Michael Ende) eine Rolle. Die sogenannte höhere Literatur setzt sich aus Märchen, Gedichten und auch Romanen zusammen. Wenn Bibliotherapie sich nach Lesegewohnheiten richtet, müßte sie relativ stark Sachbücher und Erfahrungsberichte berücksichtigen, zudem aber auch in bestimmtem Umfang sogenannte höhere Literatur. Ein bestimmter Lesekanon läßt sich nicht feststellen. Die Sach- und Erfahrungstexte scheinen stark am Buchmarkt orientiert, die literarischen Interessen sind eher bedingt durch sehr unterschiedliche Lesesozialisationen.

Die Form des Lesens ist sehr unterschiedlich. Das Tempo variiert offensichtlich stark. In Akutphasen fehlt oft die Kraft zum Lesen, Lesen dient dann, wie ausgeführt, eher dem Konzentrationstraining als einer Auseinandersetzung mit Literatur. Andere verschlingen, gerade auch in Krisen,

Literatur bändeweise (z.B. Krimis). Sehr stark ist entsprechend der Literaturauswahl das Lesen mit dem Ziel der Information und der Reflexion über die eigene Situation ausgeprägt. Neben dem reflektorischen Lesen hat aber auch das kompensatorische Lesen mit dem Ziel der Entspannung und Ablenkung einen hohen Stellenwert. Dieses Lesen, z.B. von Krimis oder Liebesromanen, wird traditionell als evasorisch, unkritisch und lebensschwächend bezeichnet, stärkt aber in Wirklichkeit oft die Lebenskraft. Das Lesen von Weltliteratur ist offenbar stark identifikatorisch, auch wenn es nicht unbedingt auf eine naive Identifikation mit dem Text hinausläuft. Der »Werther« wird gelesen mit dem Erfolg einer Distanzierung von Suizidgedanken. Kafka wird gelesen mit einem befreienden Gefühl.

Insgesamt wird man also auch in dieser Hinsicht Abstand nehmen müssen von bestimmten Überzeugungen: etwa der ideologischen Schädlichkeit und emotionalen Schwächung durch den Konsum von Trivialliteratur oder der automatischen Eintrübung des Lebensgefühls durch eher pessimistische oder melancholische Literatur. Die Lesenden lassen sich bei der Literaturauswahl wie beim Lesen durch ihre situativen Bedürfnisse leiten und schlagen auf heilsame Weise literaturpädagogische Maximen in den Wind.

Zur Bandbreite des Schreibens

Die Texte, die uns vorliegen, eröffnen scheinbar eine relativ große Bandbreite an Formen und Gattungen: Das Spektrum reicht von kurzen Briefen bzw. Nachrichten über ausführliche, reflektierte Briefe, beiliegende Gedichte, Erzählungen, Aufsätze, Tagebuchauszüge bis hin zu mehreren hundert Seiten langen Autobiographien und Paketen gefüllt mit unzähligen Tagebüchern aus vielen Jahren. Die scheinbare Vielfalt der Gattungen trügt jedoch insofern, als jede Gattung für sich gesehen relativ traditionell gehandhabt wird. Der Brief wendet sich an einen speziellen Adressaten (nämlich uns) und verwendet die typischen Sprachformen (Anrede, Bezug, Abschiedsformel etc.). Bei den Gedichten handelt es sich häufig um einfache, gereimte Texte, auch bei den Gedichten ohne Reim finden wir selten einen unkonventionellen Stil, Sprachspiele oder gar avantgardistische Formen. Erzählungen sind insgesamt selten, wo sie vorkommen, verfügen sie über ein nur schmales formales Repertoire. Die Essays unterscheiden sich wohl hinsichtlich ihres Abstraktheitsgrades – manche sind einfach berichtend, andere fast philosophisch –, brechen aber insgesamt auch nicht traditionelle Formprinzipien auf. Tagebuch und Autobiographie sind formal am wenigsten strukturiert. Sie befinden sich in unmittelbarer emotionaler Nähe zum Verfasser/zur Verfasserin. Während die Autobiographie entsprechend ihrer Definition als Gattung meist aus rückblickender Perspektive geschrieben wird, entstehen Tagebuchtexte häufig aus dem Augenblick heraus, spontan und ohne Aufmerksamkeit für formale Prinzipien.

Gleichwohl beeindrucken alle Texte durch ihre Eigenständigkeit und Intensität. Der Schreibstil hängt von der individuellen Gewohnheit, Neigung oder Haltung des Verfassers/der Verfasserin ab und ist somit eigenständig. Die Intensität beruht auf der Aussagekraft des Inhalts und seiner unmittelbaren Nähe zum Autor/zur Autorin. Wer in Krisen schreibt, hat ganz einfach elementar Wichtiges auszudrücken. Und wir – als Leser und Leserinnen – sind dankbar, diese extremen Lebenserfahrungen kennenlernen und für unsere eigene Lebensgestaltung nutzen zu dürfen. Vielfach wird trotz der Orientierung an Schreibkonventionen der Wille und die Fähigkeit zur Ästhetisierung sichtbar, z.T. erreichen die Texte eine beachtliche literarische Qualität.[3]

Wir möchten auf einen weiteren wichtigen Erkenntnisprozeß beim Lesen der eingesandten Texte hinweisen: Altbekannt ist die Tatsache, daß Schreiben Möglichkeiten der Reflexion, der kognitiven und emotionalen Verarbeitung von Erfahrungen dienen kann. In der Therapie rückt Schreiben häufig in den Hintergrund, weil es den Klienten und Kliententinnen, oftmals nicht möglich erscheint, die nötige Distanz zu ihrem emotionalen Erleben aufzubringen. Schreiben sei verkopft, heißt es, ermögliche keinen unmittelbaren Zugang zum Gefühl. Mit dieser Begründung wird der präverbale Ausdruck durch Malen, Musizieren oder Tanzen therapeutisch stärker gefördert als der durch das Schreiben.

Viele der an uns gesandten Texte sind indessen ganz offensichtlich entstanden, ohne durch die Reflexion gesteuert zu sein. Sie sind expressiv, drücken unmittelbar inneres Erleben aus, wurden z.T. automatisch geschrieben, manchmal sogar als von außen eingegeben empfunden. Eine Reihe von Autoren und Autorinnen berichten, wie die Texte – oft nächtelang – nur so aus ihnen »herausgeströmt« seien, wie sich Themen und Motive »verselbständigt« hätten, das »Unbewußte« an die Oberfläche gelangt sei.

Wir scheinen also umdenken zu müssen: Schreiben erfolgt nicht immer über den Umweg der Reflexion, sondern passiert oftmals unmittelbar »aus dem Bauch heraus«: authentisch, unbewußt und subjektiv wahrhaftig. Dieses Potential auch therapeutisch zu nutzen, liegt nahe.

Resumée

1. Das Echo auf den Aufruf belegt, daß sehr viel in psychischen Krisen geschrieben und gelesen wird, möglicherweise sogar mehr als angenommen. Es existiert offensichtlich eine beachtliche Subkultur des Schreibens und Lesens unterhalb der Aufmerksamkeitsschwelle der Öffentlichkeit.
2. Wenn es noch eines Beweises bedurft hätte, belegen die zahlreichen Antworten, daß der therapeutische Aspekt des Schreibens und Lesens in psychischen Krisen eine wichtige Rolle spielt.
3. Über den engeren therapeutischen Aspekt hinaus haben Schreiben und Lesen oft den Charakter von Lebenshilfe im allgemeineren Sinn.
4. Meistens geschieht therapeutisches Schreiben bzw. Lesen aus innerer Not heraus, gewissermaßen naturwüchsig, bisweilen, zu selten, durch Anregung von ÄrztInnen, PsychiaterInnen, TherapeutInnen.
5. Das Schreiben ist im Ausgangspunkt zumeist ein privates, intimes Schreiben mit dem Ziel des Selbstausdrucks und der Selbstfindung, sowohl in der emotionalen, als auch in der kognitiven Erfahrungsdimension. Bisweilen ist es Bestandteil der Einzel- oder Gruppentherapie.
6. So intim das Schreiben im Kern ist, so enthält es doch oft, nicht immer, eine kommunikative Komponente, den Wunsch, Kontakte zu einem engeren Umkreis oder zu einer breiteren Öffentlichkeit herzustellen. Oft wird diese Hoffnung nicht erfüllt.
7. Das Schreiben geschieht mit Hilfe eines relativ begrenzten Repertoires an Formen und in relativ konventionellem Stil. Gleichwohl entstehen pointierte und beeindruckende Texte. Das Schreiben ist dabei nur z.T. ein im engeren Sinne literarisches, häufiger noch werden »nicht-literarische« Schreibformen wie das Tagebuch gewählt. Trotzdem ist der Wille und die Fähigkeit zur Ästhetisierung unübersehbar. Der Begriff »Poesietherapie« deckt diese Bandbreite nicht ab.
8. Schreiben bietet aufgrund der freien Zeitsteuerung die Möglichkeit der distanzierten Reflexion. Es gibt auch ein unmittelbares, teilweise automatisches, expressives, durch die Reflexion nicht gesteuertes Schreiben, das oft genauerer Ausdruck des Unbewußten ist als die mündliche Rede. Nicht halten läßt sich die Meinung, Schreiben sei gegenüber Malen, Musik oder Tanz eine weniger unmittelbare Selbstäußerung. Vielmehr hängt dies von individuellen Faktoren ab.
9. Das Lesen geschieht zumeist privat, die Lektüreauswahl richtet sich häufig – geplant oder intuitiv – an Fragen der Krankheit bzw. Heilungsmöglichkeiten aus, es wird selten angeleitet in therapeutischen Prozessen. Es geschieht bedürfnisorientiert, nicht kanonorientiert.

10. Das therapeutische/helfende Lesen basiert sehr stark auf Sachtexten und Erfahrungsberichten (krankheitsbezogen), die Literatur im engeren Sinn in der Bandbreite zwischen »einfachen« Formen und komplexen Werken der Weltliteratur nimmt ebenfalls einen wichtigen Platz ein, keineswegs einen dominanten. Das pädagogisch bzw. ideologiekritisch diskriminierte kompensatorisch-evasorische Lesen hat für viele neben dem identifikatorischen Lesen eine besondere Bedeutung. Damit soll nicht gesagt sein, daß das reflektorische Lesen nicht ebenfalls wichtig sei. Im Gegenteil liegen hier gegenüber nichtsprachlichen Ausdrucksformen oder mündlichen Formen des Sprachgebrauchs deutlich therapeutische Chancen.
11. Die Darstellung der Motivationen, Funktionen und der Wirkungen des Schreibens und Lesens in den Selbstäußerungen der Betroffenen ist in ihrer Vielfalt und Komplexität beeindruckend. Diese Feststellung legt es nahe, die wissenschaftlichen Instrumentarien der Wirkungsforschung, die eine solche Vielfalt bislang nicht hinreichend registriert hat, und das analytische Instrumentarium von Literaturtheorie und Poetik zu differenzieren, was einerseits der systematischen Erfassung der Möglichkeiten therapeutischen Schreibens und Lesens entgegenkäme, andererseits für die Poesie- und Bibliotherapie praktische Impulse beinhalten könnte.
12. Nicht Gegenstand unserer Untersuchung war die Wirkung des Lesens von Texten aus psychischen Krisensituationen auf Menschen, die sich außerhalb solcher Situationen befinden. Unser Eindruck: Ein solches Lesen kann bereichernd sein hinsichtlich der Wahrnehmung des Wertes von Literatur und des Kennenlernens wichtiger anderer Lebenserfahrungen, zumal Krankheitserfahrungen in Extremsituationen, deren Kenntnis für den Umgang mit Menschen in psychischen Krisensituationen wie auch für die eigene Lebensgestaltung von hohem Wert sein können.

Fragen

Wichtiger noch als die Zusammenfassung unserer Erkenntnisse scheint uns die Erstellung eines Fragekatalogs zu sein, der perspektivisch die drängenden Aufgaben für Forschung und Praxis andeutet. Manche dieser Fragen werden in den Aufsätzen dieses Bandes aufgegriffen und aus der jeweiligen Fachperspektive heraus beleuchtet. Andere bleiben auch nach der Lektüre des Buches unbeantwortet. Wir geben an die Leser und Leserinnen, an Mitstreiter und Mitstreiterinnen und an die Bildungspolitik weiter, was wir selbst – auch nach der Lektüre der einschlägigen Fachliteratur und nach eigenen empirischen Erforschungen – als offene Fragen empfinden: Schreiben hilft, Lesen hilft in schweren Lebenskrisen. Aber wem? Hilft es immer? Oder kann es schaden?

Hilft es im Sinne von allgemeiner Lebenshilfe oder auch in Form einer verordneten Therapie? Müssen wir hier Unterscheidungsmerkmale festlegen?

Sollte man Schreiben und Lesen überhaupt therapeutisch vereinnahmen?

Oder ist Schreiben/Lesen Privatsache?

Dient Literatur vornehmlich der Öffentlichkeitsarbeit?

An wen können sich Menschen in Krisen wenden, die ihre Texte gern weitergeben möchten?

Wie kann man die Texte in den gesellschaftlichen Zusammenhang integrieren, wie ihr gesellschaftsveränderndes Potential nutzen?

Welche Möglichkeiten der Veröffentlichung gibt es?

Besteht der besondere Wert der Literatur in ihrer ästhetischen Erfahrbarkeit? Ist sie in erster Linie Kunst und muß als solche anerkannt werden? Oder ist sie als private Form der Lebensbewältigung gar nicht für eine Veröffentlichung bestimmt?

Gibt es überhaupt Kriterien für eine allgemeingültige Festlegung von Literaturfunktionen und -wirkungen?

Oder ist angesichts der vielfältigen Umgangsweisen mit Literatur ein flexibler Zugriff gefragt?

Wann ist Schreiben/Lesen therapeutisch angeraten?

Prophylaktisch, sobald sich eine Krise andeutet?

In der akuten Krise?

Oder eher anschließend?

Erfordern unterschiedliche Krisen und Krankheitsstadien unterschiedliche Umgangsweisen mit Literatur? Wie können wir hier differenzieren?

Welche Schreibformen/-gattungen bieten sich für welche Klientel an?

Gibt es altersbezogene Unterschiede?

Müssen wir geschlechtsspezifisch differenzieren?

Wie steht es mit der Schichten- und Bildungsspezifik?

Welche Schreibform/-gattung eignet sich für welche Form bzw. Ausprägung der Krise?

Ist das therapeutische Schreiben in dieser zielgruppenbezogenen Auffächerung erprobt? Gibt es differenzierte Standards, Regeln, Rezepte?

Wem empfiehlt man welche Bücher?

Wann ist Trivialliteratur therapeutisch angesagt?

Wann ein literarisches Meisterwerk?

Lassen sich Kategorien wie Trivialliteratur, Schund, Kitsch angesichts ihrer offensichtlichen Wirksamkeit überhaupt halten?

Wann eignet sich ein Erfahrungsbericht eines/einer Betroffenen für die therapeutische Arbeit?

Wann ein medizinisches Fachbuch oder ein therapeutischer Ratgeber?

Gibt es Sammlungen/Listen von Buchtiteln, die nach der therapeutischen Eignung für bestimmte Krankheiten, bzw. Krankheitsstadien geordnet sind?

Gibt es spezielle Bücherlisten je nach Alter, Geschlecht, Schichtzugehörigkeit, Bildungsabschluß?

Welche Schreibhaltungen sind besonders förderungswürdig?

Die spontane Niederschrift?

Oder das reflektierende Schreiben samt anschließendem Durcharbeiten?

Welche Lesehaltungen sind therapeutisch sinnvoll?

Das identifikatorische, evasorische Lesen?

Die systematische Lektüre?

Oder das ästhetische Lesen?

Verleitet Literatur dazu, sich zurückzuziehen, anstatt sich mit dem Alltag auseinanderzusetzen?

Oder bieten Schreiben und Lesen wichtige Rückzugsorte?

Stellen sie zuweilen die letzte Form von Kommunikation dar?

Sind die Identifikationsprozesse beim Schreiben und Lesen heilsam in progressivem Sinne oder bewirken sie eine Realitätsflucht?

Sind die emotionalen Reaktionen auf Literatur absehbar und unter Kontrolle?

Wie messen wir den therapeutischen Erfolg?

Wie können Schreib- und Lesetherapie mit anderen Therapieformen (einschließlich medikamentöser Behandlung) sinnvoll interagieren?

Kann Schreiben, kann Lesen an Punkten weiterhelfen, wo Medikamente unwirksam sind?

Verhindern Medikamente Schreiben und Lesen?

Welche Möglichkeiten gibt es, Schreiben und Lesen wechselseitig in die Therapie einzubeziehen?

Welche anderen kreativen Medien sollte man integrativ anwenden?

Wie kann man therapeutisch intervenieren, wenn Schreib- oder Lesebarrieren vorliegen?

Eignet sich Literatur für die Einzeltherapie?

Eignet sie sich für die Gruppentherapie?

Gibt es auch eine Art Selbsttherapie durch Literatur?

Welche Anleitungen könnte ein Therapeut/eine Therapeutin geben?

Sollte der Therapeut/die Therapeutin dem Klienten/der Klientin größtmögliche Freiheit zugestehen, indem er/sie etwa motiviert zu schreiben, das Ergebnis anschließend aber gar nicht liest?

Oder sollte der entstandene Text, bzw. ein gelesenes Buch im Mittelpunkt der Therapie stehen, dort beispielsweise durchgearbeitet werden?

Sollen in der Therapie auch grundlegende Schreib- bzw. Lesetechniken erlernt werden? Oder würde dies das kreative Potential einengen?

In welchen anderen Institutionen läßt sich therapeutisches Schreiben und Lesen einsetzen? Eignet es sich für die Schule/Hochschule/Freizeitpädagogik/Erwachsenenbildung?

Welche Übergänge gibt es zwischen dem therapeutischen und dem kreativen/pädagogischen Schreiben?

Welche Ausbildung erhalten PädagogInnen/AnleiterInnen?

Wer beantwortet uns all diese Fragen?

Die MedizinerInnen, TherapeutInnen, LiteraturwissenschaftlerInnen, die Betroffenen?

Sie alle gemeinsam?

Welche Berufsqualifkation ist für einen Schreib- bzw. Lesetherapeuten, eine Schreib- bzw. Lesetherapeutin notwendig?

Kann es einen Schreib- bzw. Lesetherapeuten, eine Schreib- bzw. Lesetherapeutin geben, der/die sich nie wissenschaftlich mit Literatur beschäftigt hat?

Braucht der Schreib- bzw. Lesetherapeut/die Schreib- bzw. Lesetherapeutin eine medizinische Grundausbildung?

Ist eine Verankerung der Schreib- und Lesetherapie in verschiedenen Bildungsbereichen anzustreben?

Welche Schritte, Verabredungen, Kooperationen sind dazu nötig?

Anmerkungen

1 Vortrag im Rahmen des wissenschaftlichen Symposions »Schreiben und Lesen in psychischen Krisen« (8./9.11.96) im Franz-Hitze-Haus Münster.

2 Mehr und ausführlichere Beispiele finden sich im Band »Authentische Texte: Briefe, Essays, Tagebücher«. Bonn: Psychiatrie-Verlag und Neumünster: Paranus Verlag 1998.

3 Siehe H.H. Koch/N. Keßler (Hrsg.) (1998): Fast wie Phönix. Literarische Grenzgänge. Bonn: Psychiatrie-Verlag und Neumünster: Paranus Verlag.

Auswahlbibliographie

Krankheit, Krise, Therapie, Psychiatrie – Authentische Texte[1]

Ainley, Rosa (Hrsg.) (1997) Ich hab' ihr nie gesagt, daß ich sie liebe. Töchter erleben den Tod ihrer Mutter. dtv. München.

Allert-Wybranietz (1995) Angst ist nicht Schwäche. Erfahrungen und Ratschläge einer Betroffenen. Heyne Verlag. München.

Assmann, Beate (1994). Mein ganz erschrockenes Herz erbebt. Votum Verlag. Münster.

Auf dem Garten, Gertrud (1995) Schattenbilder. Tagebuch eines Weges aus der Psychiatrie. Paranus. Neumünster.

Balter, Marie (1992) ... und besiege die Finsternis. Bastei-Lübbe. Bergisch-Gladbach.

Beckerle, Monika (1989) Depression: Leben mit dem Gesicht zur Wand. Erfahrungen von Frauen. Fischer. Frankfurt a.M.

Behrendt, W. (o.J.) Wahnsinn. Aus dem Erleben des Schizophrenen W.

Ders.: Wohin mit Jesus.

Ders.: Für eine Nacht im Winter. Gedichte.

Ders.: Spaltung. Treue in alle Ewigkeit.

Bellion, Regina (1994) Marmor für Zattek. IKOO-Verlag. Pullenreuth.

Dies. (o.J.) Sprechen Sie schizophrenesisch?

Bichler, Hannelore (1991) Der Blitz aus heiterem Himmel. Mein Leben mit Epilepsie. Jopp Verlag. Wiesbaden.

B., Bill (1993) Ich bin Bill und eßsüchtig. Ein Weg zur Genesung mit den »Zwölf Schritten«. Herder. Freiburg.

Blakely, Mary Kay (1996) Weckt mich, wenn es vorbei ist. Bastei-Lübbe. Bergisch Gladbach.

Blechner, Gerda (Hrsg.) (1986) Es steht mir auf der Stirn geschrieben. Gedichte und Zeichnungen von psychisch kranken ausländischen Arbeitnehmern. Express Edition. Berlin.

Bock, Thomas/Deranders, J.E./Esterer, Ingeborg (Hrsg.) (1992) Stimmenreich. Mitteilungen über den Wahnsinn. Psychiatrie-Verlag. Bonn.

Bökler, Bernd (1981) Tagschatten. Tagebuch aus der Psychiatrie. Zwiebelzwerg Company. Düsseldorf.

Boysen, Gilda (1992) Haut über Kopf. Erfahrungen mit einer Psychoanalyse. Der emotionale Aufschrei einer Betroffenen. Goldmann.

Bremer, F./Hüper U./Koch, K.(Hrsg.) (1993) Stimmen in der Stille. 20 (nicht) ganz normale Geschichten. Psychiatrie-Verlag. Bonn.

Brown, Christy (1995) Mein linker Fuß. Diogenes Taschenbuchverlag. Zürich.

Dies. (1995) Ein Faß voll Leben. Deutscher Taschenbuchverlag. München.

Casey, Joan Frances (1993) Ich bin viele. Eine ungewöhnliche Heilungsgeschichte. Rowohlt. Reinbek bei Hamburg.

Chase, Truddi (1992) Aufschrei. Bastei-Lübbe. Bergisch-Gladbach.

Dammann, Susanne (1991) Und ich verstecke mich trotzdem. Palette Verlag. Bamberg.

Deitrick, Frances I. (1996) Ich bin nicht verrückt. Bastei-Lübbe. Bergisch Gladbach.

Dexel, Karin (1991) Wolken über dem Tag. Leben mit einer endogenen Depression. Fischer. Frankfurt a.M.

Dieball, Cornelia (1996) Nenn mir nur einen Grund... Das Schweigen brechen. Ein Bericht. Snayder Verlag. Paderborn.

Dierkes, Ulrike M. (1995) Melinas Magie. Georg Bitter Verlag KG. Recklinghausen.

Dirks, Liane (1990) Die liebe Angst. Rowohlt. Reinbek.

Döll, Hermann K.A. (1983) Philosoph in Haar. Tagebuch über mein Vierteljahr in einer Irrenanstalt. Syndikat. Frankfurt a.M.

Dorrestein, Renate (1997) Heute ich, morgen du ... Bastei-Lübbe. Bergisch Gladbach.

Forstreuter, Götz (1995) Leben nach dem Koma. Erfahrungsbericht. Frieling. Berlin.

Frame, Janet (1994) Gesichter im Wasser. Piper. München/Zürich.

Dies. (1996) Ein Engel an meiner Tafel. Piper. München/Zürich.

Frankova, Anita (1993) Einen Schmetterling habe ich hier nicht gesehen. Kinderzeichnungen und Gedichte aus Terezín. Das Jüdische Museum Prag.

Friess, Donna L. (1998) Jetzt kann ich nicht mehr schweigen. Bastei-Lübbe. Bergisch Gladbach.

Galey, Iris (1992) Ich weinte nicht, als Vater starb. Geschichte eines Inzests. Piper. München.

Galvagni, Bettina (1997) Melancholia. Residenz Verlag. Salzburg/Wien.

Gerhard, Thomas (1995) Zeitzeichen. Selbstverlag. Augsburg.

Ders. (1997) Materielle Gesinnung. Selbstverlag. Augsburg.

Ders. (1997) Zeitzyklus. Selbstverlag. Augsburg.

Ders. (1997) Die hohe Schule der Vergebung. Selbstverlag. Augsburg.

Ders. (1997) Lebensbilder. Selbstverlag. Augsburg.

Ders. (1997) Zwischen Furcht und Illusion. Selbstverlag. Augsburg.

Ders. (1997) Licht und Schatten. Selbstverlag. Augsburg.

Ders. (1997) Seelenleben. Selbstverlag. Augsburg.

Giese, Eckard/Kleiber, Dieter (Hrsg.) (1990) Im Labyrinth der Therapie. Erfahrungsberichte. Beltz. Basel.

Giring, Gerhard (1988) Gedichte und Lieder. Hrsg. v. Freunde der Psychiatrie e.V. Wiesloch.

Glauser, Friedrich (1993) König Zucker. Das erzählerische Werk 1934-1936. Limmat Verlag. Zürich.

Ders. (1993) Gesprungenes Glas. Das erzählerische Werk 1937-1938. Limmat Verlag. Zürich.

Ders. (1996) Der Tee der drei alten Damen. Romane 2. Limmat Verlag. Zürich.

Ders. (1995) Schlumpf Erwin Mord. Wachtmeister Studer. Romane 3. Limmat Verlag. Zürich.

Ders. (1995) Matto regiert. Romane 4. Limmat Verlag. Zürich.

Ders. (1995) Die Fieberkurve. Wachtmeister Studers neuer Fall. Romane 5. Limmat Verlag. Zürich.

Ders. (1996) Die Speiche. Krock & Co. Romane 6. Limmat Verlag. Zürich.

Ders. (1996) Der Chinese. Romane 7. Limmat Verlag. Zürich.

Ders. (1997) Gourrama. Ein Roman aus der Fremdenlegion. Limmat Verlag. Zürich.

Goldmann-Posch, Ursula (1985) Tagebuch einer Depression. Kindler. München.

Gordon, Barbara (1994) Ich tanze so schnell ich kann. Rowohlt. Reinbek.

Gotkin, Janet und Paul (1977) Zu viel Zorn, zuviele Tränen. Ein persönlicher Sieg über die Psychiatrie. Radius-Verlag.

Grandin, Temple (1994) Durch die gläserne Tür. dtv. München.

Green, Hannah (1978) Ich hab Dir nie einen Rosengarten versprochen. Bericht einer Heilung. Rowohlt. Reinbek b. Hamburg.

Günther-Gödde, Verena (1992) Die Lösung. Befreiung aus einer psychischen Abhängigkeit. Lebenskrisen. Lebenschancen. Fischer. Frankfurt a.M.

Habel, Luise (1994) Herrgott, schaff die Treppen ab! dtv. München.

Happe, Caroline/Seidenberg, Günter (Hrsg.) (1993) Eickelborner Stücke. Popshop/Null Ouvert. Lippstadt.

Harder, Heinz-Jürgen (1979) Gedichte aus dem Irrenhaus. Fiektau Verlag. Berlin.

Hartmann, Hans Albrecht (1994) Pas de deux. Lebensweg und Totentanz mit meiner Mutter. Attempto Verlag. Tübingen.

Hede, Maria (1995) Spiegelblicke. Arena. Würzburg.

Helen-Keller-Schule Münster (Hrsg.) (1993) Bilder und Texte kranker Kinder. Münster.

Hensch, Traute/Teckentrup, Gabriele (Hrsg.) (1993) Schreie lautlos. Mißbraucht in Therapien. Kore Verlag. Freiburg im Breisgau.

Herbeck, Ernst (1982) Alexander. Ausgewählte Texte 1961-81. Residenz Verlag. Salzburg und Wien.

Ders. (1992) Im Herbst da reiht der Feenwind. Gesammelte Gedichte. Hrsg. von Leo Navratil. Residenz Verlag. Salzburg und Wien.

Ders. u. Tschirtner, Oswald (1979): Bebende Herzen im Leibe der Hunde, Hrsg. v. Leo Navratil. Roger & Bernhard Verlag. München.

Herzog, Christiane (Hrsg.) (1995) Kraft zum Atmen. Gedanken, Texte und Bilder Mukovizidose betroffener Kinder, Jugendlicher und Erwachsener. Lit Verlag. Münster.

Hoddis, Jakob van (1987) Dichtungen und Briefe. Hrsg. v. R. Nörtemann. Arche/Raabe+Vitali. Zürich.

Holtzmann, Anne (1994) Bunt ist meine Lieblingsfarbe. Manisch-depressive Erkrankung als Grenzerfahrung. Fischer. Frankfurt a.M.

Hunt, Nigel (1991) Tagebuch eines mongoloiden Jungen. Ernst Reinhardt Verlag. München/Basel.

Jadi, Inge v. (Hrsg.) (1985) Leb wohl sagt mein Genie. Ordugele muß sein. Verlag Das Wunderhorn. Heidelberg.

Jäckel, Karin (Hrsg.) (1997) Monika B. Ich bin nicht mehr eure Tochter. Bastei-Lübbe. Bergisch Gladbach.

Jandl, Ernst (1992) Aus der Fremde. Sprechoper in 7 Szenen. Luchterhand. Hamburg.

Ders. (1990) Die Bearbeitung der Mütze. Luchterhand. Frankfurt a.M.

Ders. (1985) neue texte 16/17. Hrsg. v. Heimrad Bäcker. Linz/Wien.

Junker, Helmut (1993) Nachanalyse. Ein autobiographisches Fragment. Ed. Diskord. Tübingen.

K., Silvia (1996) ...doch helfen mußte ich mir selbst. Bastei-Lübbe. Bergisch Gladbach.

Kaiser, Helmut (1997) Mein Leben, ihr Sterben. Bericht über den Tod meiner Mutter. Walter Verlag. Zürich/Düsseldorf.

Karasek, Horst (1987) Blutwäsche. Chronik eines eingeschränkten Lebens. Luchterhand. Darmstadt.

Kepler, Carola (1992) Wahnsinn ist menschlich. Ein Leben im Schatten der Paranoia. Karin Fischer Verlag. Aachen.

Keren, Else (1997) Im Sand deiner Gedanken. Alekto Verlag. Klagenfurt.

Keßler, Nicola (Hrsg.) (1995) Manie-Feste. Frauen zwischen Rausch und Depression. Drei Erfahrungsberichte. Psychiatrie-Verlag. Bonn.

Kilic, Ilse/Widhalm, Fritz (Hrsg.) (1989) Buch. Das fröhliche Wohnzimmer. Edition. Wien.

Klemm, Michael/Hebeler, Gerlinde/Häcker, Werner (Hrsg.) (1989) Tränen im Regenbogen. Phantastisches und Wirkliches – aufgeschrieben von Mädchen und Jungen der Kinderklinik Tübingen. Attempo Verlag. Tübingen.

Kloth, Birgit (1992) Zum Kotzen. Attempto. Tübingen.

Knopp, Marie-Luise/Napp, Klaus (Hrsg.) (1995) Wenn die Seele überläuft. Kinder und Jugendliche erleben die Psychiatrie. Psychiatrie-Verlag. Bonn.

Dies. (1997) Reif für die Klapse? Über die Kinder- und Jugendpsychiatrie. Fischer. Frankfurt a.M.

Kobbé, Ulrich (Hrsg.) (1986) Ganz am Rande der Psychiatrie. Erfahrungen von Patienten. Psychiatrie-Verlag. Bonn.

Koch, Helmut/Keßler, Nicola (Hrsg.) (1996) Angst. Texte aus der Universität und von anderswo. Seminarreader. Münster.

Dies. (Hrsg.) (1998) Fast wie Phönix. Literarische Grenzgänge. Psychiatrie-Verlag und Paranus Verlag. Bonn und Neumünster.

Körner-Armbruster, Angela (1994) Totgeburt weiblich. Ein Abschied ohne Begrüßung. Attempto Verlag. Tübingen.

Kuhsel, Thomas (o.J.) Gedichte I, II, III und IV. Selbstverlag.

Kuiper, Piet C. (1991) Seelenfinsternis. Die Depression eines Psychiaters. Fischer. Frankfurt a.M.

Kulitza, Karl (1997) Ich hatte Depressionen. Aus der Einsamkeit zu neuer Lebensfreude. Ein Betroffener berichtet und gibt Rat. Ullstein. Berlin.

Kurfürst, Alexander (o.J.) Tilly Lilly. Kaffeekanne. Assoziationsketten. Selbstverlag.

Ders./Schläppi, Petra (o.J.) Willst du auf den Tod der Erde warten? Bildnis der Frage und Antwort. Selbstverlag.

Laborit, Emmanuelle (1996) Der Schrei der Möwe. Gustav Lübbe Verlag. Bergisch Gladbach.

Lair, Jacqueline C./Lechler, Walther H. (1993) Von mir aus nennt es Wahnsinn. Protokoll einer Heilung. Kreuz Verlag. Stuttgart.

Lampman, Greg Raver (1996) Wie gerne hätte ich gesehen, was aus Dir wird. Briefe eines todkranken Vaters an seine kleine Tochter. Goldmann Verlag. München.

Landeck, Helen (1995) Und trotzdem sind sie meine Töchter. Der Kampf um zwei psychisch verwahrloste Adoptivkinder. Fischer. Frankfurt a.M.

Lavant, Christine (1978) Kunst wie meine ist nur verstümmeltes Leben. Müller. Salzburg.

Dies. (1997) Herz auf dem Sprung. Die Briefe an Ingeborg Teuffenbach. Otto Müller Verlag. Salzburg/Wien.

Lerchenmüller, Julia S. (1997) Hoffnung am Ende der Straße. Bastei-Lübbe. Bergisch-Gladbach.

Lessig, Ursula (Hrsg.) (1996) Die ausgelieferte Seele. Erfahrungen betroffener Menschen mit der Psychiatrie. Hrsg.v. der Gesellschaft für seelische Gesundheit e.V. (GSG). Dortmund.

Liggesmeyer, Walter (1984) Eisenmond. Gedichte gegen Faschismus und Krieg. Reiner Padligur Verlag. Dortmund.

Ders. (1986) Liebe und Tod. In deinen Augen blühte Oleander. Gedichte. Reiner Padligur Verlag.

Ders. (1989) Schwarze Zeit. Gedichte aus der Psychiatrie. Reiner Padligur Verlag. Hagen.

Linder, Michaele (1993) Sucht und Sehnsüchte. Ein Erfahrungsbericht zur Bulimie. Herder. Freiburg/Basel/Wien.

Lindner, Heidi (1994) Viele Tode stirbt der Mensch. Verlag Jakob van Hoddis. Gütersloh.

Lischi-Coradeschi, Santuzza (1994) Ich war Komplizin meiner Angst. Herder. Freiburg im Breisgau.

Loch, Oliver (o.J.) KOTZ, KOTZ! Mit 12 Illustrationen. Selbstverlag.

Lorde, Audre (1994) Auf Leben und Tod. Krebstagebuch. Orlanda Frauenverlag. Berlin.

Lowry, Robert (1997) Lebendig begraben. Zweitausendeins. Frankfurt a.M.

Mach, Edmund (1982) Buchstaben Florenz. Texte 1965-1979. Medusa. Wien/Berlin.

Ders. (1994) Triumph des Schockens. Gedichte. Verlag G. Grasl. Baden.

Mackwitz-Böhm, Susanne (1996) Als letztes stirbt die Hoffnung. Lisas kurzes großes Leben. Attempto Verlag. Tübingen.

Maenner, Agri (o.J.) Blühendes Land (Gedichte); Lebendige Linien (Zeichnungen und Texte). Selbstverlag.

Mann, F./Meyer-Pachur, R./Schmandt, Chr. (1993) Fliege nicht eher als bis Dir Federn gewachsen sind. Gedanken, Texte und Bilder krebskranker Kinder. LIT Verlag. Münster/Hamburg.

Mannsdorff, Peter (1992) Das verrückte Wohnen. Roman aus dem Innern eines Illusionspalastes. Psychiatrie-Verlag. Bonn.

Ders. (1994) Von der Zukunft umzingelt. Ein psychotischer Bildungsroman. Psychiatrie-Verlag. Bonn.

Ders. (1997) Kind ohne Meinung. Psychiatrie-Verlag. Bonn.

Manthey, Elvira (1995) Die Hempelsche. Das Schicksal eines deutschen Kindes, das 1940 vor der Gaskammer umkehren durfte. Hempel-Verlag Heinz Manthey. Lübeck.

Maurice, Catherine (1993) Ich würde Euch so gern verstehen! Eine Mutter kämpft um ihre autistischen Kinder. List Verlag. München/ Leipzig.

Mc Lean, Tom (1993) Die schwindende Zeit. Leben mit Aids. Herder. Freiburg im Breisgau.

Mehr, Mariella (1987) Kinder der Landstraße. Ein Hilfswerk, ein Theater und die Folgen. Zytglogge. Bern.

Dies. (1990) Steinzeit. Roman. Zytglogge. Bern.

Meier, Franziska und Susi (1986) Heute hat es nicht geregnet. Gedanken und Gebete eines behinderten Mädchens. Pendo-Verlag. Zürich.

Mell, Gerhard (1996) Mein Name ist Borderline. Die Story. edition gesellschaftskultur. Verlag für die Gesellschaft. Hannover.

Menne, Klaus H. (1994) Suomi und andere Gedichte. Edition Perplex bei Paranus. Neumünster.

Menzinger, Harald (1995) Kränkungen. Ein zorniger Rückblick als Heilmittel. Autobiographie 1950-1992. AT Edition. Lit Verlag. Münster.

Merz, Helene (1991) Die verborgene Wirklichkeit. Geschichte einer Verstörung. Fischer. Frankfurt a.M.

Meyer, Kristina (1994) Das doppelte Geheimnis. Weg einer Heilung. Analyse und Therapie eines sexuellen Mißbrauchs. Herder. Freiburg im Breisgau.

Middendorf, Ingeborg (1995) Die Mißachtung. Vom Süchtigsein und Nüchternwerden. Attempto Verlag. Tübingen.

Miller, Inette (1995) Gesprengte Brücken. Bastei-Lübbe. Bergisch Gladbach.

Millett, Kate (1996) Der Klapsmühlentrip. Kiepenheuer & Witsch. Köln.

Dies. (1996) Kurzgeschichten zum Thema Frieden. Münster.

Moser, Annemarie E. (1980) Das eingeholte Leben. Styria Verlag. Köln.

Dies. (1981) Türme. Styria. Köln.

Dies. (1982) Vergitterte Zuflucht. Styria. Köln.

Moser, Tilmann (1976) Lehrjahre auf der Couch. Bruchstücke meiner Psychoanalyse. Suhrkamp Taschenbuch Verlag. Frankfurt a.M.

Münsteraner AutorInnen (1998) »... stellst mein Leben in Frage.« Grenzerfahrungen, Hrsg. v. H.H. Koch/N. Keßler. Edition amRand. Münster.

Navratil, Leo (Hrsg.) (1971) a+b leuchten im Schnee. Psychopathologische Texte. München: Carl Hanser Verlag.

Ders. (Hrsg.) (1977) Alexanders poetische Texte. Deutscher Taschenbuch Verlag. München.

Nehring, Christa (1986) Fehlgeburt. Edition diskord. Fuldaer Verlagsanstalt. Tübingen.

Nelly (1997) Ich war seine kleine Prinzessin. Bastei-Lübbe. Bergisch Gladbach.

Opitz, Elisabeth (1981) Horch in das Dunkel. Ein Bericht über eine Depression. Fischer. Frankfurt.

Owen, Nicola (1997) Gebt mir eine zweite Chance! Bastei-Lübbe. Bergisch Gladbach.

Palette (1990) Zeitschrift für Literatur von Randgruppen. Heft 13: Literatur aus der Psychiatrie II. Aurora Vertrieb. Berlin.

Panizza, Oskar (1988) Das Liebeskonzil. Eine Himmelstragödie in fünf Aufzügen. Luchterhand. Darmstadt.

Plath, Sylvia (1968) Die Glasglocke. Suhrkamp. Frankfurt a.M.

Dies. (1997) Die Tagebücher. Frankfurter Verlagsanstalt. Frankfurt a.M.

Rammerstorfer, Herbert (1997) Ohne Ziel ohne Wiederkehr. Roman. Edition Graf Oerindur. Traberg/Österreich.

Rönneper, Joachim (Hrsg.) (1987) wahnsinnig poetisch. Gedichte vom Sinn des Wahns. Verlag Jakob van Hoddis. Gütersloh.

Rose, Larry (1997) Ich habe Alzheimer. Ein Bericht. Herder. Freiburg im Breisgau.

Roth, Geneen (1992) Sehnsüchtiger Hunger. Wenn Essen ein Ersatz für Liebe ist. Kösel. München.

Rudolf-Sophien-Stift (Hrsg.) (1992) Nie versäumte Zeit. Edition Dynamo. Stuttgart.

Rusch, Regina (Hrsg.) (1993) Gewalt. Kinder schreiben über Erlebnisse, Ängste, Auswege. Eichborn. Frankfurt a.M.

Saal, Fredi (1996) Warum sollte ich jemand anderes sein wollen? Erfahrungen eines Behinderten – biografischer Essay. Verlag Jacob van Hoddis. Gütersloh.

Sander, Gertraud (1998) Neun Strahlen hat die Sonne. Gustav Lübbe. Bergisch-Gladbach.

Schiller, Lori (1996) Wahnsinn im Kopf. Bastei-Lübbe. Bergisch Gladbach.

Schneider, Gunda (1992) Noch immer weint das Kind in mir. Eine Geschichte von Mißbrauch, Gewalt und neuer Hoffnung. Herder. Freiburg im Breisgau.

Schreber, Daniel Paul (1985) Denkwürdigkeiten eines Nervenkranken. Unveränd. Nachdruck d. Bd. Bürgerliche Wahnwelt um 1900. Syndikat. Frankfurt a.M.

Schüler, Dagny (1996) Loslassen. Als mein Partner starb. Matthias-Grünewald-Verlag. Mainz.

Schutting, Julian (1997) Der Tod meiner Mutter. Residenz Verlag. Salzburg/Wien.

Schweighoffer, Nathalie (1997) Ich war zwölf ... Bastei-Lübbe. Bergisch Gladbach.

Schweighoffer, Nathalie (1997) Die Opfer des Inzests. Bastei-Lübbe. Bergisch Gladbach.

Schwizer, Viviane (1988) Januarkinder. Vom Überleben auf der Intensivstation. Unionsverlag. Zürich.

Segonzac, Jacqueline (1993) Trauer und Wahn. Tagebuch einer Manisch-Depressiven. Athenäum Verlag. Frankfurt a.M.

Selle, Hartmut (1991) Graslicht. Ausgewählte Gedichte 1985-1991. Paranus Verlag. Neumünster.

Sellin, Birger (1993) Ich will kein inmich mehr sein. Botschaften aus einem autistischen Kerker. Kiepenheuer & Witsch. Köln.

Ders. (1995) Ich Deserteur einer artigen Autistenrasse. Kiepenheuer & Witsch. Köln.

Sinjen, Sabine (1997) Wenn der Vorhang fällt. Bastei-Lübbe. Bergisch Gladbach.

Somers, Suzanne (1997) Zum Schweigen verdammt. Bastei-Lübbe. Bergisch Gladbach.

Sontag, Susan (1993) Krankheit als Metapher. Fischer. Frankfurt a.M.

Spring, Jacqueline (1988) Zu der Angst kommt die Scham. Die Geschichte einer sexuell mißbrauchten Tochter. Kösel. München.

Stein, Vera (1995) Abwesenheitswelten. Attempo. Tübingen.

Steller, Odile (1987) Eine unendliche Hoffnung. Nachdenken über den Tod meines Kindes. Kindler Verlag. München.

Styron, William (1991) Sturz in die Nacht. Die Geschichte einer Depression. Kiepenheuer und Witsch. Köln.

Taubes, Susan (1997) Scheiden. Autobiographischer Roman. Piper. München.

Thorndike, John (1997) Auf dem Weg nach Hause. Eine Vater-Sohn-Geschichte. Deutscher Taschenbuch Verlag. München.

Tintenfisch 13 (1978) Alltag des Wahnsinns. Hrsg. v. Heinrichs, H.-J./ Krüger, M./Wagenbach, K. Verlag Klaus Wagenbach. Berlin.

Tomsche, Vera (1997) Mein hungernde Seele. Bastei-Lübbe. Bergisch Gladbach.

Tropp Erblad, Ingrid (1994) Katze fängt mit S an. Aphasie oder der Verlust der Wörter. Fischer. Frankfurt a.M.

Valère, Valérie (1991) Das Haus der verrückten Kinder. Ein Bericht. Rowohlt. Reinbek.

Vilar, Irene (1997) Die Stimme meiner Schatten. Eine Frau schreibt sich ins Leben. Rütten & Loening. Berlin.

Voss, Jürgen (o.J.) Wie könnt ihr lieben wenn ihr immer nur redet. Bertram. Braunschweig.

Wabnik, Ingo (o.J.) Philosophie des Hier und Jetzt. Bd. 1-7.

Ders. Der runde Anstoß. Literarische Begegnungen.

Ders. Freie Gedichte.

Ders. Nachbild. Gedichte.

Ders. Der denkende Stein. Roman.

Wagner, Friedrich W. (1990) Irrenhaus. Ein Cyclus von 20 Gedichten. Mink Verlag. Berlin.

Wander, Maxie (1996) Ein Leben ist nicht genug. Tagebuchaufzeichnungen und Briefe. dtv. München.

Dies. (1995) Guten Morgen, du Schöne. dtv. München.

Dies. (1996) Leben wär eine prima Alternative. Tagebücher und Briefe. dtv. München.

Webel, Werner (1985) Leben und mehr. Gedichte. Mannheim.

Weber, Monika (1990) Die dunkle Seite meines Lebens. Fischer. F.a.M.

Weber-Gast, Ingrid (1992) Weil du nicht geflohen bist vor meiner Angst. Ein Ehepaar durchlebt die Depression des einen Partners. Matthias-Grünewald-Verlag. Mainz.

Wegmüller, Fried (1991) Tiefen und Höhen. Erlebnisse in einer psychosomatischen Klinik und danach. Karin Fischer Verlag. Aachen.

Weisbach, Detlef (1993) Detlef-Weisbach-Werke (Gesamtausgabe). Band 1. Eigenverlag.

Werner, Gunda (1993) Teufels Zeug. Stationen einer Trinkerin. Piper. München.

Williams, Donna (1993) Ich könnte verschwinden, wenn du mich berührst. Erinnerungern an eine autistische Kindheit. Hoffmann & Campe. Hamburg.

Wodin, Natascha (1992) Einmal lebt ich. dtv. München.

Wurtzel, Elisabeth (1996) Verdammte schöne Welt. Mein Leben mit der Psycho-Pille. dtv. München.

Zachert, Christel und Isabell (1993) Wir treffen uns wieder in meinem Paradies. Gustav Lübbe. Bergisch-Gladbach.

Zerchin, Sophie (1990) Auf der Spur des Morgensterns. Psychose als Selbstfindung. Ein Erlebnisbericht. Hrsg. v. H. Krieger. Paul List Vlg. München.

Zöller, Dietmar (1992) Ich gebe nicht auf. Aufzeichnungen und Briefe eines autistischen jungen Mannes, der versucht, sich die Welt zu öffnen. Scherz. Bern/München/Wien.

Ders. (1992) Wenn ich mit euch reden könnte ... Ein autistischer Junge beschreibt sein Leben. dtv. München.

Zorn, Fritz (1995) Mars. Mit einem Vorwort von Adolf Muschg. Fischer. Frankfurt a.M.

Zürn, Unica (1992) Gesamtausgabe in fünf Bänden. Hrsg. v. Günter Bose und Erich Brinkmann. Brinkmann & Bose.

Anmerkung

[1] Die aufgeführten Bücher gehören zum Bestand der Dokumentationsstelle Randgruppenkultur/-literatur der Universität Münster.

LUDWIG VÖLKER

Schreiben als Therapeutikum?
Überlegungen aus literaturwissenschaftlicher Sicht

FÜR A.R. BODENHEIMER

Perspektive und Prämissen

Die folgenden Überlegungen sollen dazu dienen, einen schwer zu fassenden, aber fundamentalen Aspekt der literarästhetischen Praxis ins Bewußtsein zu rücken, der in der Diskussion um aktuelle Formen von nicht-professioneller Schreibkultur, insbesondere aber in der Auseinandersetzung um eine theoretische Fundierung schreibtherapeutischer Konzepte zu wenig beachtet wird.

Ich gehe dabei, für den Anfang jedenfalls, von einem relativ engen und altmodischen Verständnis von Literatur und Literaturwissenschaft aus und konzentriere mich auf die Interessen und Sehweisen, mit denen ein Literaturwissenschaftler arbeitet, wenn er sich im Kerngebiet und nicht in den Randzonen seiner Wissenschaft bewegt, mögen diese auch noch so interessant oder für den Augenblick vordringlich sein: d.h. wenn er mit Texten als sprachlichen Erscheinungen und poetischen Gebilden mit eigengesetzlicher formaler Gestaltung umgeht, deren Spezifität pauschal als ›ästhetisch konzipiert und motiviert‹ zu bestimmen ist.

Hinter dieser Beschränkung auf den disziplinären Kern steht die Erwartung, daß der interdisziplinäre Effekt umso solider begründet und mithin umso kräftiger sein wird, je weniger die Möglichkeit des Kooperierens um den Preis voreiliger Annäherungen und Kompromisse in den jeweiligen Randzonen erkauft wird. Mit anderen Worten: es soll an einem ›strengen‹ Begriff von Dichtung festgehalten, das ästhetische Moment als Kernmoment von Literatur ins Zentrum gestellt und nicht zugunsten anderer Momente vernachlässigt oder relativiert werden. Dies soll jedoch nicht mit dem Ziel dogmatischer Ausschließung und Abkapselung geschehen, sondern in dem Bemühen, durch den Rückgriff auf essentielle Gegebenheiten von Literatur und unter gleichzeitiger kritischer Überprüfung verfestigter Denkgewohnheiten die Möglichkeit neuer Perspektiven im Hinblick auf therapeutisch motivierte Schreibpraxis zu erkunden.

Ausgangspunkt

Die große Bedeutung ästhetischer Momente gerade auch im Bereich nichtprofessioneller Schreibpraxis zeigt schon ein kursorischer Blick auf die im Rahmen der Ausschreibung »Schreiben und Lesen in psychischen Krisen« eingesandten Erfahrungstexte individueller therapeutischer Schreibpraxis, die in der Dokumentationsstelle Randgruppenkultur der Universität Münster archiviert sind. Angenommen, die Auswahl, die ich einsehen konnte, spiegelt einigermaßen repräsentativ das Gesamtbild der Einsendungen, so lassen sich zwei für unsere Themenstellung aufschlußreiche Feststellungen zur Form nicht-professioneller Schreibpraxis treffen: zum einen ist ein stark ausgeprägtes Bedürfnis nach bewußter Strukturierung und Stilisierung des individuellen Ausdrucks zu erkennen; zum anderen läßt sich beobachten, daß dieses Bedürfnis nach geformter Ausdrucksweise sich mit Vorliebe der Form- und Strukturmuster bedient, welche dem Formenarsenal der Lyrik entstammen.[1]

Beides zusammengenommen – das Bedürfnis nach formaler Strukturierung und Stilisierung und die Vorliebe für Form- und Strukturmuster der Lyrik – führt zu einem ersten möglichen Ansatz einer fruchtbaren Konfrontation von Schreibpraxis und Literaturwissenschaft:

Lyrik als Paradigma

Lyrik, so kann man bei aller gebotenen Skepsis gegenüber jeglicher gattungspoetischen Festlegung konstatieren, ist die literarische Gattung, in der sich die Differenz zwischen ›Poesie‹ und ›Prosa‹ (beide Begriffe in einem prinzipiellen und umfassenden sprach- und dichtungstheoretischen Sinne verstanden) und die Bedeutung von ›Form‹ (auch dieser Begriff in einem umfassenden, allgemein-ästhetischen Sinne genommen) auf paradigmatische Weise manifestiert.

Die nicht-professionelle Schreibpraxis scheint, wenigstens auf den ersten Blick auch ihrem eigenen Selbstverständnis nach, im Bereich der Prosa der unmittelbaren Lebenspraxis verankert. Warum äußert sich in ihr dennoch, so wäre zu fragen, ein Bedürfnis nach ›Form‹? Oder, in umgekehrter Richtung gefragt: Welche Funktion erfüllt das Literarisch-Ästhetische, der Gebrauch nicht alltags- und zwecksprachlicher Form-Muster im

Schreibprozeß? Wenn das therapeutische nicht-professionelle Schreiben einen lebenspraktischen Zweck erfüllt, welche Rolle spielt dabei das Literarisch-Ästhetische? Welche andere Leistung, die nicht auch durch alltagssprachlich-prosahaftes Sprechen erreicht werden könnte, erbringt das ästhetisch strukturierte Schreiben?

Funktion des Literarisch-Ästhetischen

Eine Taxonomie der Funktionen, welche in therapeutischer Schreibpraxis aktiviert werden, hätte bei folgenden einfachen Formen anzusetzen: durch sprachliche Artikulation tritt der Leidende aus dem Zustand der Sprachlosigkeit heraus (1) und hebt mit der Mitteilung seines Leidens die Einsamkeit seiner möglicherweise unerkannten Situation als Kranker auf (2); zugleich schafft er die Voraussetzungen für zwischenmenschliche Kommunikation (3) und einen möglichen Erfahrungsaustausch mit Leidensgenossen, z.B. über erfolgversprechende Strategien bei der Bewältigung des Leidens (4). Wiederholte sprachliche Fixierung des Zustandes erlaubt den Vergleich und die Analyse einzelner Stadien der Krankheit (5). Für den Fall, daß die Ursachen und die Art des Leidens noch nicht genau bestimmt werden können, ermöglicht das Aufschreiben die Erkenntnis dessen, »was mit einem los ist« (6).

Um diese Funktionen zu erfüllen, sind die erwähnten literarisch-ästhetischen Darstellungsmomente nicht nötig. Was erreicht werden soll, kann mit Hilfe einfacher prosasprachlicher Artikulation bewirkt werden. Unter Umständen könnten solche ästhetischen Momente sogar stören und den Effekt in Frage stellen, weil zum Beispiel die bewußte literarische Stilisierung des Ausdrucks Zweifel an der Wahrheit und Aufrichtigkeit des Mitgeteilten weckt. Warum aber entsteht überhaupt, dies ist hier die entscheidende Frage, das Bedürfnis nach einer mehr als nur alltags- und prosasprachlichen Gestaltung des Ausdrucks? Was motiviert die Grenzüberschreitung aus der Prosa in die Sphäre der poetisch geformten Sprache? Was verspricht sich der Schreibende von dieser Grenzüberschreitung? Was bringt sie ihm in der speziellen Situation, in der er sich befindet und auf die er schreibend reagiert?

In gewisser Hinsicht sind die Vorstellungen, welche unsere kulturelle Tradition zu solchen Formen ästhetischer Praxis ausgebildet hat, von einem normativen und exklusiven Kunst-Denken beherrscht. Dieses Denken hat die Tendenz, sich einseitig am Ergebnis (›Kunst‹) zu orientieren und die Frage nach der Motivation und funktionalen Bedeutung der ästhetischen Tätigkeit auszuklammern.

Konzepte einer weiter ausgreifenden, nicht produkt-, sondern funktionsorientierten ästhetischen Praxis, wie das schreibtherapeutische, geraten zwangsläufig in ein schiefes Licht, wenn sie aus der Perspektive solchen ›Kunst‹-Denkens beurteilt werden oder wenn sie gar selbst sich von ihm zu begründen suchen.

Eine stichhaltige Theorie schreibtherapeutischer Praxis setzt die konsequente Akzentverlagerung von der ›Kunst‹ auf das ›Schreiben‹ und den ›Schreibenden‹, eine nicht werk-, sondern ›produktionsorientierte‹ Literaturbetrachtung voraus. Das wiederum impliziert notwendigerweise die Revision leitender Vorstellungen bisherigen ›Kunst‹-Denkens (mit möglicherweise anderen als den bislang tonangebenden Gewichtungen im Verhältnis zwischen ›Kunst‹ und ›Leben‹) sowie eine Neubestimmung ästhetischer Praxis als einer menschlichen Tätigkeit unabhängig von aller kunstkritischen Bewertung. »Kann nicht jedermann selber schlechte Gedichte machen? – Man tue es, und man wird sehen, daß das Machen schlechter Gedichte noch viel beglückender ist als sogar das Lesen der allerschönsten« (Hesse 1972, S. 202).

Kunst anthropologisch: Dilettantismus

Bei näherem Zusehen zeigt sich, daß eine solche Revision auf Ansätze zurückgreifen kann, die bereits seit längerem in der Diskussion präsent sind, ohne daß ihre revolutionären Konsequenzen voll bedacht worden wären.

Ein solcher Ansatz besteht darin, das künstlerische Vermögen, wie in der ästhetischen Diskussion seit der Mitte des achtzehnten Jahrhunderts zu beobachten, als Naturkraft (und nicht als handwerkliches Können oder Angelegenheit göttlicher Inspiration) zu deuten. Diese kommt zwar erst im Genie voll zur Geltung; als potentielle Anlage steht sie aber jedem Menschen (jedem Volk, jeder Epoche – so Herder) zur Verfügung. Wie die Entwicklung des ästhetischen Denkens im achtzehnten Jahrhundert von Shaftesbury über Herder und Goethe bis zu den deutschen Frühromantikern zeigt, zieht die Vorstellung: »der Künstler ein zweiter Schöpfer« (Shaftesbury) die andere Vorstellung: »jeder Mensch von Natur ein Dichter« (Schlegel 1980, S.46) nach sich. Und diese Vorstellung ist wohl erst dann ganz zu Ende gedacht, wenn die ästhetische Kraft, mit der ihr zufolge der Mensch von Natur ausgestattet ist, sich nicht darauf beschränkt, im lesenden Menschen als poetisch-produktive Rezeption von Dichtung aktiviert zu werden – eine inzwischen geläufige Anwendung des romantischen Denkens auf den Leseprozeß –, sondern wenn sie im selbständigen Schreiben zu eigener ästhetischer Praxis führt.

Formen individueller, nicht-professioneller Schreibpraxis – dies der zweite Ansatz – werden seit dem Ende des achtzehnten Jahrhunderts mit Vorliebe unter dem Begriff ›Dilettantismus‹ wahrgenommen und reflektiert. Die Geschichte seiner offiziellen literaturwissenschaftlichen Deutung und Bewertung spiegelt auf exemplarische Weise die Schwierigkeiten wider, welche die Ästhetik und Literaturtheorie bis heute mit der Vorstellung eines anthropologisch begründeten allgemeinmenschlichen poetischen Vermögens hat.

Eine genauere Betrachtung der Entwicklung des Dilettantismus-Denkens in Deutschland würde zeigen, wie sehr das Aufkommen der Autonomie-Ästhetik in der Klassik (bei Karl Philipp Moritz und Schiller, weniger bei Goethe) eine positive Sicht auf das Phänomen nicht-professionellen Schreibens verhindert und die vorhandenen anthropologischen Ansätze Herders verdrängt hat; wie stark z.T. noch die heutige Einschätzung von dieser Abwertung geprägt ist (Vaget 1971), daß die Negativ-Sicht um 1900, der zweiten Phase einer literaturgeschichtlich bedeutsamen Dilettantismus-Diskussion durch die Gleichsetzung des Dilettanten mit dem Ästheten, der nicht nur als Künstler, sondern vor allem auch am Leben scheitert (Paul Bourget, Hofmannsthal, Thomas Mann), noch einmal verstärkt wurde; daß erst in jüngster Zeit in der Literaturwissenschaft der Versuch gemacht wird, durch die Einbeziehung anthropologischer Aspekte zu einem weniger einseitigen und abschätzigen Dilettantismus-Verständnis zu kommen (Wieler 1996; Stanitzek 1997, S. 364 ff.).

Zwei Kulturen: Literatur und *Schreiben*

Eine zunehmende »Entmündigung des Laien in der Kunst« und »Professionalisierung des literarischen Geschmacks« hatte Anfang der zwanziger Jahre Levin L. Schücking in seiner berühmten *Soziologie der literarischen Geschmacksbildung* konstatiert und die Rückkehr zum »Mut des eigenen, natürlichen Geschmacks« gefordert: »Nur eine gründliche Selbstbestimmung und – wo es angeht – eine selbstbewußte Organisation der Laien kann wieder zu ihm verhelfen« (Schücking 1931, S. 113).

Zur gleichen Zeit veröffentlichte der Psychiater Hans Prinzhorn seine unter der Prämisse der Existenz eines »ursprünglichen Gestaltungsdranges« und des »Gestaltungsvorgangs« als eines »allgemein menschlichen Kernvorgangs« angelegte Sammlung von Beispielen bildnerisch-künstlerischer Tätigkeit Geisteskranker (Prinzhorn 1994).

Nachdem solche Ansätze von den ganz anders orientierten Zielvorstellungen der Nazis verdrängt (oder auch verfälscht) worden waren, vollzog sich nach dem Zweiten Weltkrieg ein neuer Umschwung in der Mitte der sechziger Jahre, dessen Auswirkungen bis heute spürbar sind. Der Kunst- und Literatur-Begriff wurde ›erweitert‹ und die Abgrenzung zur Gebrauchs-, Trivial- und Laienliteratur hin relativiert, wenn nicht überhaupt aufgehoben. Inzwischen haben sich auf verschiedenen Gebieten vielfältige Formen nicht-professionellen Schreibens etabliert, teilweise in bewußter Opposition zum offiziellen Literaturbetrieb, teilweise aber auch innerhalb seiner und mit dem Anspruch avantgardistisch-künstlerischer Innovation (Stanitzek 1996, S. 18-26).

Im Editorial zu dem 1979 erschienen *Literaturmagazin 11* mit dem Titel *Schreiben oder Literatur* wurde versichert, das »oder« im Titel sei nicht »disjunktiv gemeint« und es gehe nicht darum, »für Schreibtexte gegen literarische Texte zu votieren oder umgekehrt«. »Jede der beiden Literaturen«, so hieß es, »hat ihre Funktion, die derzeit von der jeweils anderen gar nicht erfüllt werden kann (noch will). Zu befürchten ist aber, daß sie sich so sehr gegeneinander abdichten, daß die Reibung, die in ihrem Nebeneinander angelegt ist, nicht zündet« (Schmidt 1979, S. 7).

Ein »Zünden« der »Reibung« wird indessen nicht nur durch gegenseitige Abschottung verhindert, sie wird auch blockiert durch eine zu vorschnelle Angleichung und Harmonisierung der beiden Bereiche. Beispielsweise wenn eine Identität zwischen Genie und Wahnsinn (Lombroso) statuiert oder eine Nähe und Verwandtschaft zwischen ›moderner‹ Kunst und der Darstellung pathologischer Seelenzustände behauptet wird. Wie schon bei Hegel der Begriff ›Subjektivität‹, ist auch das »poetische Selbst« (von Werder 1986, S. 84 ff.) nicht ein bereits durch das einfache Sich-Mitteilen und Aufschreiben Gegebenes, sondern etwas, was erst durch bewußte Bemühung, Reflexion und geistige Auseinandersetzung entsteht.

Die beiden Formen literarästhetischer Praxis und Kultur, – wenn es denn zwei sind, – scheinen sich zumindest in einem Punkt ganz wesentlich zu unterscheiden: im einen Fall das mühevolle Ringen um eine Ausdrucksform, die auf der Höhe der künstlerischen Entwicklung ist und künstlerische Qualität und Originalität sichert; im anderen das eher unbekümmerte Drauflosschreiben und unkritische Vertrauen auf eine sich von selbst einstellende Sinnhaftigkeit und Leistung des eigenen Tuns. Wenn man sagen kann, daß Kritik und Wertung unerläßlich sind, damit eine literarische Kultur entstehen und aufrechterhalten werden kann, so scheint für den zweiten Bereich eher eine Haltung des »anything goes« zu gelten. Kritik heißt zugleich Öffentlichkeit, Diskussion, Auseinandersetzung anhand allgemein anerkannter (oder umstrittener) Maßstäbe und Kriterien. Das heißt: wenn die ›hohe‹ Literatur die Öffentlichkeit als Forum und Prüfstein für die allgemeine Verbindlichkeit der individuellen künstlerischen Leistung braucht, so kann die nicht-professionelle Schreibpraxis auf Öffentlichkeit entweder ganz verzichten oder diese durch eingeschränkte Formen von Öffentlichkeit ersetzen (Gruppe, Freundeskreis, Sympathisanten, Leidensgenossen usw.). Insbesondere das Schreiben in persönlichen Krankheits- und Krisensituationen scheint die Öffentlichkeit eher zu scheuen als zu suchen. Im Extremfall braucht sogar nicht einmal das ›Aufheben‹ des Geschriebenen erforderlich zu sein: »Aufschreiben und verbrennen – meine Lösung zu Erlösung« heißt es hierzu programmatisch in einem der eingesandten Texte.

Nun ist Kritik nicht nur die Kritik der Kritiker, des institutionalisierten Kulturbetriebs und der maßgeblichen Öffentlichkeit. Sie ist auch, produktionsorientiert gesehen, eine Kategorie des Schreibens selbst, – jedenfalls dann, wenn dieses Schreiben das Moment des Ästhetischen in dem hier vertretenen Verständnis von ästhetischer Praxis einschließt. Wer in diesem Sinne ›schreibt‹, beobachtet und kontrolliert sich selbst beim Schreiben. Ästhetischer Gebrauch von Sprache und Form bedeutet bewußte Wahl der Ausdrucksmittel, also Prüfung, Abwägung, Vergleich und schließlich Entscheidung für die beste, d.h. für die im Hinblick auf den Schreibzweck überzeugendste, attraktivste, fruchtbarste Form der Darstellung.

Kennzeichnend für ästhetisch angelegte Schreibprozesse ist nicht nur die Erfahrung der Befriedigung über die Realisierung einer optimalen Form der Selbstdarstellung. Ihr komplementär ist die Erfahrung des Scheiterns, und es ist bezeichnend, daß Selbstzeugnisse der literarischen Kultur zu Schreiberfahrungen meist in diese andere Richtung gehen ...

Nicht-professionelle Schreibpraxis klammert diesen Problembereich gerne aus. Doch auch hier gilt: wer A sagt, muß auch B sagen. Wer sich auf ästhetische Praxis einläßt, muß dies mit allen Konsequenzen tun, auch denen der Enttäuschung und Verzweiflung über das eigene Ungenügen. Wenn Hermann Hesse darauf hinweist, daß das »Machen schlechter Gedichte noch viel beglückender ist als sogar das Lesen der allerschönsten« (s.o.), so darf nicht vergessen werden, daß es auch eine Verzweiflung darüber gibt, keine guten, sondern nur schlechte Gedichte schreiben zu können ...

Vorläufiges Fazit

Die Besonderheit der Beziehungen zwischen professioneller und laienhafter Schreibkultur in der vollen Bandbreite der Gemeinsamkeiten und Unterschiede genau zu bestimmen, wäre Aufgabe einer allgemeinen Kulturtheorie und Ästhetik, welche die Bedeutung ästhetischer Praxis unvoreingenommen und in kritischer Distanz zu überkommenen Fixierungen im Verhältnis von ›Kunst‹ und ›Leben‹ zu reflektieren hätte. Als vorläufiges Ergebnis unserer Überlegungen wäre festzuhalten:

1. Erscheinungsformen einer laienhaft erweiterten Schreibpraxis sollten als eigenständige Lebensäußerungen begriffen und nicht vorschnell unter das Diktat einer professionell entwickelten Wertung und Kritik (›Dilettantismus‹) gestellt werden.
2. Auf der anderen Seite sollte die nicht-professionelle Schreibtätigkeit sich als eigenständige Form ästhetischer Praxis begreifen und darauf verzichten, für das eigene Tun – mit welcher Begründung auch immer – den Anspruch auf ›Kunst‹ zu erheben. Dies wäre zum Beispiel der Fall, wenn nicht-professionelle Schreibpraxis durch entsprechende Formen der Veröffentlichung für ihre Resultate dieselbe allgemeine Bedeutung und Verbindlichkeit wie ›hohe‹ Literatur anstrebt.
3. Gleichwohl sollte laienhaftes Schreiben, auch wenn sich seine Rechtfertigung nicht vom Ergebnis, dem entstehenden ›Kunstwerk‹ her, sondern aus der Motivation und der Funktion des Schreibens selbst ergibt, als ästhetische Praxis im strengen Sinn des Wortes, d.h. als reflektierter, selbstkritischer Umgang mit Sprache und Form, begriffen werden.
4. Als Kern dieser ästhetischen Form der Lebenspraxis wäre der Übergang aus dem Bereich der ›Prosa‹ in den der ›Poesie‹ anzusehen (beide Begriffe in dem eingangs postulierten grundsätzlichen Sinne verstanden). Genauer gesagt: das Streben nach einer neuen, durch bewußte Spracharbeit gewonnenen Identität und »Haltung«, man vergleiche hierzu das folgende sehr eindrucksvolle Selbstzeugnis:[2]

> In »gesunden« Zeiten lese ich das Geschriebene noch mal durch. Ich kann erkennen, was vor einem »Tief« in mir vorgegangen ist, was dieses »Tief« vielleicht ausgelöst hat. Ich arbeite mit den Texten, streiche auffällige Wiederholungen an. Im September 1994 ist mir zum ersten mal aufgefallen, wie oft ich das Wort »halten« in meinen Einträgen benutzt habe. Ich habe mir dann ganz bewußt alle diese Wortwendungen herausgeschrieben: Einige Auszüge:
>
> »Ich muß mich mit harter Hand halten, sonst werde ich schutzlos, verletzbar.«
>
> »Ich muß mich selber halten, ich verliere sonst. Das ist Selbsterhaltungstrieb.«
>
> »Diese leere Hülle darf nicht zusammensinken, sondern hat zu leben.

Ich muß sie aufrecht halten.«

»Nie mehr will ich mich in etwas einhalten. Nichts Äußeres soll mir Halt geben.«

»Ich werde mich nie wieder wo einhalten.«

»Ich muß mich, und alles was geschieht, kontrollieren. Nur so kann ich mich halten.«

»Ohne Schutz der Analyse muß ich mich wieder hart machen. Diese böse und harte Art mit mir umzugehen, gab mir doch immer Sicherheit, Schutz und Halt.«

»Wenn man sich nicht bewegen läßt, spürt man auch nichts.«

»Ich darf mich nicht an meiner Therapeutin einhalten!! Ich darf nichts erwarten, ich darf nichts fordern. Ich darf nicht!!! Ich habe Angst!! Ich darf mich nirgends einhalten!! Ich muß mich selber halten. Sie soll weg gehen.«

Nur durch dieses Bearbeiten ist mir aufgefallen, welche Bedeutung das Wort: Halten, oder: Haltung für mich hat.

5. Daß die Form, in der diese Identität gewonnen wird, in den Augen der literarischen Kritik möglicherweise triviale oder epigonale Züge trägt, schmälert nicht notwendigerweise den lebenspraktischen Effekt, den sie für den individuellen Menschen, der sie sich erarbeitet hat, besitzt. Was für diesen allein zählt, ist die Leistung, die er im Rahmen seiner Voraussetzungen und Möglichkeiten erbracht hat, denn sie gewährt ihm das zur Behauptung neuer Identität nötige Maß an Abstand und Freiheit gegenüber seiner bisherigen Verfaßtheit.
6. Durch solche Differenzierung des Bewertungsmaßstabs würden Reflexion und Selbstkritik als unverzichtbare Momente auch einer nicht-professionellen ästhetischen Praxis keineswegs außer Kraft gesetzt. Sie würden lediglich entdogmatisiert, individualisiert und darüber hinaus – da sie den Gegebenheiten der individuellen Biographie und literarischen Sozialisation angepaßt würden – dynamisiert. Eine Basis, von der aus sowohl das Bedürfnis individueller, allgemein menschlicher ästhetischer Praxis als auch der strenge Kunstanspruch der hohen Literatur zu seinem Recht käme. Versuche einer erweiterten allgemein menschlichen Schreibkultur müßten weder – wegen ihres Abstandes zur hohen Literatur – als ›Dilettantismus‹ diffamiert noch auch – wegen naiver Ausblendung der ästhetischen Kriterien – glorifiziert werden.

7. Was den konkreten therapeutischen Effekt betrifft, den schreibtherapeutische Praxis bewirken will, so wird er am ehesten dort zu erwarten sein, wo es sich um Krankheitsbilder handelt, in denen die Krankheit zugleich das Problem einer neu zu definierenden persönlichen ›Haltung‹ und Identität aufwirft. Oder wo zunehmend eine Rolle spielt, was die neuere Medizin mit dem Stichwort Coping als mentale Mitwirkung des Kranken bei der Bewältigung seiner Krankheit – vorwiegend im Bereich der schwer heilbaren und der psychischen Krankheiten – in den Vordergrund gerückt hat. Daß das Schreiben in diesen Fällen eine wichtige therapeutische Funktion übernehmen kann, steht außer Frage. Über die Wirkungsweise solchen Schreibens, insbesondere über die Rolle der beteiligten ›ästhetischen‹ Momente, scheint jedoch noch einiger Klärungsbedarf zu bestehen.

Anmerkungen

[1] Vgl. die in dem Band H.H. Koch/N. Keßler (Hrsg.) (1998): »... fast wie Phönix. Literarische Grenzgänge« abgedruckten Texte. Bonn und Neumünster.

[2] Den gesamten Text der Autorin Lisbeth M. kann man nachlesen in dem Begleitband H.H. Koch/N. Keßler (Hrsg.) (1998): Schreiben und Lesen in psychischen Krisen. Authentische Texte: Briefe, Essays, Tagebücher. Bonn und Neumünster.

Literatur

Hesse, Hermann (1972) Über Gedichte. In: H.H., Schriften zur Literatur. 2 Bde. Frankfurt a.M.

Prinzhorn, Hans (1994) Bildnerei der Geisteskranken. Ein Beitrag zur Psychologie und Psychopathologie der Gestaltung [1922]. Wien.

Schlegel, Friedrich (1980) Literarische Notizen 1797-1801. Hg. von Hans Eichner. Frankfurt a.M.

Schmidt, Detlef (1979) Editorial. In: Literaturmagazin 11. Schreiben oder Literatur. Reinbek.

Schücking, Levin L. (1931) Die Soziologie der literarischen Geschmacksbildung [1923]. Leipzig.

Stanitzek, Georg (1996) Über Professionalität. In: Mitteilungen des Deutschen Germanistenverbandes. 43. Jg., Heft 4.

Stanitzek, Georg ([3]1997) Art. »Dilettant«. In: Reallexikon der deutschen Literaturwissenschaft [Neubearbeitung]. Bd. I. Berlin.

Vaget, Hans Rudolf (1971) Dilettantismus und Meisterschaft. München.
Werder, Lutz von (1986) ... triffst du nur das Zauberwort.
Eine Einführung in die Schreib- und Poesietherapie. München.
Wieler, Michael (1996) Dilettantismus: Wesen und Geschichte;
am Beispiel von Heinrich und Thomas Mann. Würzburg.

EDELTRAUD BÜLOW

Schreiben und Lesen in kognitionstheoretischer Sicht

Schreiben und Lesen sind wohl die geheimnisvollsten und wunderbarsten Fertigkeiten, die der Mensch im Laufe seiner Kulturgeschichte entwickelt hat. Ob es die Höhlenmalereien des ChroMagnon-Menschen sind, die Gesetzestafeln Moses oder die Qumran-Texte. Mit dieser Fähigkeit haben Menschen ihre Existenz und ihre Geschichte dokumentiert. Die Geschichtlichkeit des Menschen, sein geschichtliches Bewußtsein ist an die Schriftlichkeit der Überlieferung gebunden. Mündliche Tradierung kann dies nur in einem geringen Umfang leisten.

1.

»Schreiben« und »Lesen« sind Formen des Sprachgebrauchs, die das Kind, genau wie das Sprechen und Verstehen auch, lernen muß. Schreiben und Lesen sind sekundäre Formen des Sprachgebrauchs, die auf dem System der Lautsprache, also dem Sprechen aufbauen. Erst wenn die Sprachentwicklung des Kindes einen bestimmten Stand erreicht hat, wenn die höheren kognitiven Funktionen des Denkens entwickelt sind und die körperliche Gesamtmotorik, vor allem aber die Sprechmotorik, die Artikulationsorgane sowie die Feinmotorik der Hand sich ausgebildet haben, kann die Fertigkeit des Schreibens erworben werden. Erst wenn die Gestaltwahrnehmung und die Fähigkeit zur Ausdifferenzierung einer Gestalt möglich ist, kann Lesen ausgebildet werden.

2.

»Schreiben« ist also gebunden an die Feinmotorik der Hand, d.h. die Hand führt mit Hilfe eines Instruments (Schreibgerät) auf einer dafür geeigneten Unterlage entsprechende Bewegungen zur Gestaltung von Schriftzeichen aus, die wir linguistisch Grapheme nennen. Die visuelle Kontrolle des Geschriebenen setzt entsprechend die Fähigkeit des Lesens voraus, d.h. das, was produziert wurde, wird zugleich als das von mir Produzierte rückkoppelnd rezipiert und kontrolliert. Im Schreiben mit der Schreibmaschine sowie am Computer vereinfacht sich die Feinmotorik der Hand auf das Bedienen der Tastatur, d.h. auf eine punktuelle kurzfristige Berührung einer Taste. Kinder können also den Computer früher bedienen, als sie schreiben können. Auch das Lesen am Bildschirm gewinnt eine neue Qualität, insofern als ich den geschriebenen Text, also das Blatt Papier, nicht mehr in die Hand nehmen kann, sondern auf den Bildschirm angewiesen bin und auf den Standort. Natürlich kann ich den Text ausdrukken lassen und mitnehmen. (Aber das nur nebenbei).

Wir unterscheiden verschiedene Formen des Schreibens:
- das Abschreiben
- das Diktatschreiben
- das Aufschreiben (das im Sprachunterricht nicht thematisiert wird)
- das Spontanschreiben, z.B. das Schreiben eines Briefes oder eines Berichtes

Letzteres ist für den erwachsenen Sprecher das Übliche.
Auch für das Lesen werden verschiedene Formen unterschieden:
- das Lautlesen
- das Vorlesen
- das Leiselesen (=Fürsichlesen)

Letzteres ist wohl für unseren Kommunikationsalltag gebräuchlich. Wir lesen still für uns, bestenfalls lesen wir den Kindern vor. Oder wir lesen in Gruppen.

3.

Die im Schreiben realisierten Schriftzeichen werden aber nicht um ihrer selbst willen realisiert, sondern sie teilen etwas mit. Das, was sie mitteilen, ist vorher als Inhalt meines Denkens und Planens bewußt, d.h. ich überlege mir vorher, was ich schreiben will und an wen mein Schreiben sich richtet. Mein Schreiben hat also einen Empfänger und einen Zweck, nach dem ich meine Wortwahl, meinen Stil ausrichte. Mit den sprachlichen Mitteln transformiere ich meinen gedanklichen Inhalt in ein materielles Medium (z.B. auf das Papier oder den Bildschirm) und mache es so mitteilbar.

4.

Relativ selten kommen wir in die Lage, daß wir schreiben, obwohl wir uns an keinen Empfänger richten. Wir schreiben dann etwas auf, weil wir es uns merken wollen oder lernen müssen, oder auch ganz einfach, weil es uns wichtig ist. Aus diesem Grund schreiben wir vielleicht Tagebuch. Darin steht sehr viel, was niemand sonst erfährt, worüber wir nicht sprechen. Darin steht z.B., über wen ich mich geärgert habe und warum, und ich konnte es ihm oder ihr nicht sagen. Darin steht, daß ich einen Konflikt nicht lösen, eine Entscheidung nicht treffen kann, oder aber auch nur, wie ich mich fühle, gut oder schlecht und warum.

Manchmal schreiben wir aber auch »Geschichten«, solche, die wir vielleicht selbst erlebt haben oder die uns ganz einfach einfallen, manchmal sogar Gedichte. Und manchmal fühlen wir uns richtig gut danach. Es gefällt uns, was wir da geschrieben haben, es gehört uns. Und ich frage mich, was ist da geschehen? Ein Gefühl der Befreiung, der Befriedigung erfüllt mich, vielleicht bin ich sogar ein wenig stolz, und ich habe auch das Gefühl, als habe »sich etwas geklärt«, so daß ich jetzt weiß, was »Sache ist«, was ich zu tun oder zu lassen habe.

Vielleicht bestätigen Sie diese Erfahrung. Wenn nicht, probieren Sie es einmal. Denn aus diesen Erfahrungen heraus haben sich ja entsprechende Therapieformen entwickelt, die unter dem Stichwort »Poesietherapie«, »Bibliotherapie« u.ä. bekannt sind.

Das gleiche gilt dann auch für das Lesen. Ich lese ein Gedicht, eine Erzählung oder einen Roman, und ich spüre, das ist das, was ich verstehe, was ich nachvollziehen kann, vielleicht sagen wir sogar: damit oder mit dem kann ich mich identifizieren, so hätte ich auch gehandelt, mich auch so entschieden. Und wir tragen diese Geschichte mit uns herum, als sei es unsere eigene. Manche Zeile bleibt uns lange gegenwärtig und wird zum Zitat. Und es geht uns gut, wenn wir an sie denken.

5.

Linguistik, Psycholinguistik, Kognitions- und Neurowissenschaften fragen seit langem nach den Grundlagen dieser Fähigkeiten und versuchen, in Theorien diese Phänomene zu erklären und näher zu beschreiben. Dabei geht es auch um die Frage, als was wir den Menschen denn mit diesen Fähigkeiten verstehen.

Der Mensch ist ein Sprachwesen, sagen wir in der Sprachwissenschaft. Heute reicht das wohl nicht mehr. Denn wir leben inzwischen im Computerzeitalter und entsprechend verstehen wir den Menschen als einen Computer, als ein Informationsverarbeitungssystem, so daß auch Schreiben und Lesen Informationsverarbeitungsprozesse sind. Daß das so nicht stimmen kann, liegt auf der Hand. Ein lebendiger Mensch, ein »lebendes System«, wie die Systemtheorie heute sagt, verhält sich anders als ein Computer. Ein Mensch, der schreibt oder liest, hat Emotionen, er fühlt etwas, er befindet sich in einer bestimmten Situation und emotionalen Gestimmtheit, in der er sich wohlfühlt oder auch nicht. Es gefällt ihm, was er da schreibt oder liest, oder auch nicht.

Und die Autorin bzw. der Autor hat eine »Geschichte«, aus der das Geschriebene hervorgeht bzw. in die das Gelesene eingeordnet wird. Das nämlich ist ein Kriterium des »Gefallens«, ich kann es einordnen in meine Geschichte, in mein Wissen von der Welt, oder auch: ich könnte ähnliche Geschichten selbst erfinden. Der Computer fühlt nichts, er hat sein Programm. Er hat keine Geschichte und kein Gefühl. Trotzdem hat uns diese Computermetapher einiges verdeutlicht, was die Informationsverarbeitungsprozesse im Gehirn anbetrifft. Die Neuro- oder Kognitionswissenschaften beschäftigen sich damit.

6.

Ein zentraler Begriff dieser Wissenschaften ist der der »Kognition«. Er ist abgeleitet von lat. cognoscere – erkennen, wissen. Der Neurobiologe Humberto Maturana hat diesen Begriff ins Zentrum der Neurowissenschaften gerückt.

Kognition ist ein biologisches Phänomen, das an die Beschaffenheit und Funktion des Gehirns gebunden ist. Die neuronalen Prozesse im Gehirn, das was in und zwischen den einzelnen Nervenzellen geschieht, bestimmt unser Denken und Sprechen und macht unser Wissen aus. »(...) alle Gehirne [sind] notwendig bedeutungserzeugende und konstruktive Systeme« (Roth 1989, S. 108), d. h. Bedeutung entsteht im Gehirn. Was immer sich ereignet oder was ich erlebe, seine Bedeutung erhält es erst durch die kognitive Verarbeitung im Gehirn. Alles, was mein Gedächtnis enthält, ist auf diese Weise der Bedeutungserteilung im Gehirn entstanden, und zwar durch die individuelle Eigendynamik meines Gehirns, so daß die Bedeutungserteilung für ein Ereignis, das ich erlebt habe, nicht gleichzusetzen ist mit der Bedeutungserteilung desselben Ereignisses durch ein anderes Gehirn eines anderen Beobachters. Die Welten und Wirklichkeiten in unseren Köpfen sind verschieden, weil jeder sie für sich konstruiert aufgrund seines eigenen Wissens von der Welt. Es gibt nur partielle Bereiche, sogenannte »konsensuelle Bereiche«, die aufgrund unserer Beobachtung des jeweils anderen zustandekommen und auf dessen Basis wir uns verstehen. Was bedeutet das nun für das spontane kreative Schreiben, auf das wir uns hier beschränken. Was bedeutet dies für das Lesen?

7.

Ich will die folgenden Konsequenzen daraus ziehen:

- Die Schreibmotorik der Hand aktiviert mein sensomotorisches Wissen über das Schreiben im Gedächtnis, d.h. mein Wissen und Fühlen über die Schreibbewegung, ebenso aber auch mein konzeptuelles Wissen, das an das sensomotorische Wissen gekoppelt ist (im Rahmen des multimodalen Gedächtnismodells von Engelkamp).
- Die Sensomotorik der Hand vermittelt mir eine Form der Selbstgewißheit frei nach Descartes: »Ich schreibe, also bin ich«, was natürlich das Denken voraussetzt.
- Im Schreiben entwickelt oder konstruiert mein kognitives System für ein Ereignis oder Erlebnis, das mich beschäftigt, einen Weltausschnitt, in dem diesem eine Bedeutung zugeordnet wird. Es ist mein Gehirn, das diese Bedeutung schafft, und niemand anders kann mir diese Bedeutung geben, als ich selbst bzw. mein Gehirn. Es ist meine Welt. Indem ich es aufschreibe, entsteht also nicht nur diese Selbstgewißheit in der sensomotorischen Bestätigung, sondern auch eine Erfahrung der Ich-Identität, die meine Geschichte mir als mir zugehörig und für mich gültig in ihrer Bedeutung dokumentiert.
- Mit der Erfahrung der Selbstgewißheit und Ich-Identität entsteht auch ein Prozeß der »Klärung«, auch der »Katharsis«, der in den Entscheidungsprozeduren des kognitiven Systems für eine bestimmte Bedeutungserteilung zustandekommt. Das, was vorher vage im Kopf war, wird durch die Versprachlichung im Zeichen zur Eindeutigkeit gezwungen, wird »dingfest« gemacht. Das Gefühl der Befriedigung und vielleicht sogar der Einsicht entsteht aus diesem Prozeß des »zur Sprache bringens« im wörtlichen Sinn. Aber dies kann nur geschehen in der Eigendynamik des eigenen kognitiven Systems, d.h. es kann nur in meinem eigenen Kopf geschehen.
- »Schreiben«, es aufschreiben, ist etwas anderes, als darüber reden. Erstens kann man nicht über alles reden, zweitens gibt es nicht immer jemanden, dem gegenüber man darüber reden könnte. Und drittens ist das Geredete gleich wieder weg, ich kann es nicht mehr kontrollieren, überdenken, prüfen. Das Geschriebene aber bleibt verfügbar, es doku-

mentiert das Gewesene für mich als das Meine, und nur wenn ich will, auch für andere.

Das gleiche gilt für das Gelesene:

Lesen ist kein passives Geschehen als Rezeption, sondern ein aktiver Prozeß der Weltkonstitution in dem eben beschriebenen Sinn. Ich erteile dem gelesenen Text eine nur mir mögliche Bedeutung (Interpretation), aufgrund meiner persönlichen Geschichte, denn nur aufgrund dieser kann ich eine fremde Geschichte verstehen, indem ich Gemeinsamkeiten feststelle, sogenannte »konsensuelle Bereiche« bilde, die mir eine Beziehung ermöglichen. Andernfalls stellen wir sehr richtig fest: Das sagt mir nichts. Indem wir lesen, konstruieren wir also einen neuen Weltausschnitt, bestehend aus unserer Geschichte (bzw. Teilen) und der fremden Geschichte und richten uns darin ein.

Abschließend möchte ich also drei Punkte festhalten aus kognitionstheoretischer Sicht:

1. Schreiben und Lesen dokumentieren die Eigendynamik meines kognitiven Systems und den Prozeß der Bedeutungserteilung.
2. Die sensomotorische Schreiberfahrung meiner Hand vermittelt mir das Bewußtsein der Ganzheit meines Organismus als eines »lebenden Systems«: das Bewußtsein meiner Ich-Identität.
3. Der geschriebene Text ist mein kognitives und materielles Produkt, das von mir »zeugt«, von mir »Kunde gibt« und meine Existenz für andere dokumentiert. Damit habe ich »ein Zeichen gesetzt«.

Dies kann ich übrigens nicht nur mit sprachlichen Zeichen tun, sondern auch mit nichtsprachlichen, indem ich zeichne oder male, also andere Materialien und Formen wähle. Daß diese nichtsprachlichen Ausdrucksmöglichkeiten u.U. wichtiger sind als die sprachlichen, liegt vor allem an ihrer Konkretheit und Anschaulichkeit und an ihrem emotionalen Potential. Die emotionale Befindlichkeit kann bei den sprachlichen Zeichen nur in der Wortwahl, also abstrakt zum Ausdruck kommen, die Farbe aber kann diese direkt vergegenständlichen.

In bestimmten Situationen und Befindlichkeiten aber reicht weder das eine noch das andere Zeichensystem, weder das Wort, noch die Farbe können die Aussage adäquat realisieren. Dann müssen beide Zeichensysteme gekoppelt werden, um eine befriedigende Aussage machen zu können.

Dies hat mir vor allem ein Blatt von Betty Paoli deutlich gemacht mit dem existentiellen Thema »Ich«.

Für diese Botschaft reicht weder die Farbe noch das Wort, vor allem dann, wenn es um so fundamentale Errungenschaften geht, wie sagen zu können: »Ich kann, was ich muß, oh seltenes Geschick ... Ich weiß, was ich will ...« (mehrfach wiederholt). Betty Paoli hat dies überzeugend zum Ausdruck gebracht. Diese Botschaften müssen auf rotem Grund, auf breiten, massiven roten Strichen verkündet werden, damit man es selbst glauben kann und nie mehr vergißt.

In der psychischen Gefährdung wird wieder deutlich, daß wir eigentlich beide Zeichensysteme brauchen für unsere Existenzweise, und gerade hier läßt sich auch, um abschließend noch einen weiteren theoretischen Aspekt einzubringen, auch die duale Codetheorie von Paivio belegen, die davon ausgeht, daß wir unsere Botschaften prinzipiell »doppelt« kodieren, einmal abstrakt sprachlich, aber auch imaginativ als »image«. In der psychischen Krankheit kommt diese Notwendigkeit wieder zum Durchbruch.

Mir ist dies zum ersten Mal bewußt geworden in der Beschäftigung mit den Bildern der Künstler des Hauses Kannen: Mir fiel damals das Wort des Engels aus der Weihnachtsgeschichte ein, das ich zeichentheoretisch auch hier einsetzen möchte: Der Engel sagt: »Und das habt zum Zeichen...« Dann erzählt er die Geschichte.

Literatur

Bülow, Edeltraud (1994) »... und das habt zum Zeichen ...«. In: Alexianer-Krankenhaus (Hrsg.): Das Haus Kannen Buch. Bilder aus der Psychiatrie. Münster.

Engelkamp, Johannes (1990) Das menschliche Gedächtnis. Göttingen: Hogrefe.

Maturana, Humberto (1991) Kognition. In: Schmidt, S.J. (Hrsg.): Der Diskurs des Radikalen Konstruktivismus. Frankfurt: Suhrkamp.

Roth, Gerhard (1989) Die Entstehung von Bedeutung im Gehirn. In: Schmidt, S.J. (Hrsg.): Gedächtnis. Frankfurt: Suhrkamp.

Schreiben

LUTZ VON WERDER

Erinnern, Wiederholen, Durcharbeiten

Das Konzept der Katharsis beim autobiographischen Schreiben in Lebenskrisen

Krisenmodell und dreiphasiges Modell des autobiographischen Schreibens

Was ist eine Krise?

Aktuelle Krisenautobiographien im deutschen Taschenbuch umfassen rund 100 Titel. Diese Titel gliedern sich in folgende Krisentypen:

40% Krankheit
20% Trennung und Tod
8% sexueller Mißbrauch
8% psychische Erkrankungen
7% Knast
6% bikulturelle Ehe
5% Krieg
4% Totalitarismus

Was diese Krisen miteinander verbindet, bringt Verena Kast auf folgende Definition: »Von einer Krise sprechen wir dann, wenn ein für den Krisenden belastendes Ungleichgewicht zwischen der subjektiven Bedeutung des Problems und den Bewältigungsmöglichkeiten, die ihm zur Verfügung stehen, entstanden ist. Der Krisende fühlt sich in seiner Identität, in seiner Kompetenz, das Leben einigermaßen selbständig gestalten zu können, bedroht.« (Kast 1991, S.13)

Wenn man nun auch Reifungskrisen von Über- und Unterstimulierungskrisen unterscheiden kann, so entwickelt sich die Krise nach dem verbreitetsten Krisenmodell in folgenden Phasen:

1. Phase: Auslösesituation
2. Phase: Krise
3. Phase: Bewältigung und Reorganisation

Diesem Krisenmodell folgt unser Modell des autobiographischen Schreibens nach Sigmund Freud. In seinem wichtigen Aufsatz »Erinnern, Wiederholen, Durcharbeiten« (Freud 1969, Bd.10) entwickelt er ein dreiphasiges Modell des Durcharbeitens psychischer Probleme, in dem wir die drei Phasen des Krisenmodells wiedererkennen. Wir werden also unsere Ausführungen zu den drei Phasen autobiographischen Schreibens in Lebenskrisen dem Freudschen Dreiphasenmodell zuordnen. Dieses Modell hat den bedeutenden Vorteil, daß es sich gegen die landesübliche Vorstellung wendet, daß alleine die Beschreibung von Krisenerfahrungen schon einen therapeutischen Wert hat. Mit Freud bestehen wir darauf festzuhalten, daß jede Krise sich mit Hilfe des autobiographischen Schreibens in drei Schreibphasen gliedert, auf die wir nun im folgenden eingehen wollen. Auch die 800 Einsendungen des Münsteraner Aufrufs zum Thema »Lesen und Schreiben in Lebenskrisen« scheinen nach diesem einfachen Beschreibungsmodell entwickelt worden zu sein. Die Betonung eines dreiphasigen Modells autobiographischen Schreibens in Lebenskrisen eröffnet aber erst einen Weg zur therapeutischen Nutzung des Schreibens durch die Betroffenen selbst.

Drei Phasen autobiographischen Schreibens in Lebenskrisen

Erinnern: Biographisches Schreiben in Auslösesituationen von Krisen

Für das autobiographische Schreiben in Auslösesituationen ist der Zusammenhang von kindlicher Vergangenheit und Erwachsenengegenwart von zentraler Bedeutung. Die gegenwärtige Auslösesituation wird bestimmt durch unbewältigte Erfahrungen, Gefühle und Phantasien des früheren Kindes. Die Erinnerungsarbeit ist ein Kampf, der von Widerständen, Unterbrechungen und kathartischen Umbrüchen gekennzeichnet ist. Die Erinnerungsarbeit beginnt mit Deckerinnerungen und Deckaffekten, die die vergessenen Erfahrungen, die zur Krise führen, überlagern.

Bei dieser schwierigen Erinnerungsarbeit gelten folgende Regeln:

- »Je früher die Erinnerung, desto besser.
- Je mehr frühe Erinnerungen, desto besser.
- Die Erinnerungen müssen immer die eigenen sein.
- Die Erinnerungen müssen von bestimmten Ereignissen handeln« (Leman/Carlson 1994, S.11).

Wenn die Kindheitserinnerungen blockiert sind, dann lasse ich vielleicht erste Erinnerungen aus der Jugend erarbeiten. Dabei gelten folgende Regeln:

- Versuchen Sie, sich an eine Gegebenheit Ihrer Jugend zu erinnern.
- Erinnern Sie sich dabei erst an Fakten, dann an Gefühle.

Gerade die Konzentration auf Institutionen kann das Gedächtnis für diese wichtigen Lebensbereiche eröffnen.

Die oberen Erinnerungsschichten werden sich im Prozeß des Erinnerns zuerst verschließen, so daß erst dann tiefere Erlebnisschichten sichtbar werden.

Die wichtigsten Kindheitserinnerungen liegen in den ersten sechs Lebensjahren. Sie kreisen um die Beziehung zu den primären Bezugspersonen (Vater, Mutter, Geschwister) und um die Beziehung der Person zu sich selbst, zu seinem Körper, seinen Gefühlen und den erlittenen Erziehungsmaßnahmen.

Das Aufdecken dieser Kindheitserinnerungen im autobiographischen Schreiben der Auslösesituation wird unbekannte und bekannte Erinnerungen zusammenbringen. Allerdings wird das Aufdecken von wichtigen Kindheitstraumen auch mit kathartischen Reaktionen einhergehen. Diese Katharsis kann, wenn sie tief genug geht, das Ablaufen der weiteren Krisenphasen verhindern oder mildern. Der große Selbstanalytiker und autobiographische Selbsttherapeut E.P. Farrow schreibt:

> »Sobald man sich eine respektable Gedankenmasse durch ihre schriftliche Niederlegung aus dem Kopf geschlagen hat, klingen die Verdrängungen ab, der Kopf wird klarer, und bald packt man alles, was im täglichen Leben Vorrang beansprucht, viel herzhafter an als vorher.« (Farrow 1984, S.18)

Freud charakterisierte die kathartische Reaktion mit den Worten: »Die Katharsis hebt die Wirksamkeit der ursprünglich nicht abreagierten Vorstellung dadurch auf, daß sie dem eingeklemmten Affekte (...) den Ablauf durch die Rede (bzw. Schreibe) gestattet« (Freud/Breuer 1970, S. 18).

Die kathartischen Reaktionen umfassen die Gefühle, die in der krisenauslösenden Situation auftreten, nämlich Trauer, Angst, Beschämung und Zorn. Die Spannungszustände können im Schreiben durch Katharsis gelöst werden. Dabei erscheint die Katharsis selbst als »unwillkürliches Lachen bei Beschämung und Zorn, heiße Schweißausbrüche bei Zorn, Zittern und kalter Schweißausbruch bei Angst, Weinen bei Trauer« (Scheff 1983, S. 63).

Alle diese Gefühle während der Erinnerungsarbeit finden, wie Freud feststellte, »in der Sprache ein Medium ... mit dessen Hilfe der Affekt nahezu ... abreagiert werden kann. In anderen Fällen ist das Reden (oder Schreiben) selbst der adäquate Reflex, als Klage und als Aussprache für die Reinigung eines Geheimnisses, analog zur Beichte« (Freud/Breuer 1970, S. 11).

Die heilende Wirkung der Katharsis wurde von vielen anderen Psychotherapeuten beobachtet und bestätigt: »Das Bewußtsein von seiner eingefleischten Konditionierung nimmt in der Katharsis Verbindung auf zu einem in jeder Zelle anwesenden Urwissen und öffnet sich für die transzendente Erfahrung, in der die Person für kurze Zeit raumzeitliche Bedingtheit überwindet« (Corsini 1994, S. 94).

Auch in der Gestalttherapie von Fritz Perls und der aus ihr hervorgegangenen integrativen Therapie spielt die Katharsis die entscheidende Rolle der Heilung. »Grundlegende Begriffe, die für die integrative Therapie Bedeutung haben, sind unter anderem: Katharsis, Abreaktion und Unbewußtes« (Corsini 1994, S. 416).

Das Katharsismodell läßt sich auch in der Orgontherapie W. Reichs, in der Primärtherapie A. Janovs und im Psychodrama von Moreno finden.

Die Wirkung der Katharsis kann in der Phase des Erinnerns sehr hilfreich sein. Die kathartischen Wirkungen heißen:
- Entspannungsgefühle
- verstärkte Klarheit im Denken und in der Wahrnehmung
- verstärktes Sozialempfinden
- vertiefte Solidarität mit den Leidenden (Scheff 1983, S. 57)

In vier Evaluationsstudien, die in der Klaus-Grawe-Studie »Psychotherapie im Wandel« (Zürich 1993), welche über die bis 1984 erschienen Psychotherapiestudien berichtete, nicht vorkommen, konnte der heilende Wert der schriftlichen Katharsis bestätigt werden.

Die Morrison-Studie stellte 1978 fest, daß Schreiben hilft, »gleiche und unterschiedene Lebenskrisen und ihre Bewältigung zu erleben« (Morrison 1987, S. 69).

Die Kelley-Studie fand 1990 heraus: »Schreiben dient der Befriedigung emotionaler Bedürfnisse« (Kelley 1990, S. 66 ff.).

Die Nietsch-Untersuchung stellte 1990 fest: »Schreiben fördert die kathartische Abreaktion von verdrängten Gefühlen und vermittelt die folgende Erleichterung und Verbesserung der Stimmung« (Nietsch 1990, S. 58).

Die Bristol-Studie fand 1996 folgende quantitative Daten über das kathartische Schreiben heraus:
- »65% der Befragten erlebten beim Schreiben einen Abbau von Streß;
- 12% leisteten durch Schreiben erfolgreiche Trauerarbeit;
- 6% verbesserten beim Schreiben ihre Stimmung;
- 6% überwanden Depressionen durch Schreiben;
- 5% lösten durch Schreiben emotionale Eheprobleme« (Phillip/Robertson 1996, S. 332).

Das autobiographische Schreiben sollte für die Hervorrufung der kathartischen Reaktion bei der Bearbeitung von Kindheitserinnerungen folgende Methoden verwenden:

- Brainstorming
- das Zeichnen von Handkarten
- Maltexte
- Freewriting
- Mind-Mapping usw.

(Schuster 1995, S. 49-132; Lane 1995, S. 14-70; von Werder 1996 a).

Wir stellen hier die zentralen Methoden der Erinnerungsarbeit in Krisenauslösesituationen vor: die freie Assoziation und das freie schnelle Schreiben.

a) Die Methode der freien Assoziation entwickelte Sigmund Freud auf Vorschlag seiner Patienten. Die Aufgabe lautet: »Schreiben Sie alles auf, was Ihnen einfällt oder schreiben Sie alles, was Ihnen zum Problem Ihrer Krise einfällt.«

b) Das schnelle unzensierte Schreiben wird als autobiographische Methode zuerst von dem deutschen Schriftsteller Ludwig Börne 1823 in seinem Aufsatz »Die Kunst, in drei Tagen ein Originalschriftsteller zu werden« vorgestellt. Börne schreibt: »Nehmt einige Bogen Papier und schreibt drei Tage hintereinander, ohne Falsch und Heuchelei alles nieder, was Euch durch den Kopf geht. Schreibt, was Ihr denkt von Euch selbst, von Euren Weibern, von dem Türkenkrieg, von Goethe, von Fonks Kriminalprozeß, vom Jüngsten Gericht, von Euren Vorgesetzten – und nach Verlauf der drei Tage werdet Ihr vor Verwunderung, was Ihr für neue unerhörte Gedanken habt, ganz außer Euch kommen. Das ist die Kunst, in drei Tagen ein Orignialschriftsteller zu werden« (Börne 1969, S. 311).

Diese Methode des schnellen unzensierten Schreibens hat der englische Selbstanalytiker E.P. Farrow, auf dessen kathartischen Ansatz wir schon hingewiesen haben, in den Jahren 1924 bis 1926 zur Bearbeitung der Auslösesituation einer Lebenskrise ausprobiert.

In bezug auf seine Lebenskrise kam er mit der kathartischen Mehode des schnellen unzensierten Schreibens zu folgenden Ergebnissen:

Jahre	Stunden	Ergebnisse
1924	11	Särge, Kisten, Kommoden
	17	Interessen für das Universum
	18	Stierhörner, Tod des Stiers
	100	Fischgräte verschluckt: Lösung eines Kindheitstraumas
1925	280	Ausreißen eines Milchzahnes: körperliche Schädigung

Jahre	Stunden	Ergebnisse
1925	290	Zerteilen eines Fisches: Angst vor körperlicher Schädigung
	300	Kastrationsszene mit der eigenen Tante
1926	450	Schläge wegen Stillwunsch mit 6 Monaten (Ursprung seiner Angst vor Frauen)
	500	gewaltsame Trennung von der stillenden Mutter durch den schlagenden Vater (Ursprung seines Narzißtischen Urtraumas)

(von Werder 1990, S. 44-47)

Mit dem schnellen unzensierten Schreiben hat Farrow sich durch alle Schichten der Erinnerung und bis zum Urtrauma seines Lebens vorgearbeitet. Mit der Aufdeckung dieses kindlichen Urtraumas verschwanden bei ihm seine übermäßigen Ängste vor Frauen. E.P. Farrow kann so zu einer Leitfigur der Erinnerungsarbeit mit dem freien schnellen Schreiben und der schriftlichen Bearbeitung der Auslösesituation von Lebenskrisen werden.

Wiederholen: Autobiographisches Schreiben in Krisenhöhepunkten

Durch die systemische Befassung mit biographischem Material, nach dem Modell des ganzen Lebenslaufes von E. H. Erikson: »Der vollständige Lebenszyklus« (Frankfurt 1986), der 8 Krisenstufen, 5 davon in der Kindheit und 3 im Erwachsenenalter unterschied, können Sie Kraft aus Ihrer Selbstbiographie gewinnen.

Das hat folgende Gründe:

1. Ihre biographischen Erinnerungen verursachen auf jeden Fall aktuelle Gefühle. Bringen Sie Ihre Biogarphie in Ordnung, dann werden die Gefühle folgen.
2. Ihre biographischen Erinnerungen beeinflussen über Ihre Gefühle auch Ihr Verhalten.
3. Ihre autobiographische Sichtweise beeinflußt Ihre Gedanken. Sie sehen die Welt nicht objektiv, sondern mit der Brille Ihrer Selbstbiographie. Wenn Sie diese Brille schärfen, sehen Sie auch die Welt klarer.
4. Durch das wiederholte Erleben biographischer Erinnerungen gewinnen Sie mehr Kontrolle über Ihre Selbstbiographie. Sie können die kindliche Sicht der Dinge, die noch in Ihnen steckt, aufgeben und die Welt

aus der Sicht eines Erwachsenen sehen, weil die Ereignisse Ihrer Lebensgeschichte durch Schreiben auf das erwachsene Maß reduziert worden sind.

Zum systemischen Verständnis Ihrer Krise gehören folgende Einsichten:

1. Ihre Erinnerungen sind nur eine Sicht Ihrer Entwicklung. Sie können diese Sicht verändern.
2. Sie können Ihr Verständnis der eigenen Vergangenheit ändern, indem Sie Ihre Erinnerungen häufig durchgehen. Relativieren Sie alle kindlichen Erlebnisweisen Ihrer wichtigsten Lebenserlebnisse vom Standpunkt des Erwachsenen, der das rationale Denken beherrscht.
3. Wenn Sie die Sichtweise Ihrer Erinnerung verändern, verändern Sie auch Ihre heutige Sicht der Dinge.
4. Sie sitzen nicht in der Erinnerungsfalle fest, die Sie sich vor Jahren selbst gestellt haben und lassen Ihre heutigen Handlungsweisen nicht durch kindliche Gefühle beeinflussen (Leman/Carlson 1994, S. 119).

Das Wiederholen der Krisengeschichte fördert das Verstehen der Lebensgeschichte und kann die Beziehungen zu den eigenen Eltern, Geschwistern, zum eigenen Lebenspartner und zu den Kindern verbessern helfen. Durch das Wiederholen erkennen Sie Ihre Charakterzüge, Ihr Lebensmotto, Ihren Lebensstil, Ihr Lebensziel und Ihr Lebenssystem. Sie erkennen, wie Ihre autobiographische Prägung mit denen Ihrer Mitmenschen harmoniert oder im Konflikt liegt. Gerade an den biographischen Ursachen der zentralen Lebenskonflikte ist mit selbstbiographischem Schreiben zu arbeiten.

Für das Wiederholen im systemischen Sinn hat das autobiographische Schreiben verschiedene Methoden entwickelt: z.B.: Fragebogen zu allen wichtigen Lebensereignissen (Thomas 1992), die Arbeit mit dem Lebenspanorama (Petzold 1993, S. 95-142), Kerngeschichten (Lane 1995, S. 51-70). Dazu kommen folgende weitere Methoden: Lebensleiter, Lebensbrief, Lebensliste, Lebenslauf, Journal, persönliche Mythen, autobiographisches Lesen, Lebenschroniken, Dialogmethode, Lebenscluster und Lebens-Mind-map, aber auch spezifische systemische Methoden wie: Genogramm, familiäres Soziogramm und familiäre Rollenanalyse (von Werder 1996 a, S. 73-143).

Das Verständnis Ihrer 8 Krisen im Lebenslauf (nach E.H. Erikson) wird Ihnen in der Krisensituation nicht so leicht gelingen. Das Verständnis von wichtigen Krisen ist eine lebenslängliche Aufgabe »Das Auffassen und Deuten des eigenen Lebens durchläuft eine lange Reihe von Stufen«, schreibt Wilhelm Dilthey (Dilthey 1974, S. 251). Das Geheimnis der eigenen Person »reizt zu immer neuen und tieferen Versuchen des Verstehens. Und in solchem Verstehen öffnet sich das Reich der Individuen, das Menschen und ihre Schöpfungen umfaßt« (Dilthey 1974, S.262). Das Verständnis der eigenen Krise ist durch folgende Methoden nur deshalb annäherungsweise möglich:

1. Durch das wiederholte sich Hineinversetzen in das eigene Leben, im autobiographischen Schreiben über die Krise, werden spontan bestimmte Zusammenhänge deutlich.
2. Die gezielte Interpretation und Auslegung der selbstbiographischen Texte machen langsam verstehbar, wie der Zusammenhang zwischen Kindheit und Erwachsenenalter für das eigene Leben sich darstellt. Dabei geht es darum, die eigenen Krisen im Kontext der Krisen des Familien- und Gesellschaftssystems zu sehen.
3. Das Verstehen der Krisenbiographie führt zu einem Prozeß der Selbsthermeneutik. Der Schreiber dringt durch das wiederholte schriftliche Niederlegen der eigenen Krisenerlebnisse in immer tiefere Zusammenhänge zwischen Kindheit und Familien- bzw. Gesellschaftssystem ein.
4. Das hermeneutische Selbstverständnis wird »ein intellektueller Prozeß von höchster Anstrengung, der doch nie ganz realisiert werden kann« (Dilthey 1974, S.280).
5. Allerdings lassen sich die selbstbiographischen Texte nach der Deutungsmethode von Sigmund Freud (auch im Bezug auf das biographische Unbewußte) und nach C.G. Jung (im Bezug auf kollektive Archetypen) oder nach Alfred Adler (im Bezug auf Lebensziel und Lebensstil) oder E.H. Erikson (im Bezug auf die 8 Lebenskrisen und systemischen Identitätskrisen) deuten.

Diese wichtige Deutung der eigenen Krisentexte kann der Schreiber oder die Schreiberin selbst vollziehen oder in einer Schreibgruppe durch die Teilnehmer dieser Gruppe unterstützen lassen.

Durcharbeiten: Autobiographisches Schreiben zur Bewältigung und Reorganisation nach der Krise

Das Verständnis der eigenen Krise steigt erheblich, wenn sie mit anderen geteilt, kommuniziert und kommentiert werden kann. Die literarische Durcharbeitung der eigenen Krisengeschichte kann diesen Teilungs-, Kommunikations- und Kommentierungsprozeß erheblich unterstützen. Die Transformation alltäglicher Krisentexte in literarische Texte ist deshalb ein wichtiger Schritt der eigenen Krisenbewältigung, der bei den meisten Schreibern in Krisensituationen einfach nicht berücksichtigt wird.

Die Umwandlung von selbstbiographischen Texten in literarische Texte ist die wichtigste Stufe, um mit Hilfe des autobiographischen Schreibens die Geschichte der eigenen Krisen zu verstehen. Schon Freud nannte zwei Mittel, um die häufige Banalität und den unerträglichen Exhibitionismus autobiographischer Texte zu überwinden. Diese Mittel sind:

1. Die Milderung der egoistischen Krisensicht durch Abänderungen und Verhüllungen.
2. Die Transformation der banalen Sprache des Krisenberichtes in ästhetische literarische Formen, Ausdrucks- und Schreibweisen.

Die literarische Transformation hat nicht nur positive Wirkung auf den Leser von biographischen Krisenberichten, sondern auch auf den Schreiber selbst, der sich, wie Sigmund Freud schreibt, in den Stand gesetzt sieht, seine Phantasien »nunmehr ohne jeden Vorwurf und ohne Schämen zu genießen« (Freud 1969, Bd.7).

Wie J. W. Goethe mit seinem Buch »Werthers Leiden« kannte auch Rainer Maria Rilke den hohen Wert der literarischen Gestaltung autobiographischer Krisen. Rilke wandte sich dagegen, nur biographische Texte zu schreiben, die zeigen wollen, »wo es weh tut«. Er forderte die Transformation des Leidens in Ästhetik und sagte, man solle: »Hart sich in die Worte verwandeln, wie der Steinmetz einer Kathedrale sich verbissen umsetzt in des Steines Gleichmut.« Über den oberflächlich dichtenden Selbstmörder Wolf Graf von Kackreuth schreibt Rilke in seinem Nachruf: »Hättest du nur einmal gesehen, wie Schicksal in die Verse eingeht und nicht zurückkommt, wie es drinnen Bild wird und nichts als Bild ... du hättest ausgeharrt« (Rilke 1978, S. 66).

Das Durcharbeiten der alltagssprachlichen Krisentexte zur Bewältigung und Reorganisation nach der Krise muß also mit literarischen Mitteln und mit dem Ziel geschehen, aus banalen selbstbiographischen Informationen literarische Texte zu gestalten.

Bei der Herstellung dieser ästhetischen Distanz zum Kriseninhalt wird zwar das verdrängte Gefühl neu stimuliert, aber das Ergebnis »überwältigt das Ich nicht mehr« (Scheff 1983, S. 64).

Mit Hilfe der ästhetischen Distanz in der Phase des Durcharbeitens kann der Schreiber gegenüber seinen Krisenerlebnissen ein Gleichgewicht von Denken und Fühlen entwickeln. »Es besteht in dieser dritten Phase der Krisenarbeit eine tiefe emotionale Resonanz, aber auch ein Gefühl der Kontrolle. Wird das Gefühl wie Trauer bei ästhetischer Distanz neu stimuliert, wird das darauffolgende Weinen nicht unangenehm sein; es laugt weder aus, noch erschöpft es. Der Schreiber fühlt sich erfrischt, wenn es vorbei ist. Das gleiche gilt für Furcht, Zorn und Verlegenheit« (Scheff 1983, S. 67).

Für diese Durcharbeitung hat das autobiographische Schreiben verschiedene Methoden entwickelt, die selbstbiographische Texte in literarische Prosa, Szene oder Lyrik verwandeln helfen.

Das prosaische Durcharbeiten

Am Anfang der Verwandlung der Krise in Literatur steht das Märchen. Es geht darum, den eigenen bisherigen Lebenslauf als Märchen darzustellen. Die Kindheit wird zum Anfangskonflikt, Jugend und Erwachsenenalter zum Kampf mit der Krise und die Zukunft erscheint als Lösung der Krise. Die eigene Biographie wird in drei Abschnitten im Märchencluster (mit den drei Kernworten A = Anfang, S = Suche, L = Lösung) untergebracht und als Märchen geschrieben (von Werder 1993, S. 158).

Eine weitere Möglichkeit der Literarisierung der Krise eröffnet ihre Umwandlung in einen persönlichen Mythos. »Über die Zeit der letzten 25 Jahre«, schreibt Robert Atkinson, ein amerikanischer Lehrer des kreativen Schreibens, »habe ich die Erfahrung gemacht, daß das, was Josef Champbell den Monomythos nennt, das beste Schema ist, um meinen persönlichen Mythos zu schreiben und mit anderen zu kommunizieren« (Atkinson 1995, S. 86). Nach Champbell entwickelt der Mythos folgende Phasen. Trennung des Helden oder der Heldin, Initiation des Helden oder der Heldin in Ereignissen der Anderswelt und Rückkehr des Helden oder der Helden. Der Mythos erzählt also drei Abschnitte:

1. Der Held/die Heldin verläßt die Welt des Alltags und sucht die Anderswelt auf.
2. Der Held/die Heldin besteht dort fabelartige Mächte und erringt einen entscheidenen Sieg.
3. Der Held/die Heldin kehrt mit neuem Wissen in den Alltag zurück (Chambell 1978, S. 36).

Die Transformation Ihrer Krise in einen persönlichen Mythos geschieht dadurch, daß Sie zur Phase Aufbruch, zur Phase Initiation und zur Phase Rückkehr schnell und unzensiert schreiben und diese Rohentwürfe in einen echten mythischen Text verwandeln. »Wenn sie den dritten Teil fertig haben«, rät Atkinson, »sollten Sie alle drei Teile genau auf ihren Sinn hin untersuchen ... Sie werden dann erkennen, daß der ›Weg des persönlichen Mythos‹ uns nicht nur verändert, uns mehr zu dem macht, was wir sind, sondern uns auch für neue Entwicklungen öffnet« (Atkinson 1995, S. 104).

Aus wichtigen Krisengeschichten können aber auch Kurzgeschichten entstehen. Eine Kurzgeschichte verfügt über einen »unmittelbaren Einstieg, irritierende Andeutungen und Weglassungen von Zwischenschriften und häufig über einen unerwarteten offenen Schluß ohne Entscheidung, Lösung oder abschließende Bewertung« (Liebnau 1995, S. 56).

Transformieren Sie also autobiographische Krisengeschichten in Kurzgeschichten.

Um das prosaische Durcharbeiten Ihrer Krisengeschichten zu unterstützen, sollten Sie folgende Schreibtechniken ausprobieren:

1. Ersetzen Sie Ihren autobiographischen Ich-Erzähler der ersten Fassung Ihres Krisentextes durch einen Du- oder Er-Erzähler.
2. Beschreiben Sie ein wichtiges Kindheitserlebnis aus der Perspektive Ihres Bruders, Ihrer Schwester, Ihres Vaters oder Ihrer Mutter.
3. Beschreiben Sie ein Kindheitserlebnis aus der Sicht Ihrer selbst als Kind und dann aus der Sicht Ihrer selbst als Erwachsener.
4. Gestalten Sie Ihr Kindheitserlebnis als inneren Monolog.
5. Verwandeln Sie Ihren autobiographischen Krisentext in eine Textcollage, in dem Sie ihn zerschneiden und willkürlich wieder zusammenkleben. Mit dieser Technik hat Hans Henny Jahnn viele Teile seines großen Romans »Perrudja« geschrieben.
6. Benutzen Sie viele Stile der Darstellung Ihrer Krisenerinnerungen. Schreiben Sie diese Krisentexte expressionistisch, surrealistisch, dadaistisch, dramatisch, lautmalerisch, barock, usw. (Queneau 1992).

Das szenische Durcharbeiten

Beim szenischen Durcharbeiten von Krisen sollten die Krisenerinnerungen in Dialogform umschrieben werden, Sie können dabei mit folgenden Dialogtypen experimentieren:

Synthese: Sie und Ihr Gegner streiten sich und einigen sich.
Sieger: Sie besiegen Ihren Gegner. Ihr Gegner besiegt Sie.
Distanz: Sie überzeugen Ihren Gegner, Ihr Gegner überzeugt Sie von der Richtigkeit Ihrer Meinungen.
Dilemma: Sie und Ihr Gegner einigen sich nicht, freier Dialog.
Varianten: Sie variieren alle Dialogtypen (von Werder 1993, S. 115)

Das lyrische Durcharbeiten

»Noch immer bildet das Schreiben aus Traurigkeit einen entscheidenden Impuls lyrischer Produktion«, schreibt der Germanist Ludwig Völker in seiner Untersuchung »Muse Melancholie – Therapeutikum Poesie« (Völker 1978, S. 145). Völker stellt aber auch fest: »Im Prozeß der sprachlichen Gestaltung erfährt Melancholie eine Aufhebung in dem bekannten dreifachen Sinn Hegels ... Das aus Melancholie entstehende, Melancholie aufhebende Gedicht wird zum Symbol der Transzendenz« (Völker 1978, S. 29).

Die Verwandlung von tiefberührenden selbstbiographischen Krisenerfahrungen in Lyrik verspricht ein Stück ästhetischer Erbauung und Erhebung. Das kreative Schreiben stellt viele lyrische Produktionsformen und Textsorten bereit, um diese ästhetische Erbauung zu erzeugen. Da gibt es die ABCdarien, das Arkrostichon, das Anagramm, das Lipogramm, die Vokalhäufung, den Haufenreim, das Figurengedicht, das Haiku, das Rubai, das Elfchen usw. (von Werder 1996 a, S. 260-267).

Als Beispiel für Kriseneĺfchen, wollen wir nun einige Kurzgedichte aus einem autobiographischen Seminar zum »Schreiben in Lebenskrisen« vom Jahr 1995 vorstellen:

Türkis
ein Edelstein
inmitten der Krise
Strahlen durchdringen die Dunkelheit
Kraft!

Blau
die Mohnblumen
in meiner Kindheit
Strahlen in meine Augen
Lebendigkeit!

Licht
ein Feuer
über dem Meer
durchleuchtet meine alte Verzweiflung
Hoffnung!

Alle diese Elfchen fassen das Phänomen der Durchdringung der Dunkelheit durch die Erkenntnis des Lichtes eindrucksvoll zusammen und geben einen Hinweis auf die entscheidende Dimension der poetischen Überwindung von Depression und Verzweiflung.

Das autobiographische Schreiben über Krisen kann auch durch das philosophische Schreiben ausgebaut werden (von Werder 1996 b). Allerdings gerät das autobiographische Schreiben bei der Bewältigung von Lebenskrisen auch an Grenzen. Diesen Grenzen wollen wir uns jetzt zuwenden.

Grenzen und Chancen des Verstehens von Lebenskrisen durch autobiographisches Schreiben

Die Grenzen des Verstehens der eigenen Lebensgeschichte in Lebenskrisen durch autobiographisches Schreiben können zum Teil in auftretenden Schreibstörungen liegen oder in der fehlenden Kenntnis von Regeln zum flüssigen Schreiben überhaupt. Schauen wir uns diese beiden Störungsmöglichkeiten nun genauer an.

Schreibstörungen

Schreibstörungen beim Schreiben in Lebenskrisen können in vielfältiger Form auftreten.

So berichtet der schon erwähnte E. P. Farrow beim autobiographischen Schreiben seiner Lebenskrise über folgende Störungen:

- Schreibblockaden;
- Depressionen;
- Zögern und Schwanken beim Assoziieren;
- Schreibzwänge, die zu einem Schreiben ohne Ende führten;
- Scham und Angst vor Peinlichem und vor Wahnsinnsideen;
- bedrückende Regressionen in tiefe, lang vergessene Leiden;
- Aufdeckung von morbidem und asozialem Materialien, die oft ganz kurios anmuteten;
- belastende Erkenntnisse der narzißtischen Urkränkung, die mit Verwunderung, eisigem Schrecken, Grauen, Trauer, Schauder, Schuldgefühlen und sexueller Erregung einhergingen und das Schreiben zeitweise unmöglich machten.

Die Gründe für Schreibstörungen können vielfältig sein. Dabei sind seelische von körperlichen Ursachen zu unterscheiden. Seelische Ursachen liegen im Bereich der Angst vor der Selbsterkenntnis, vor infantilen Phantasien, vor Ich-Aufblähung und vor sozialer Isolation (Bergler 1952).

Körperliche Ursachen liegen in der Verkrampfung der Schreibhand oder in Kopf- und körperlichen Streßschmerzen mit jeweils verschiedener Begründung.

Eine der meisten Ursachen für Schreibstörungen in Krisensituationen liegt im fehlenden Wissen, wie der autobiographische Schreibprozeß richtig gehandhabt wird. Deshalb wollen wir am Ende unserer Ausführungen neun Regeln für das flüssige Schreiben in Krisensituationen vorstellen:

Neun Regeln autobiographischen Schreibens vor, in und nach der Krise

1. Das leichte autobiographische Schreiben vor, während und nach der Krise verlangt nicht mehr als den festen Vorsatz, jeden Tag etwas autobiographisches zu schreiben, ohne große Erwartungen, strenge Kritik, ohne tiefe Enttäuschungen – eben leicht, flüssig und lustvoll.
2. Lernen Sie mit kurzen täglichen kleinen Schreibphasen zufrieden zu sein, an die sie keineswegs am Abend schon mit gespannten Erwartungen für den nächsten Tag denken müssen.
3. Vermeiden sie endlose Schreiborgien, die nicht enden wollen. Sie schreiben sich so in euphorische Zustände hinein, die später von brutalen Depressionen abgelöst werden. Achten Sie beim autobiographischen Schreiben auf den Wechsel von Kreativität und Erholung.
4. Schreibstörungen sollten als Maßnahmen des Selbstschutzes und der Abwehr von unangenehmen Erinnerungen betrachtet werden, für die unser Schreiben und unser Ich noch nicht reif sind.
5. Das Selbstgespräch des schreibenden Autobiographen sollte nicht mit harten Selbstanforderungen und scharfer Selbstkritik gespickt sein, die Depressivität ankündigen, sondern mit den unterstützenden Aufmunterungen des positiven und optimistischen Denkens.
6. Der Durchbruch einer Schreiborgie mit ihren depressiven Folgen kann am besten verhindert werden, wenn das Schreiben gut geplant, durch Entspannungsübungen (wie das autogene Training) oft unterbrochen, immer kreativ stimuliert, durch literarisches Umschreiben kontrolliert und von einer mittleren Leistungserwartung begleitet wird.
7. Zu starke soziale Isolation während des Schreibens vor, während und nach der Krise schafft die Gefahr, sich als verkanntes Genie zu fühlen, das eigene Schreiben völlig überzubewerten, Größenphantasien zu entwickeln und den eigenen Text nur mit Trivialitäten und Peinlichkeiten zu füllen. Die Krise wird mit einem derartigen Schreiben nicht bewältigt, sondern nur auf einem neuen Feld wiederholt.
8. Eine gute soziale Vernetzung ist beim autobiographischen Schreiben über Krisen für jeden Schreiber erforderlich. Diese Vernetzung ermöglicht, daß der Schreibende andere an seinem Schreiben teilhaben und sich auch von ihnen mit Rat und Tat begleiten läßt. So ist seine Teilnahme an einer kreativen autobiographischen Schreibgruppe das beste Setting, das sich der Krisenschreiber wünschen kann.
9. Die literarische Transformation von alltäglichen Krisentexten sollte sich auf die Methoden des kreativen Schreibens stützen, um unnötige Belastungen in der Phase der Erholung von der Krise zu vermeiden.

Literatur

Atkinson, Robert (1995) The Gift of Stories. Westport.

Bergler, E. (1952) Writing und Psychoanalysis. New York.

Börne, Ludwig zit. nach Sigmund Freud: Zur Vorgeschichte der analytischen Technik. Gesammelte Werke. Bd. 12.

Chambell, Josef (1978) Der Heros in 1000 Gestalten. Frankfurt.

Corsini, R. J.(Hrsg.) (1994) Handbuch der Psychotherapie. Weinheim Bd. 1.

Dilthey, Wilhelm (1974) Der Aufbau der geschichtlichen Welt in den Geisteswissenschaften. Frankfurt.

Farrow, E.P. (1984) Bericht einer Selbstanalyse. Stuttgart.

Freud, Sigmund (1969) Gesammelte Werke.

Freud, Sigmund/Breuer, J. (1970) Studien über Hysterie. Frankfurt.

Kast, Verena (1991) Der schöpferische Sprung. Vom therapeutischen Umgang mit Krisen. München.

Kelley, P. (1990) The uses of writing in Psychotherapy. New York.

Lane, B. (1995) Schreiben heißt sich selbst entdecken. Augsburg.

Leman, K./Carlson, S. (1994) Kindheitserinnerungen. München.

Liebnau, U. (1995) Eigensinn. Kreatives Schreiben – Anregungen und Methoden. Frankfurt.

Morrison, M. R. (1987) Poetry as therapy. New York.

Nietsch, M. (1990) Empirische Studien zum Schreibprozeß. Berlin.

Petzold, H. (1993) Therapietagebücher, Lebenspanorama ... in der integrativen Therapie. In: Integrative Therapie, 19. Jg., Heft ½.

Phillip, R./Robertson, J. (1996) Poetry helps healing. In: The Lancet, 347.

Queneau, R. (1992) Stilübungen. Frankfurt.

Rilke, Rainer Maria (1978) Requiem für Wolf Graf von Kalckreuth. In: R. Rilke: Werder, Lutz von (1993) Lehrbuch des kreativen Schreibens. Berlin.

Scheff, T. J. (1983) Explosion der Gefühle. Weinheim.

Schuster, K. (1995) Das personalkreative Schreiben im Deutschunterricht. Hohengehren.

Thomas, K. (1992) Selbstanalyse. Stuttgart.

Werder, Lutz von (1996 a) Erinnern – Wiederholen – Durcharbeiten. Das kreative Schreiben der Lebensgeschichte. Berlin.

Werder, Lutz von (1996 b) Beklage dich nicht – philosophiere. Berlin.

Werder, Lutz von (Hrsg.) (1990) Alltägliche Selbstanalyse. Weinheim.

BARBARA SCHULTE-STEINICKE

Autobiographisches Schreiben und Autogenes Training

Erfahrungen aus Psychotherapie, Gesundheitsförderung und Schreibberatung

Immer am Abgrund entlang balanciert, die Blumen in der Hand.
Immer in Angst zu fallen. Immer in Angst zu fallen.
Und immer wieder. In Angst.
Und immer neu balanciert.
Und immer neu balanciert.
Auf der Suche nach Licht.[1]

Dies ist das Thema meines Aufsatzes: Die Verbindung von kreativem und insbesondere autobiographischem Schreiben mit dem Autogenen Training (= AT). Ich berichte über meine Erfahrungen mit dem Einsatz dieser Kombination in Einzeltherapie, Schreibberatung und Gesundheitsförderung.

Zum Ansatz

Mein Ansatz am Institut für Kreatives Schreiben in Berlin, die beiden Methoden in meiner Arbeit zu verbinden, war zunächst ein sehr persönlicher. Er lag begründet in meiner Liebe zum Schreiben, wie auch in meiner Liebe zur psychotherapeutischen Arbeit mit dem Körper und mit inneren Bildern, z.B. im Rahmen von AT-Entspannung.

Und wie das mit der Liebe so ist: Sie kann einen manchmal aufregen und auch irritieren – wenn wir Glück haben, auf eine einigermaßen produktive Weise. Was mich längere Zeit über vor allem irritiert hat in meiner Liebe zu diesen beiden Tätigkeitsfeldern, war die vergleichsweise Abstinenz der europäischen psychotherapeutischen Fachwelt gegenüber der Psychodynamik des Schreibens und ihren potentiellen psychotherapeutischen Effekten, von denen ich einige aufzeigen möchte.

Irritiert hat mich diese Abstinenz gleich aus zwei Gründen: Zum einen deshalb, weil ich denke, daß wir uns nicht leisten können, potentielle heilende Effekte zu ignorieren. Und darüber hinaus auch deshalb, weil ich der Meinung bin, daß die traditionelle europäische Psychotherapie nahezu durchgehend von diesen psychotherapeutischen Effekten des Schreibens profitiert hat, leider oft genug, ohne sie zu benennen und erst recht, ohne sie explizit zu betrachten, zu erforschen und dezidiert zu nutzen.

Eine ähnliche Tendenz, meine ich, findet sich, wenn wir uns die frühe Geschichte der Hypnose und der autosuggestiven Verfahren anschauen, zu denen eben auch das Autogene Training zählt. Heute hat sich das Bild insbesondere in der Hypnose etwas verändert, im Autogenen Training dagegen noch wenig.

Nachdem ich Ende der achtziger, Anfang der neunziger Jahre im Rahmen meiner Tätigkeit am Institut für Kreatives Schreiben in Berlin begonnen hatte, mich mit Fragen der Poesietherapie und des therapeutischen Schreibens zu beschäftigen, kam mir sehr bald die Idee, beide Verfahren miteinander zu verbinden: therapeutisches Schreiben und AT.

Schlüssig erschien mir ein solches Vorgehen vor allem deshalb, weil ich beeindruckende methodische Gemeinsamkeiten zwischen beiden sah:

- Beide Verfahren sind dazu angetan, den Menschen – schon auf der Ebene der Selbsthilfe – in Dialog mit sich selbst treten zu lassen, und
- beide Verfahren bedienen sich dazu derselben Medien: dem Medium der inneren Sprache und dem der inneren Bilderwelt mit ihren oft reichhaltigen Ressourcen.

Spannend erschien mir nun besonders die Möglichkeit, die methodische Synchronizität der beiden Verfahren – therapeutisches Schreiben und Autogenes Training – für das biographisch ausgerichtete Arbeiten in Psychotherapie und Gesundheitsförderung nutzbar zu machen. In mehreren Bereichen begann ich deshalb ab 1991, teils mit Kolleginnen und Kollegen am Institut für Kreatives Schreiben Berlin, teils allein, mit der Methodenkombination zu arbeiten: einmal in meiner psychotherapeutischen Praxis, dann in der Beratung für Menschen mit Schreibstörungen an der Berliner Fachhochschule für Sozialpädagogik, schließlich auch in der Gesundheitsförderung, in meiner Eigenschaft als Leiterin des Bereichs »Entspannung« bei der AOK Berlin. (Seit 1993 ist die Methodenkombination auch Bestandteil des Instituts-Ausbildungsgangs für Poetische Selbstanalyse.)

Leitfragen für die genauere Erforschung der Synchronizität der Methodenkombination im Rahmen der Arbeit am Institut für Kreatives Schreiben waren dabei:

- Ist die Kombination zwischen beiden Verfahren in Therapie und Gesundheitsförderung sinnvollerweise anwendbar?
- Inwieweit könnte die Kombination relevant sein insbesondere für das autobiographisch orientierte Arbeiten?

Die implizite deutsche Tradition, AT-Entspannung und Schreiben zu verbinden

Auf der Suche nach theoretischen und empirischen Ansätzen habe ich mich dann in den letzten Jahren noch einmal genauer mit der Literatur zum Autogenen Training auseinandergesetzt. Dabei bin ich unter anderem auf das schon angesprochene und für meinen Geschmack recht spannende Phänomen einer – allerdings recht implizit gebliebenen – deutschen Tradition gestoßen, die Entspannung und Schreiben verbindet, und zwar insbesondere zum Zweck der Selbstanalyse und Selbsterkenntnis.

Speziell auf die Bedeutung des Schreibens als Medium der kreativen Integration spontan auftauchender innerer Bilder im Autogenen Training hat bereits der Begründer der Methode, J.H. Schultz, verwiesen. Häufig beobachtete Schultz nämlich, daß Menschen mit inneren Bilderlebnissen im Autogenen Training eine Neigung verspürten, diese Bilder in Worte, meist in Gedichte zu fassen, auch ohne daß bis dahin in ihrem Leben das Dichten irgendeine Rolle gespielt hätte. So zitiert er in seinem Lehrbuch »Das Autogene Training« das Gedicht einer, wie er sagt, bislang »poetisch unbescholtenen« Patientin. In der Schlußstrophe heißt es dort (Schultz 1987, S. 259):

»... Von meinem Fenster sah
ich oft das sanft gewellte Land
den Fluß, der schäumend
durch das Tal, den Kreis
der Berge, dunkelblau
die Wolken, die darüber ziehen.
Ich kann es nie vergessen.«

Innere Bilder, in der Entspannung erlebt, nach der Entspannung lebendig nachvollziehbar in Worte gefaßt und damit der möglichen Bearbeitung zugänglich.

Immer wieder einmal gab es seitdem in der Didaktik des Autogenen Trainings Ansätze, den Prozeß des Schreibens in den des AT einzubinden; allerdings bislang eben wenig systematisiert und wesentlich der Neigung einzelner AT-DidaktikerInnen geschuldet:

- So empfiehlt z.B. H. Wallnöfer Übenden des Autogenen Trainings, deren Erlebnisse in der Tiefenentspannung der sogenannten AT Oberstufe kärglich oder schwer verarbeitbar scheinen, sich selbst durch das Schreiben von Märchen nach der AT-Übung einen tieferen Zugang zum eigenen inneren Prozeß zu ermöglichen.
- K. Thomas hat ein Konzept zur schriftlichen Selbstanalyse speziell für Übende des Autogenen Trainings entwickelt.
- Else Müller tritt in den letzten Jahren besonders nachdrücklich für die therapeutische Wirkung von Poesie im Autogenen Training ein. Allerdings greift sie in ihren didaktischen Vorschlägen auf poetische Texte zurück, die sie selbst gefertigt hat und die von den Menschen in der Entspannung lediglich rezipiert werden; ein regelrechtes Konzept zur Produktion von Texten unter den besonderen Bedingungen der Entspannung bietet sie nicht.

Diese Funde, sowie die Erfahrungen der eigenen Praxis mit der Methodenkombination warfen bald weitere, spezifischere Fragen nach dem Zusammenhang zwischen beiden Verfahren auf, auf die ich in der deutschen Literatur dann keine so schlüssigen Antworten mehr fand. Z.B.:

- Was ließe sich denn im einzelnen konkret tun, um das therapeutische Potential eines Verfahrens, wie des AT mit Hilfe von Schreibtechniken möglichst effektiv zu nutzen? Reicht es, ist es sinnvoll, Menschen nach oder auch vor einer AT-Entspannung einfach schreiben zu lassen, oder könnten bestimmte, z.B. kreative oder therapeutische Schreibmethoden hier gezielt Unterstützung leisten? Und wenn ja, welche Techniken wären in welchem Fall angebracht?
- Könnte vielleicht auch umgekehrt das therapeutische Potential der Arbeit mit der inneren Bilderwelt, wie es in der Entspannung oder auch in imaginativen psychotherapeutischen Verfahren genutzt wird, bei Menschen, die gern schreiben, auf ähnlich produktive Weise direkt im therapeutischen Schreiben erschlossen werden?
- Und vielleicht sogar auch noch einmal andersherum: Können denn Verfahren, die mit inneren Bildern arbeiten, Menschen helfen, die z.B. beruflich schreiben und die unter Schreibblockaden leiden – wie wir alle ja ab und an einmal –, den Zugang zu ihren eigenen kreativen Ressourcen wiederzufinden?

In der Auseinandersetzung mit diesen Fragen halfen mir vor allem die angloamerikanische Poesietherapie und Ansätze des poesietherapeutisch orientierten Selbstmanagements.

Die Tradition der amerikanischen Poesietherapie und des »Schreibens in Entspannung«

Vor allem in den USA ist das Schreiben als Methode von Selbstmanagement und Gesundheitsförderung heute ähnlich gut etabliert wie das »Schreiben als Therapie« in der sogenannten »Poetry Therapy«. Letztere gehört mittlerweile in vielen Settings und bei unterschiedlichen Symptombildern zum Standard des therapeutischen Arsenals. Amerikanische Autorinnen und Autoren unterscheiden dabei jenseits der unterschiedlichen poesietherapeutischen Ansätze in relativer Einmütigkeit folgende Aspekte des therapeutischen bzw. selbsttherapeutischen Schreibens:

- die Inhalte, zu denen geschrieben wird, sind vorwiegend Inhalte von hohem emotionalem Stellenwert, die meist der Phantasie- oder Erinnerungswelt der Klientinnen und Klienten und damit ihrer inneren Bilderwelt zuzurechnen sind;
- den Prozeß des Schreibens selbst, der im Fließen dieser Inhalte – also im Ausdrücken dieser Bilder und der sie begleitenden Gefühle durch Sprache – eine befreiende u.U. auch kathartische Wirkung zeitigen kann und
- die gezielte Weiterarbeit am entstandenen Text, die sowohl im Einzel-, als auch im Gruppengespräch, und auch in der sekundären Bearbeitung stattfinden kann, also in der Umarbeitung des Textes, seiner Bilder und – gleichzeitig – der damit assoziierten Gefühle.

Alle drei Aspekte beziehen sich also auf den Sprache-Bild-Zusammenhang. Und diesem geschuldet, wird therapeutisches Schreiben in den USA offenbar recht häufig mit Verfahren kombiniert, die die innere Bilderwelt ansprechen.

So betont z.B. der amerikanische Creative-Writing-Dozent R. Johnson in seinem auch ins Deutsche übersetzten Buch »Ich schreibe mir die Seele frei« (Johnson 1995), daß gerade der Zustand körperlicher Entspannung der kreative Zustand sei, in dem ein lebendiges Fließen innerer Bilder und damit auch lebendiges Schreiben möglich sei. Entspannungsübungen als Schreibeinstieg empfiehlt Johnson aus diesem Grunde z.B. für Menschen, die beruflich schreiben und ihre Schreibfähigkeit verbessern bzw. ihre Schreibblockaden überwinden möchten. Darüber hinaus hat er eine Technik des kreativen Tagebuchschreibens entwickelt, die er als Selbstmanagement-Methode kombiniert mit Entspannungsübungen lehrt.

Der Poesietherapeut Arthur Lerner schlägt als Einstieg ins therapeutische Schreiben Meditationsübungen vor, die helfen sollen, die Konzentration nach innen zu richten.

Der Psychotherapeut Epstein geht genau andersherum vor. Er nutzt posietherapeutische und andere kreative Schreibtechniken im Rahmen seiner »Wachtraumtherapie«. Dabei läßt er Klientinnen und Klienten zu den Erlebnissen und Erfahrungen schreiben, denen sie sich jeweils gerade zuvor im therapeutischen Tagtraumgeschehen ausgesetzt haben. Auf diese Weise kann die Distanzierung vom inneren Bildgeschehen und dessen Verarbeitung erleichtert werden.

Und auch in der Arbeit mit Menschen, die starken autoimaginativen und möglicherweise selbsthypnotischen Prozessen ausgesetzt sind, deren innere Bilderwelt sich also manchmal spontan und unerwünscht ins Alltagsleben hinein »meldet«, werden in den USA durchaus gezielt therapeutische Schreibtechniken eingesetzt. So werden in der amerikanischen psychotherapeutischen Literatur, aber auch in entsprechenden Selbsthilferatgebern Menschen mit multipler Persönlichkeitsstörung spezifische Schreibtechniken empfohlen, wie z.B. Mapping, Führung eines Journals mit genügend Platz für die unterschiedlichen Persönlichkeitsanteile und dialogisches Schreiben.

Therapeutisches bzw. selbsttherapeutisches Schreiben und Arbeit mit und an inneren Bildern – zwei Verfahren, die offenbar recht gut zusammengehen. Beeindruckt hat mich in der Auseinandersetzung mit der angloamerikanischen Literatur jedoch noch ein ganz anderes Element. Ich meine die Indikationsstellung des therapeutischen und selbsttherapeutischen Schreibens. Diese wird seit den siebziger Jahren in unterschiedlichen Zusammenhängen und Settings erforscht. Aufschlußreich für die Zusammenhänge zwischen therapeutischem Schreiben und Autogenem Training ist dabei dreierlei:

1. Für die Techniken des Schreibens als Selbsthilfeinstrument wird die Indikationsstellung ähnlich breit angesetzt wie bei uns für das Autogene Training als Entspannungsverfahren im Rahmen von Gesundheitsförderung.
2. Die spezifisch psychotherapeutische Indikationsstellung des therapeutischen Schreibens wird weiter gefaßt als bei uns für das Autogene Training: siehe den Einsatz therapeutischer Schreibtechniken bei Multipler Persönlichkeitsstörung oder z.B. bei psychiatrischen Erkrankungen. Jedoch gelten nahezu alle therapeutischen Indikationen des AT, wie sie bei uns benannt werden, auch als Indikationen therapeutischer Schreibtechniken.

   Das aktuellste Beispiel ist hier wohl die »Bristol Studie«: Aufgrund eines Aufrufs ähnlich dem der Münsteraner Universität im Frühjahr 1996 zur Einschickung von Texten, die Patienten und/oder Ärzte als heilend eingestuft hatten (noch jenseits irgendeiner psychotherapeutischen Schreibtechnik) beschreiben britische Sozialmediziner heilende Effekte des Mediums »Schreiben« u.a. bei Depresionen (6%), zu leistender Trauerarbeit (12%) und Streßsymptomen (65%). Insbesondere letzte sind eine klassische Indikation zum Autogenen Training.

3. Und schließlich wird das therapeutische Schreiben im Rahmen psychotherapeutischer Interventionen offenbar ähnlich vielfältig eingesetzt wie bei uns das Autogene Training, nämlich gleichermaßen im Rahmen von stützender und aufdeckender Arbeit sowie als Selbsthilfetechnik, z.B. für die Zeit zwischen den einzelnen Sitzungen.

Dieser vielfältigen Nutzbarkeit in unterschiedlichen psychotherapeutischen Zusammenhängen wegen wird das AT bei uns z.B. von Binder und Binder auch als Basispsychotherapeutikum bezeichnet – eine Bezeichnung, die wohl mit gutem Grund auch auf das therapeutische Schreiben bezogen werden könnte.

Der Zusammenhang: Autobiographisches Schreiben im Autogenen Training

Was ich allerdings nun wiederum nicht fand auf meiner Lesereise durch die angloamerikanische Schreib-und Poesietherapie, waren Hinweise auf ein Phänomen, das sich mittlerweile in meiner eigenen Arbeit immer deutlicher herausstellte: auf den direkten inhaltlichen Zusammenhang nämlich zwischen Entspannungstraining – in meiner konkreten Arbeit ja nach wie vor das Autogene Training –, therapeutischem Schreiben und spezifisch autobiographischer Arbeit.

Die Gründe, wie sie sich mir bislang darstellen, sind folgende:

- Die Nähe des Schreibens selbst – insbesondere des Schreibens im Rahmen von Selbsterfahrung – zum Aufkommen biographischer Anteile.
- Dann hilft die Entspannung – sei es vor dem autobiographischen Schreiben, sei es anschließend zur Vertiefung der Schreiberfahrung – Menschen, sich in Bezug auf das Schreiben und seine Inhalte zu zentrieren. Daß es sich beim AT um ein Entspannungverfahren handelt, das methodische Gemeinsamkeiten mit dem Schreibprozeß hat – eben die Nutzung von Sprache und inneren Bildern –, intensiviert diese Zentrierung meiner Erfahrung nach noch.
- Schließlich ist gerade das Autogene Training – auch im Vergleich mit anderen Entspannungsverfahren – eine Methode, die sich auch durch ihren inhaltlichen Aufbau gut eignet, autobiographisches Material wieder zu beleben.

- Ich möchte diese Zusammenhänge zwischen Entspannung und Schreiben, sowie im besonderen zwischen AT-Entspannung und autobiographischem Schreiben gern an folgender Tabelle verdeutlichen:

Entspannung	Psychophysische Wirkung	Autogenes Training	Biographischer Zusammenhang	Mögliche Schreibmethoden
körperlich	- Aktivierung des Parasympathikus: Regeneration - Synchronisierung der Hirnwellen: Zustand erhöhter Kreativität	AT-Grundstufe: - körperliche Entspannung, Organübungen - evtl. Stärkung durch angenehme innere Bilder	- Biographie des Körpererlebens - Biographie der guten Erinnerungen/ Ressourcen	- assoziativ, lyrisch-bindend - imaginativ, seriell
seelisch-geistig	Auftauchen innerer Sprache und innerer Bilder	Fortgeschrittenenstufe: formelhafte Vorsatzbildung und Antizipation	Biographie der eigenen Einstellungen und Verhaltensweisen/ Finden neuer Ziele	dialogisch, lyrisch-bindend
spirituell-transpersonal	Ganzheitserfahrung	Oberstufe: Konzentration auf die meditative Erfahrung	Biographie der spirituellen Erfahrungen, biographische Öffnung zum Transpersonalen	imaginativ, fragend, beidhändig, in Meditation gebunden

Die Erfahrung, daß die Kombination von Autogenem Training und therapeutischem Schreiben hilfreich war für die Aufarbeitung biographischer Erfahrungen und die Neuausrichtung von Biographien, beeindruckte mich sehr. So vertiefte ich mich im Laufe der Zeit mehr und mehr in diese spezifische Ausrichtung der Methodenkombination, die seit einigen Jahren auch Bestandteil eines unserer Ausbildungsgänge am Institut für Kreatives Schreiben ist. Es zeigte sich, daß beide Methoden Möglichkeiten in sich trugen, autobiographische Zusammenhänge plastisch zu machen, spezifische Erfahrungen wiederzubeleben, entweder direkt oder in der symbolisch verschlüsselten Form, die der Bilderwelt des Unbewußten manchmal inne ist. Es zeigte sich die Möglichkeit, Zukunftsentwürfe stimmig mit den eigenen Intentionen zu entwickeln, z.B. im Rahmen der kreativen formelhaften Vorsatzbildung. Und es zeigte sich, wie lebendig das meditative Potential des Autogenen Trainings (Oberstufe) und das des kreativen Schreibens einander verstärken konnten.

Was mich persönlich am meisten ansprach, war die Erfahrung der Vielfalt, in der die Methodenkombination anwendbar ist. Psychotherapie, Gesundheitsförderung und Selbsthilfe – das ist ein recht breites Feld für den Einsatz spezifischer Methoden und Techniken und eher ungewöhnlich für Techniken und Methoden, die einigermaßen in die Tiefe gehen. Hier kommt der Methodenkombination zugute, daß tatsächlich beide Methoden, jede für sich, sowohl in unterschiedlichen psychotherapeutischen Zusammenhängen, als auch eben in Selbsthilfe und Selbstmanagement einsetzbar und bereits erprobt sind.

Praxis des autobiographischen Schreibens mit Autogenem Training

Am Institut für Kreatives Schreiben hat Lutz von Werder bereits in den achtziger Jahren die amerikanischen Ansätze poesietherapeutischer Arbeit in den Zusammenhang der europäischen Tradition von Tiefenpsychologie und Psychoanalyse gestellt. In diesem Zusammenhang hat er ein tiefenpsychologisch fundiertes Curriculum zur poetischen Selbstanalyse entwikkelt, und das Berliner Institut bietet seit 1987 eine entsprechende Ausbildung für Fachkräfte aus dem psychosozialen und kulturpädagogischen Bereich an. Seit 1990 ist dieses Curriculum erweitert worden, zunächst um Einzelangebote aus dem Bereich des Autogenen Trainings. Seit 1993 ist die Ausbildung in Grund- und Fortgeschrittenenstufe des Autogenen Trainings unter besonderer Berücksichtigung der angesprochenen Zusammenhänge zwischen Autogenem Training und kreativem Schreiben integrierter Bestandteil dieses Ausbildungsganges. Das Ausbildungscurriculum ist u.a. erprobt worden in viersemestrigen Projektstudiengängen mit integrierter Praxisphase im Rahmen der Ausbildung zukünftiger SozialpädagogInnen an der Alice-Salomon-Fachhochschule Berlin unter Supervision des Hochschuldidaktischen Zentrums dieser Schule. Kurse und Gruppen mit der Methodenkombination »AT und kreatives Schreiben« sind in diesem Zusammenhang bereits im Rahmen der Betreuung von Kur-PatientInnen und in heilpraktischen Praxen, in Frauen- und SeniorInnen Schreibwerkstätten, in der Lehrer- und Erzieherfortbildung und in der Beratung und Betreuung Studierender angeboten worden.

Gerade im letztgenannten Bereich scheint die Methodenkombination einem breiten Bedürfnis zu entsprechen. Studierende kommen immer weniger zurecht ohne den gezielten Einsatz von Techniken des Selbstmanagements, häufig zugleich aber auch von Techniken, die helfen, erworbenes bzw. neu zu erwerbendes Wissen in bisherige Deutungsmuster zu integrieren bzw. diese gezielt zu erweitern (z.B. von Werder 1994; Schulte-Steinicke 1996). So erscheint es nur folgerichtig, daß die Methodenkombination, ausgehend von den an der Alice-Salomon-Fachhochschule und dem Institut für kreatives Schreiben gesammelten Forschungserfahrungen, in Berlin mittlerweile auch an der Technischen Universität, an der Humboldt-Universität und an der Technischen Fachhochschule zum Einsatz gekommen sind bzw. auch weiter kommen.

Von besonderem Interesse schließlich ist der Einsatz der Methodenkombination im Rahmen von Kursen zur Gesundheitsförderung durch die AOK Berlin. So wurden in den letzten Jahren u.a. TeilnehmerInnen von Fortgeschrittenen-Kursen »Autogenes Training«, von Kursen für Menschen mit Schlafstörungen und für Frauen in den Wechseljahren und von dem Kursangebot »Fit für die Prüfung« für Schülerinnen und Schüler, Studierende und junge Arbeitssuchende mit der Methodenkombination vertraut gemacht, und die Teilnehmer wenden sie auch selbständig zu Hause an. Damit ist der Einsatz der Methodenkombination erstmalig in das Kostenerstattungsverfahren einer Krankenkasse aufgenommen worden. Die Ergebnisse der bisherigen vorwiegend qualitativ angelegten Forschung zu den Effekten dieser Arbeit insbesondere durch Intensivinterview, Text- und Inhaltsanalyse lassen sich wie folgt zusammenfassen:

- Menschen, denen es leicht fällt, sich auf das Verfahren des Autogenen Trainings einzulassen, scheint es auch leicht zu fallen, sich auf die Umsetzung innerer Bilderwelten im kreativen Schreiben einzulassen.
- Manche Menschen, denen die Disziplin des Autogenen Trainings eher schwer fällt, finden über das kreative Schreiben und das dadurch evozierte Erschließen ihrer inneren Bilderwelt einen unmittelbareren Zugang zum Erleben des Autogenen Trainings.
- Menschen in intra- bzw. interpersonellen Konfliktsituationen ist es häufig möglich, die im Rahmen der AT-Entspannung spontan auftretenden inneren Bilder mit Hilfe kreativer Schreibtechniken zu bannen und weiter zu entwickeln in Richtung Verständnis und häufig auch Lösungsmöglichkeiten des Konfliktes zu finden – ein Weg, der über die reine affektive Resonanzdämpfung des AT um einiges hinausgeht.
- Der Prozeß des genauen Aufspürens und Fokussierens innerer Konflikte im biographischen Zusammenhang im oder im Anschluß an das AT kann

durch den Gebrauch kreativer Schreibtechniken erleichtert, intensiviert und unter Umständen verkürzt werden.

- Auf diese Weise fällt es Übenden oft leichter, sich wieder auf ihre Ziele und Ressourcen bezüglich der problematischen Situation zu besinnen. Dieser Prozeß kommt wiederum den fortgeschritteneren Techniken des AT zugute: der Konzentration nämlich auf genaue, imaginativ faßbare Zielvorstellungen, der prägnanten Formulierung formelhafter Vorsätze und der Disziplin, mit diesen Techniken selbständig und regelmäßig zu arbeiten und damit die eigene Lebensgeschichte »autogen umzuschreiben«.
- Der Abstand zu Fragen des Problem- und Zielkontextes, der durch das Beiseite-legen-Können des Geschriebenen bei gleichzeitiger Möglichkeit, sich zu einem späteren Zeitpunkt in ressourcevollerem Zustand noch einmal damit auseinanderzusetzen, kann helfen, Verdrängungen weniger nötig werden zu lassen und Genesungsprozesse zu intensivieren.
- Die beiden letztgenannten Beobachtungen sprechen m.E. auch dafür, daß die Methodenkombination noch einiges unerschlossenes Potential im Rahmen von Streßprophylaxe zu bieten hat.
- Kontraindikationen zur Arbeit mit der Methodenkombination erscheinen als weitgehend identisch mit den Kontraindikationen zum Erlernen des Autogenen Trainings – sie liegen vor allem in einer unmittelbar vor dem Erpoben der Methoden akut gewordenen Krise oder im aktuellen Durchleben eines psychotischen Schubes. Dabei ist zu bedenken, daß die Methodenkombination möglicherweise eher noch stärker wirkt als der alleinige Umgang mit der Methode des Autogenen Trainings. So berichtete eine Teilnehmerin, die sich in einer akuten Krise befand und sich im Autogenen Training von inneren Bildern überwältigt fühlte, daß sie sich im Niederschreiben ihrer Erfahrung nur unvollkommen von dieser lösen konnte. Erst eine auf gesprächstherapeutischer Grundlage geführte Beratung konnte ihr aus ihrer emotionalen Situation ein Stück heraushelfen. In der nächsten Sitzung erklärte dieselbe Teilnehmerin allerdings, daß ihr nunmehr die Arbeit mit kreativen Schreibtechniken ein gutes Stück weitergeholfen habe beim Verständnis der ursprünglich als bedrohlich erlebten AT-Situation.

Ausblick – wo könnte es hingehen?

Zur Auseinandersetzung mit der Frage nach weiteren Forschungs- und Einsatzmöglichkeiten zur Anwendung der Methodenkombination läßt sich aus heutiger Sicht folgendes sagen:

- Die Bereicherung jeder der beiden Methoden durch die andere ist mittlerweile theoretisch belegt und qualitativ-empirisch erwiesen.
- Der breite Bedarf und die breiten Einsatzmöglichkeiten der Methodenkombination in Psychotherapie und Selbsthilfe ist evaluiert.
- Der Einbau von Elementen kreativen Schreibens in die Didaktik des Autogenen Trainings und umgekehrt macht eine fundierte Ausbildung einschließlich eines genügend hohen Maßes an Selbsterfahrung in beiden Verfahren notwendig, damit die Lehrenden zu einem verantwortungsvollen Umgang mit der hocheffizienten Methodenkombination in der Lage sind und auch befähigt werden, einen solchen den ihnen anvertrauten Übenden zu vermitteln.
- Die spezifischen Einsatzmöglichkeiten und Indikationen für die Methodenkombination sollten noch genauer evaluiert werden.
- Als besonders bedeutsame Einsatzfelder der Methodenkombination zeichnen sich bereits ab: der Einsatz bei Streß und der Einsatz in der Betreuung von Studierenden, möglicherweise auch von Schülerinnen und Schülern. Hier sollte ebenfalls genauer evaluiert werden, um einen paßgenauen Einsatz der Methodenkombination für diese Zielgruppe und ihre möglichen Untergruppen entwickeln zu können, wie z.B. das spezielle Angebot des Hochschuldidaktischen Zentrums (HDZ) für Frauen (Schulte-Steinicke 1996).

Zudem erscheint es sinnvoll, analog zum amerikanischen Einsatz kreativer Schreibtechniken, den Einsatz der Methodenkombination im beruflichen Bereich als Form des Selbstmanagements zu evaluieren, wie es vom HDZ ansatzweise bereits entwickelt worden ist.

Deshalb zum Abschluß der Text einer Studentin am Ende eines Schreibworkshops:

Mein Schreiben ist langsam.
Mein Schreiben ist immer neu.
Mein Schreiben ist überraschend.
Mein Schreiben ist erfrischend.
Mein Schreiben macht froh.

Anmerkung

[1] Dieser Text entstand im Rahmen einer Einzeltherapie, in der ich als psychologische Psychotherapeutin mit Entspannungsverfahren, Gesprächspsychotherapie und therapeutischem Schreiben gearbeitet habe.

Literatur

Binder, K. u. K. (1993) Autogenes Training – Basispsychotherapeutikum. Köln.

Brown, B. G. (Hrsg.) (1986) Treatment of Multiple Personality Disorder. American Psychiatric Press.

Epstein, G. (1985) Wachtraumtherapie. Stuttgart.

Gil, E. (1990) Unites we stand. A Book for People with Multiple Personalities. Launch Press, USA.

Gordon, D. (1990) Therapeutische Metaphern. Paderborn.

Hoffman, B. (1983) Handbuch des Autogenen Trainings. Frankfurt.

Kelley, P. (1990) The use of writing in psychotherapy. New York.

Krönung, W. (1988) Autogene Vorsatzbildung. Schriftenreihe für Autogenes Training und Gruppenarbeit. Bd. 1, Bochum.

Langen, D. (1991) Autogenes Training für jeden. München.

Leedy, J. (1985) Poetry as healer: Mending the troubled mind. New York.

Lerner, A. (1978) Poetry in the therapeutic experience. New York.

Leuner, H. C. (1985) Lehrbuch des Katathymen Bilderlebens. Bern, Göttingen, Toronto und Seattle.

Mazz, N. (1993) Poetry Therapy. Toward a Research Agenda for the 1990s. The Arts in Psychotherapy 20. S. 51-59.

Marschik, M. (1993) Poesietherapie. Wien.

Petzold, H. (1985) Poesie und Therapie. Paderborn.

Philipp, R., Robertson, I. (1996) Poetry helps healing. The Lancet, Februar.

Revenstorf (1993) Hypnose. Berlin, Heidelberg.

Rosa, K. (1983) Das ist die Oberstufe des Autogenen Trainings. Frankfurt.

Thomas, K. (1989) Praxis des Autogenen Trainings. Selbsthypnose nach I.H. Schultz. Stuttgart.

Singer, J. (1978) Phantasie und Tagtraum. München.

Schulte-Steinicke, B. (1993) Meditation als Schreibhilfe. Berlin, Milow.

Schulte-Steinicke, B. (1996) Autogenes Training und Kreatives Schreiben. Berlin, Milow.

Schultz, J. H. (1987) Das Autogene Training. Stuttgart.

Wallnöfer, H. (1985) Kathartisches und analytisches Geschehen im autogenen Training. Unterlagen AT Oberstufe, unveröffentlicht, Wien.

Werder, L. von (1995) Schreib- und Poesietherapie. Weinheim.

Werder, L. von (1996) Berliner Manifest des kreativen Schreibens älterer Menschen, Alice-Salomon-Fachhochschule. Berlin.

GEORG MILZNER

Dreierlei Schreibtherapie

Was ist Schreibtherapie? Warum Schreibtherapie? Wann ist eine Schreibtherapie erfolgreich gewesen? Schreibtherapie, könnte man probeweise definieren, ist alles Schreiben, das dazu führt, daß es einem Menschen besser geht. Thomas Mann war nach dieser Definition ein therapeutisch Schreibender, denn er hielt seine Existenz damit zusammen. Hemingway schrieb mit therapeutischer Intention und genoß das Schreiben, brachte sich aber um. Peter Handke scheint kein therapeutisch Schreibender zu sein, jedenfalls wenn man sein Buch »Nachmittag eines Schriftstellers« zugrundelegt, in dem er das Schreiben als eine zwangsneurotische Handlung vorstellt. Ingeborg Bachmann sprach davon, das Schreiben zu brauchen, blieb aber krank.

Ich betreibe Schreibtherapie, aber wenn ich sie einschätzen soll, komme ich zuverlässig ins Schleudern. Meine Probedefinition trägt nicht weit, das Problem stellt sich erneut. Handelt es sich bei der Schreibtherapie nun um ein potentes Verfahren oder um eine Art Poesiealbum auf gehobenem Niveau? Ist es Therapie und taugt zur Krankenbehandlung, oder geht es eher um persönliches Wachstum und damit um einen Luxusartikel? Kann es jeder Mann und jede Frau therapeutisch für sich nutzen, oder benötigt man dazu Kenntnisse, Strukturen, womöglich eine Ausbildung?

Genaugenommen scheint mir, gibt es nicht eine, sondern drei Formen der Schreibtherapie; die der TherapeutInnen, die der PatientInnen (wobei ich den Begriff hier weit fassen möchte und darunter auch Personen verstehe, die ohne ein therapeutisches Gegenüber sich aus Krisen herausschreiben), sowie schließlich die derjenigen aus literarischen Berufen (DramatikerInnen, RomanschriftstellerInnen, KritikerInnen, o.ä.). Daß so wenig Einigkeit über sie herrscht, macht Schreibtherapie zur Zeit noch zu einem echten Wagnis – für alle Beteiligten.

Schreibtherapie ist zwar verwandt mit der Kunst- und mit der Musiktherapie, doch längst nicht so etabliert wie diese. Was dazu fehlt, ist, daß die drei an der Schreibtherapie beteiligten Gruppen sich vermehrt begegnen. So bestünde die Möglichkeit, die jeweils besonderen Erfahrungen zu nutzen, anstatt daß jede Gruppe vor den Fehlurteilen der anderen zurückprallt.

Tatsächlich fällt jede der drei Gruppen, welche Schreibtherapie definieren, ihr besonderes Fehlurteil. Beginnen wir mit den TherapeutInnen. Schreiben als explizite Behandlungsform ist selten. Ich habe bisher nur einen Therapeuten kennengelernt, der von sich sagte, nach Jahren der psychoanalytischen und später der verhaltensorientierten Arbeit nun ganz auf Schreibgruppen zu setzen. Damit steht dieser Mann ziemlich allein da, und er muß sich KollegInnen gegenüber rechtfertigen, die unterstellen, er wähle a) leichtere Wege, b) theoretisch unfundierte Mittel, die nur als Teil anderer Behandlungskonzepte Berechtigung hätten. Diese beiden Vorwürfe finden sich, als Hinweis getarnt, auch regelmäßig in der therapeutischen Literatur; womit ausgedrückt wird, Schreiben sei etwas zu Vages, um als Therapieverfahren ernst genommen zu werden.

Daß Schreiben therapeutisch wirksam sei, wird von PatientInnen kaum je bestritten. Doch heißt das nicht, daß Schreibtherapie frei von Problemen anwendbar sei. Auf meinen Vorschlag zu schreiben reagieren viele abwehrend in der Angst, literarische Produkte abliefern zu müssen. Dem kann ich argumentativ begegnen und in der Folge beweisen, daß es mir nur um die Entwicklung geht, die das Geschriebene zeigt, sowie um die Richtungen, in denen die Patientin oder der Patient weiterarbeiten kann.

Problematischer wird es für jene, die wirklich glauben, nun zur Literatur, zur Kunst vorgestoßen zu sein. Hier ist eine herbe Enttäuschung oft vorprogrammiert. Ich erinnere einen Patienten, nennen wir ihn Leo. Leo – Alkoholiker, depressiv und ohne eine stabile Beziehung – träumte vom Schriftstellersein. Tatsächlich schrieb er auch, was nicht selbstverständlich ist. (Es gibt viele, die vom Künstlersein träumen, ohne je einen Stift oder Meißel in die Hand zu nehmen.) Ansonsten hielt er sich durch Jobs in Kneipen und Cafés über Wasser.

Als Leo erfuhr, daß ich auch mit Schreib- und Bibliotherapie arbeitete, schlug er vor, mir Texte mitzubringen. Gerne, sagte ich und schlug vor, unsere Arbeit eventuell als schreibtherapeutische fortzusetzen. Leo stimmte zu.

Die Stunde, in der er mir seine Arbeiten zeigte, verlief anders als eine gewöhnliche Therapiestunde. Ich erlebte einen seltsam eitlen, fast hybriden Leo, der mit seinen Texten – kleinen, und ein wenig kitschigen Idyllen – mächtig prahlte. Er glaubte, sagte er, sich damit vom miefigen Gros der deutschen Gegenwartsliteratur gut abzuheben. Vielleicht werde er eines Tages das ganze Zeugs mal losschicken. Wenn das dann noch nötig wäre, weil etwa niemand auf mich gehört hätte.

Auf mich? Langsam begriff ich, daß Leo unter Schreibtherapie etwas sehr Eigenes verstand. Als Schreibenden hielt er sich bereits für vollendet. Mich nahm er offenbar für einen Literaturkundigen, einen Agenten vielleicht, der die Spreu vom Weizen scheiden und ihm dadurch eine Zukunft bei einem – natürlich renommierten – Verlag eröffnen würde. Daß es zu diesem Mißverständnis kommen konnte, lag sicher auch an mir, der ich eingangs nicht genug klargemacht hatte, was ich unter therapeutischem Schreiben verstand. Doch zeigt es sich, daß auch aufgeklärte PatientInnen literarische Wünsche in sich nähren. Es scheint also, als werde durch die Schreibtherapie gelegentlich etwas losgetreten, was an tieferen Wünschen in der Person schlummert.

Patienten wie Leo fallen hart, wenn sie nicht zu den wenigen zählen, die außergewöhnlich begabt sind oder deren Arbeiten mit einem Zeitgeist korrespondieren, der sie freundlich nach oben trägt. In aller Regel erleben sie aber selbst dann, wenn der Zeitgeist ihnen gewogen war, früher oder später einen Bruch. Dies verdankt sich dem schlechten Ruf, an dem Schreibtherapie unter BerufsautorInnen leidet. Zwei Beispiele, stellvertretend für viele: Ich nahm an einer Leseveranstaltung teil, die sich über mehrere Tage erstreckte. Vor Beginn wurden alle Teilnehmenden einander vorgestellt, und dabei wurde bei mir erwähnt, daß ich als Therapeut mit Schreib- und Bibliotherapie experimentiere. Nach Ende der Vorstellungen kam ein anderer Autor zu mir, begrüßte mich freundlich und fragte, was denn um Himmels Willen Schreibtherapie sei. Hierbei schon verbiß er sich das Lachen. Ich hob an mit dem Erklären, noch in der irrigen Meinung, er wolle wirklich etwas erfahren. Da bremste mich sein aufrauschendes Gelächter, das er nur noch unterbrach für ein geprustetes »Schreibtherapie!«, mit dem unser Gespräch ein Ende hatte.

Mein zweites Beispiel betrifft eine andere Veranstaltung, ein Preislesen, wozu auch ein Dichter – ich nenne ihn Dietrich – eingeladen worden war, dessen Arbeit deutlich auf zurückliegenden Konflikten gründete. Über die künstlerische Qualität ließ sich gewiß streiten, nichtsdestotrotz war erkennbar, wie ernst Dietrich sein Schreiben nahm. (Im übrigen – irgendwer hatte ihn schließlich eingeladen.) Als die Lesung beendet war, herrschte eisige Stille. Kein Klatschen, wie sonst üblich. Stille. Stille, in der Dietrich linkisch vom Podium herabkletterte, wieder Platz nahm und für den Rest des Tages schwieg. Zwei Tage darauf erschien in der örtlichen Zeitung eine Besprechung dieser Lesung, in der Dietrich lächerlich gemacht und als Psychiatriefall heruntergeputzt wurde.

Woher all die Galle, die in der literarischen Szene über die gekippt wird, die sich mittels Schreibtherapie entwickeln? Ich vermute zwei Gründe.

Erstens gibt es eine Abneigung dagegen, selbst als therapiebedürftig dazustehen. (Peter Handke verwahrte sich einmal gegen die psychologische Ausdeutung seines Werks mit dem Hinweis, er verbitte sich »psychiatrische Gutachten«.) Zum zweiten läßt sich die Abneigung gegenüber dem therapeutischen Schreiben vielleicht auch mit einem Spürchen Neid erklären. Denn wie bedürftig therapeutisch Schreibende auch immer sein mögen – sie dürfen schreiben, wie sie wollen. Wohingegen der Dichter und die Dramatikerin sich – bewußt oder unbewußt – immer ästhetischen Gesetzen beugen.

Nachdem also klar ist, daß man, wenn man mit dem therapeutischen Schreiben beginnt, sich nirgendwo beliebt und überall fragwürdig macht – warum soll man es dann überhaupt tun? Kunst entsteht dabei in der Regel nicht, Geld verdienen kann man keins. Viele andere Therapieverfahren helfen auch, wieso gerade dieses? Die Antwort kann ich nur lustbezogen geben. Therapeutisch schreiben soll, wer immer die Neigung dazu verspürt. Vielleicht löst er nicht seine Probleme, aber – um mir das Recht zu nehmen, es etwas kitschig zu sagen – er tut sich gut. Therapeutisches Schreiben ist freies Schreiben, je nach Bedürfnislage. Es scheint mir sogar, als sei therapeutisches Schreiben das einzige, wirklich freie Schreiben.

FRANZISKA SCHÜTZ

Schreiben als Therapie?

Stellungnahme zu den Thesen Adolf Muschgs anhand eigener Schreiberfahrungen

Therapieerfahrungen

Nach einem Besuch der Schulpsychologischen Beratungsstelle und einer dreimonatigen ambulanten Therapie entschloß ich mich kurz vor meinem neunzehnten Geburtstag, mir die Klinik für Kinder- und Jugendpsychiatrie anzusehen. Am nächsten Tag wurde ich stationär aufgenommen. In den ersten beiden Wochen hatte ich täglich Einzelgesprächstherapie, später dann zweimal wöchentlich. Dazu kam Bewegungstherapie, außerdem Teilnahme am Unterricht in der Klinikschule. Wie Muschg sehe ich das Ziel einer Therapie im Erlernen der Lebenskunst.

Ich glaube schon: Literatur und Therapie haben ihren gemeinsamen Fluchtpunkt in der Lebenskunst. (Muschg 1981, S. 179)

Denn eine Therapie, die ihren Namen verdient, führt zur Lebenskunst; und eine Kunst, die ihn verdient, steigert die Lebensfähigkeit. (a.a.O., S. 177)

Dazu gehören meiner Meinung nach Möglichkeiten zur Verhaltensänderung und die Fähigkeit, mit sich selbst besser »fertig« zu werden. Um dies erreichen zu können, müssen bestehende Konflikte bewältigt und die eigene Person besser kennengelernt und verstanden werden. Zur Problembewältigung gehört auch die Aufdeckung von Konflikten. Doch ich glaube nicht, daß sie durch die Therapie geschaffen werden. Sie müssen schon vorhanden und ihre Verdrängung mangelhaft gewesen sein und Symptome erzeugt haben, sonst hätte der Patient keine Hilfe gesucht.

Nach Muschg wird durch eine Therapie der Vertrag mit der Gesellschaft verletzt, die die Kränkung nicht einfach hinnehmen wird.

Kunst und Literatur sind zunächst geringere soziale Wagnisse als solche Therapien. Denn das Kunst-Produkt hat noch seinen wenn auch prekären Platz in der ›alten‹ Gesellschaft; es wahrt den Schein, ihrer Kultur anzugehören, ignorierbar oder folgenlos zu sein. Wer sich aber in eine Therapie begibt, verletzt einen Vertrag mit der besten aller Gesellschaften (denn jede positive ist sich selbst die beste, auch wenn sie pro forma ihre Reformbedürftigkeit einräumt), sie wird diese Kränkung nicht einfach hinnehmen. Der Therapiesuchende riskiert also, daß er sich übernimmt: den alten Anpassungsgewinn verspielt, ohne eine reale Lebensaussicht dafür einzutauschen. (Muschg 1981, S. 154)

Meiner Ansicht nach wird das durch die Vorurteile, die immer noch gegen Psychiatrien und Therapien herrschen, bestätigt. Muschg meint jedoch, daß aus diesem Grund nur derjenige eine Therapie eingehen kann, der etwas in der Gesellschaft ändern will. Soviel soziales Engagement war bei mir nicht vorhanden, ich wollte nur, »daß es mir wieder besser gehe« (Fransen 1993, S. 21).

Während das Schreiben für Muschg eher eine Hindernis in der Therapie war, da sein Therapeut es zu positiv bewertete und das Leid, das dahintersteckte, nicht sah, bin ich durch den Klinikaufenthalt erst wirklich zum Schreiben geführt worden:

»Durch den Aufenthalt in der Klinik erkenne ich erst, daß ich sehr gern schreibe. Schon vor meiner ›Einweisung‹ habe ich Tagebuch geschrieben, jedoch nicht so intensiv, wie ich es jetzt mache. Die schriftlichen ›Unterlagen‹ helfen mir auch bei der Therapie weiter. Frau Keller darf meine Tagebucheintragungen lesen und erfährt dadurch auch Dinge, die ich ihr nicht mündlich mitteilen kann. Obwohl es nicht darum geht, das Geschriebene zu bewerten, teilt Frau Keller mir häufig mit, daß sie es sehr gern lese. Auch wenn der Inhalt manchmal ›düster‹ sei, fände sie es spannend und müsse auch manchmal lachen. Der Vorschlag von Herrn Konrad (am Schülerwettbewerb Deutsche Geschichte um den Preis des Bundespräsidenten teilzunehmen) zielt in die gleiche Richtung: Im Unterricht versucht er, mich davon zu überzeugen, daß meine Aufsätze gut seien. Im Rahmen einer Autorenlesung habe ich ferner eine Kindergeschichte zu Ende geschrieben. Auch die Betreuer regen mich zum Schreiben an: Stehe ich vor Entscheidungen oder liegen notwendige Veränderungen meines Verhaltens an, geben Doris oder Maleen mir den Rat: »Schreib doch was drüber!« (Fransen 1993, S. 113).

An diesem Zitat wird gleichzeitig deutlich, daß sich in meinem Fall Schreiben und Therapie nicht ausschlossen, sondern gegenseitig ergänzten.

Ferner kann ich der These Muschgs, daß Therapien Frustrationen hervorrufen, da in ihnen Gefühle nicht erwidert, sondern nur verstanden werden sollen, nicht unterstützen. Ich habe in meinen Therapien sehr viel

Mitgefühl, Sympathie und Halt bekommen. Muschg sagt allerdings selbst an anderer Stelle, zur Therapie gehöre Lebensernst und Menschenfreundlichkeit (Muschg 1981, S. 49).

Schreiben

Adolf Muschg wollte schon als zwölfjähriger Junge Schriftsteller werden – des Bildes wegen, das er abgeben würde. Nachdem er sich aufgrund seiner Geschichte und seines Leides für den Weg in die Kunst entscheiden mußte, ist er ein nach seinen Kräften unversöhnlicher Schriftsteller geworden, wenn auch seiner Einschätzung nach »noch längst nicht genug« (Muschg 1981, S. 152).

> *Die Kunst der Therapie, die es wohl gibt, soll auf ihrem eigenen Felde an der Künstler-Kunst nicht gemessen werden – ein Verbot, das sich aus gegenseitiger Wertschätzung ergibt. Der Autor muß Wege gehen, die man keinem Gesunden oder Kranken empfehlen kann – und wenn er schreiben, malen oder komponieren muß, wird er sie ohne Empfehlung gehen. Das Glück, das man ihm dabei wünschen muß, verträgt aus Menschenliebe keinerlei Verallgemeinerung; und das Glück, das er bei seinen Lesern macht, ist ihnen allemal eher zu gönnen als ihm. (Muschg 1981, S. 179f.)*

Im Gegensatz dazu habe ich erst mit zwanzig Jahren den Beruf »Schriftstellerin« als mein Ziel angesehen – um des Schreibens willen und da ich keine andere Berufsmöglichkeit sehe. Ob ich das Ziel genügend verfolge und überhaupt erreichen kann, ist fraglich. 1993 wurde mein Erlebnisbericht »Ganz normal – und doch ver-rückt; Freiwillig in die Jugendpsychiatrie« veröffentlicht, die Herausgabe jedoch einige Monate später wieder eingestellt. Zweifelhaft ist auch, ob Muschg meine Literatur zum »literarischen Schreiben« zählen würde. Wahrscheinlich gehöre ich in seiner Bewertung eher zu den »unprofessionellen Autoren«.

Im folgenden möchte ich nicht zwischen therapeutischem und literarischem Schreiben unterscheiden, sondern zwischen privatem und öffentlichem. Dabei verstehe ich unter privatem Schreiben das, was ich nur für mich oder einen bestimmten Adressaten zu Papier bringe, unter öffentlichen Schreiben alles das, was ich schreibe, damit es von anderen Menschen gelesen wird.

Privates Schreiben

Zum privaten Schreiben zähle ich Briefe und Tagebücher. Auch Muschg geht in seinem Exkurs auf das Briefeschreiben ein. Es wird für ihn durch eine Nähe aus der Ferne charakterisiert, indem der Partner nur der Form halber angesprochen wird, die Rede zu einer verlorenen Rede wird. Ob die Rede verloren ist oder nicht, liegt meistens in Händen des Empfängers. Die Rede eines nicht gelesenen Briefes ist zwar tatsächlich verloren, die Aussage jedoch nicht, denn gerade durch die »Nähe aus der Ferne« wird eine therapeutische Wirkung auf den Schreiber möglich. Er kann dem entfernten Gegenüber Dinge anvertrauen und Themen anschneiden, die er in der direkten Rede nicht auszusprechen wagen würde. Ein Brief kann unter Umständen mehr bewirken als eine Rede, da er »gereifter« und durchdachter ist und weniger emotionsgeladen. Durch den Brief werden dem Schreiber seine eigenen Erfahrungen und Erlebnisse schon dadurch verständlicher, daß er sich mit ihnen genauer auseinandersetzt und sie einem anderen mitteilt. Wenn er Glück hat, wird er von dem anderen eine Antwort, vielleicht auch eine Lösung auf seine Fragen erhalten, was die therapeutische Wirkung erhöht. Doch muß ich Muschg zustimmen: Den Wunsch nach Nähe können Briefe nur bedingt erfüllen, denn sie stellen immer nur einen Ersatz oder Stellvertreter ihres Absenders dar.

Im Tagebuch ist die Auseinandersetzung mit der eigenen Person noch intensiver als im Brief. Ich habe mit zwölf Jahren mein erstes Tagebuch begonnen und führe es auch heute noch so regelmäßig wie möglich. Es dient mir nicht dazu, Erfahrungen zu umgehen, sondern gemachte Erfahrungen zu verarbeiten. Schreibend wird es mir möglich, das, was sich ereignet hat, besser zu verstehen. Ferner hilft es mir, nach Möglichkeiten zur Änderung von Dingen zu suchen; eine ungeordnete Mischung von Gefühlen, Ideen und Möglichkeiten wird geordnet und damit greifbarer. Häufig verwende ich das Tagebuch auch »nur« dazu, meine Gefühle auszudrücken. Angst, Trauer, Wut und Verzweiflung, aber auch Freude und Glück werden nicht herausgeschrien, sondern herausgeschrieben. Dadurch verändert sich zwar nichts, doch es findet eine gewisse Befreiung von den Gefühlen statt. Sie gelangen von innen nach außen und verlieren damit etwas von ihrer Stärke (in bezug auf die »negativen« Gefühle).

Hilsbecher sieht Schreiben als Möglichkeit, das Leiden an der Paradoxie des Daseins zu überwinden und dem inneren Maß näherzukommen:

> »Schreiben ist Antwort, wenn auch nur Teilantwort, auf die Gesamtwirklichkeit ... Wenn ein Eindruck uns trifft, treffen zwei gewachsene

Ordnungen aufeinander, durchdringen einander, mischen sich und suchen aus dem Chaos der Mischung zu neuer gewachsener Ordnung, neuer Gestalt zu gelangen. Das Gemischte möchte sich wieder scheiden. Aber durch die Mischung hat Austausch stattgefunden. Der Beeindruckte gibt dem, was er ausdrückt, etwas von sich mit – und vom Eindruck behält er etwas zurück. Entscheidend ist, daß ein Ausdruck ›vollkommen‹ ist, d.h. von gewachsener, gestalthafter Ordnung. Dann tritt er selber zurück in den Zustand ›heiler Gestalt‹, erneuerter Integrität. Er hat (indem er dem Eindruck, ihn ausdrückend, Gestalt gab) sich selbst Gestalt wiedergegeben.« (Hilsbecher zit. nach Besch 1986, S. 116)

Diese Theorie trifft auf meine Erfahrungen mit dem Tagebuchschreiben zu. Damit kommt ihm eine therapeutische Wirkung zu.

Auf der anderen Seite ist die Kommunikation mit dem Tagebuch einseitig. Von Anfang diente es mir nicht nur als »Berichtsheft«, sondern auch als Ansprechpartner. Der These, daß Schreiben aus einem sozialen Mangel entsteht und einen Ersatz darstellt, kann ich in diesem Zusammenhang zustimmen. Das Tagebuch trat an die Stelle einer menschlichen Vertrauensperson. Verständnis habe ich tatsächlich gefunden, denn mein Tagebuch hat mir immer zugehört (»Kunst kann da sein«, Muschg 1981, S. 133)! Antworten auf Fragen, die ich auch durch das Aufschreiben nicht lösen konnte, habe ich allerdings nicht erhalten. Die therapeutische Wirkung des Tagebuchschreibens war nicht groß genug, was auch daran erkennbar ist, daß ein Aufenthalt in der Psychiatrie notwendig wurde.

Öffentliches Schreiben

Im folgenden möchte ich nachvollziehen, wie es zur Entstehung meines Märchens »Das kleine Mädchen und das Meer« gekommen ist. Hier zunächst die Geschichte:

Nein, zu Hause wollte sie nicht mehr bleiben. Mama und Papa würden sie sicher sowieso nicht vermissen, sondern ohne sie glücklicher sein. Am frühen Morgen – die Uhr konnte sie noch nicht lesen, aber die Sonne war noch nicht lange aufgegangen – beschloß sie daher fortzulaufen.

Ihr Gesicht war noch ganz rot und heiß von der durchweinten Nacht, als sie aus ihrem Bettchen kletterte. Sie öffnete leise die Schranktür und zog ohne Zögern ihr Lieblingskleid heraus.

Dann nahm sie auch noch den Hut dazu vom Haken.

Bei einem letzten Blick durch das Kinderzimmer entschied sie sich, Lena, ihre Lieblingspuppe, mitzunehmen. Es fiel ihr nicht leicht, den vertrau-

ten Raum zu verlassen. Sie streichelte noch einmal ihren zerzausten Brummi und schlich dann durch die Haustür ins Freie.
Die Eltern würden ihr Verschwinden nicht so schnell bemerken. Es war ja Sonntag, da schliefen sie immer lange, und das kleine Mädchen tobte gewöhnlich schon allein draußen herum.
Den ganzen Weg durchs Dorf lief Anna so schnell sie konnte. Sie kam am Kaufmann, der ihr manchmal einen Lolli schenkte, an der Kirche und an der Schule vorbei. Alles lag noch still und friedlich da, nur die Vögel begannen ihren Morgengesang.
Als sie an den kleinen Weg kam, der hinunter zum Meer führte, konnte sie endlich langsamer gehen. Sie ruhte sich sogar einen Augenblick in dem noch feuchten Gras aus und sah den Schmetterlingen bei ihrem Spiel zu. Nachdem sie sich etwas erholt hatte, lief sie den Weg entlang. Er führte direkt zum Meer, und hier stand sie nun und sah auf die Weite des Meeres hinaus.
Sie fühlte sich immer noch einsam; ängstlich klammerte sie sich an Lena. Und doch – das Meer beruhigte das kleine Mädchen. Es war, als ob es Anna mit seinen Wellen willkommen heißen wollte; als ob sie hier Geborgenheit finden könnte. Doch allmählich spürte sie die Erschöpfung. Sie gähnte. Sie bekam nun auch Hunger, ärgerte sich, nicht etwas aus der Küche mitgenommen zu haben. Einen Apfel oder eine Banane hätte sie dort sicherlich gefunden. Das wäre natürlich nichts gegen ein »Lustigbrötchen«, ein Brötchen mit Mettwurst und Honig. Aber ach, sie hatte nichts, nicht einmal einen trockenen Zwieback. Ihr Magen knurrte, und inzwischen fand sie es gar nicht mehr so angenehm, barfuß zu sein. Ihr war eiskalt, gut daß sie wenigstens den Hut aufgesetzt hatte.
Müde und entmutigt starrte sie weiter auf das Meer, die Tränen begannen wieder, ihre Wangen hinunterzulaufen.
Während sie aufs Wasser sah, kräuselten die Wellen sich plötzlich. Gebannt verfolgte das kleine Mädchen, was weiter geschah:
Aus den Wellen tauchte ein Kopf auf. Anna sah nun, wie ein alter Mann vor ihr im Wasser schwamm. Das Rauschen des Meeres hatte aufgehört, so daß sie die Worte des Manns gut verstehen konnte: »Ich habe schon auf dich gewartet, kleine Anna, komm er zu mir«, der alte Mann breitete seine Arme aus.
Anna war keineswegs überrascht. Interessiert sah sie sich die Gestalt genauer an: Der Mann schien uralt zu sein, er hatte weiße Haare und einen langen weißen Bart. Sein Gesicht war von Runzeln überzogen, seine Augen strahlten Wärme aus, und sein Lächeln war freundlich. Ein bißchen Angst hatte Anna aber doch, sie hielt sich mit beiden Händen

an ihrer Puppe fest: »Lena kann aber nicht schwimmen – und ich auch nicht«, antwortete sie zaghaft. Der Greis lächelte beruhigend und öffnete seine starken Arme: »Macht nichts, ich fange euch ja auf. Halt nur Lena gut fest!« Vorsichtig watete Anna ins Wasser, Lena fest umklammernd. Dann spürte sie auch schon, wie die Wellen sie zu dem alten Mann spülten. Das Wasser war nicht so kalt, wie sie es sich vorgestellt hatte, sondern angenehm warm. Sie fühlte, wie sie festgehalten und auf die Schultern gehoben wurde. Dann tauchten sie hinein in das Meer. Um sie herum war nur noch Wasser, aber seltsamerweise konnte sie trotzdem gut atmen. Sie wurde an Fischen vorbeigetragen, sah Meeresschildkröten und Seeigel. Eine Zeitlang wurden sie sogar von einem bunten Fischschwarm begleitet.

Auf einmal wurde es ganz dunkel, doch der alte Mann schwamm ruhig weiter. Nach kurzer Zeit wurde es wieder heller; sie waren in einer anderen Welt angekommen, die in den schönsten Farben erleuchtet war. Sanft setzte der Greis das kleine Mädchen ab, das Wasser war weit über ihnen. Eine kleine, rundliche Frau kam auf Anna zu. Auch ihr Alter schien unendlich zu sein.

»Schön, daß du da bist, wir haben schon solange auf dich gewartet.« Die Frau nahm Anna in den Arm und führte sie an einen Tisch.

Alles sah ungefähr so aus, wie Anna es aus dem gewöhnlichen Leben kannte, aber geichzeitig war auch alles anders.

Bei dem Getränk, das in einem Becher vor ihr stand, schien es sich um eine besondere Art Kakao zu handeln. Er sorgte dafür, daß das kleine Mädchen schnell wieder munter wurde.

»Ich bin Farah«, stellte sich die alte Frau mit ihrer warmen Stimme vor. »Zacharias und ich wohnen schon lange hier und haben nur selten Besuch. Es gibt nicht viele Kinder, die den Weg hierher finden.« Sie deutete auf den Tisch: »Du bist doch sicherlich hungrig von der Reise hierher. Du darfst so viel essen, wie du möchtest.« Das kleine Mädchen staunte: Auf dem Tisch stand ein Teller mit Lustigbrötchen! Anna griff begeistert zu. Das Ehepaar sah ihr liebevoll beim Essen zu. Zacharias räusperte sich: »Es ist schön, daß du hier bist.«

Anna sah von einem zum anderen. So war sie noch nie empfangen worden. Auch verstand sie nicht, was vor sich ging. Aber sie spürte, daß sie es nicht zu wissen brauchte. Es war genug, daß sie in dieser fremden Welt unbeschwert glücklich sein konnte.

Die beiden alten Leute waren lieb zu ihr, sie freuten sich wirklich über ihre Anwesenheit. Sie spielten Memory mit ihr, lasen ihr Geschichten vor und sangen zusammen mit ihr Lieder. Farah spielte Gitarre, Zacha-

rias unterstützte die Musik mit sanften Trommelrhythmen.
Anna hatte sich noch nie so sicher und geborgen gefühlt. Endlich einmal durfte sie »Bestimmerin« sein und nach Herzenslust spielen und herumtollen. Die alten Leute ermahnten sie nicht, darauf zu achten, daß ihr Kleid keine Falten bekäme; sie freuten sich einfach über ihr fröhliches Lachen. Das kleine Mädchen tobte inzwischen mit den niedlichen Kätzchen herum. Beim Versteckspielen riefen sie von allen Seiten: »Anna, such mich, hier bin ich!«
Karlsson, den sie als letzten fand, durfte sich ein neues Spiel aussuchen. Er sprang Anna auf den Schoß und bettelte: »Bitte, bürste mein Fell!« Während das kleine Mädchen ihm den Wunsch gern erfüllte, erzählte es den anderen Tieren Geschichten. Die Hunde konnten gar nicht genug davon hören: »Erzähl doch noch einmal von dem Hofhund, der im Zwinger leben mußte. War er vorher auch schon traurig?«
Eine Elster brachte vor Freude über Annas Anwesenheit kein Wort heraus. Statt dessen schenkte sie dem kleinen Mädchen einen kleinen Brillantring, den es nun ständig am Finger trug. Anna wußte nicht, wieviel Zeit vergangen war, aber allmählich wurde sie müde. Farah und Zacharias brachten sie in ein Bett, das sie schon für sie vorbereitet hatten.
Lena fest im Arm, betrachtete sie glücklich den Ring an ihrem Finger. Das alte Ehepaar setzte sich an ihr Bett, so daß sie nicht allein war. Farah sagte noch etwas von »nächsten Sonntag«, dann schlief Anna durch den Gesang der beiden ein.
Als sie wieder aufwachte, zog die Mutter gerade die Vorhänge zurück: »Nanu, du hast aber heute lange geschlafen«, wunderte sie sich. Dann bemerkte sie, daß Anna ihr weißes Kleid anhatte und wurde ärgerlich: »Habe ich dir nicht oft genug gesagt, daß du das gute Kleid nicht anziehen sollst?« Mit einem Blick auf Annas Hand fügte sie hinzu: »Und woher hast du überhaupt den Ring? Das ist ja ein Brillant!« Anna lächelte und zwinkerte Lena zu. (Fransen 1993, S. 102 ff.)

»Das kleine Mädchen und das Meer« ist in der Weihnachtszeit während meines Klinikaufenthaltes entstanden. Aufgrund des bevorstehenden Weihnachtfestes war die Stimmung der meisten Patienten gedrückt. Mit der Geschichte, der ein Bild von Heide Dahl zugrunde liegt, wollte ich der dunklen Stimmung entkommen und etwas »Schönes« erschaffen.

Muschg würde wohl sagen, das Märchen sei aus einem Mangel entstanden, als Ersatz für reale Entbehrungen. Oder (Muschg 1981, S. 51):

Kein Weg führt vorbei an der Herkunft der Kunst aus dem Verlust – und daran, daß sie an diesen Verlust zugleich erinnert und über ihn täuscht.

Freuds Theorie über den »Dichter und das Phantasieren« ist ähnlich: Er ist der Auffassung, daß die Triebkräfte der Phantasie unbefriedigte Wünsche sind. Wahrscheinlich haben beide recht. Da die Phantasie aus einem Ersatz entsteht, glaubt Muschg, daß Kunst nicht trösten könne, sondern nur als Ausdruck des Heimwehs nach Trost und Berührung fungierte. Im Gegensatz dazu sieht Freud die Phantasie als eine Wunscherfüllung und Korrektur der unbefriedigten Wirklichkeit. Aus meiner eigenen Erfahrung kann ich eher dieser Theorie zustimmen, denn während des Schreibens und auch nach der Fertigstellung der Geschichte habe ich mich wohl gefühlt. Nach Freud besteht eine Phantasie aus drei Zeitmomenten: Ein aktuelles Ereignis erweckt die Erinnerung an ein früheres Erlebnis und den Wunsch nach Erfüllung. Die Dichtung ist wie die Phantasie eine auf die Zukunft bezogene Situation und läßt den Wunsch in Erfüllung gehen (Freud 1981, S. 216 f.). Ich meine, daß die Tatsache, daß ich die Geschichte in der Klinik geschrieben habe, damit übereinstimmt. Dabei überlagern sich die drei Zeitmomente jedoch, denn »der Mangel« wurde in der Klinik nicht nur aufgedeckt, sondern zum Teil auch aufgehoben. Meiner Meinung nach wurde aus dieser Erfahrung heraus die Entstehung des Märchens erst möglich. Durch die Geschichte hat sich zwar nichts an der Wirklichkeit geändert, aber für mich diente sie als Trost. Muschg stellt den Ersatzcharakter von Literatur in den Vordergrund Doch ich bin davon überzeugt, daß gerade dadurch, daß innerhalb der Geschichte selbst eine wirkliche und eine Ersatz-/Märchenwelt bestehen, eine Versöhnung stattgefunden hat. Ich schreibe nicht, um Erfahrungen zu umgehen, sondern um erlebte Erfahrungen zu verstehen und schmerzliche eventuell so umzuwandeln, daß sie etwas von ihrem Schmerz verlieren. Laut Besch geht Walter Hilsbecher davon aus, daß der Mensch zwischen zwei Trieben hin- und herschwankt, die beide durch ihren Hang zur Maßlosigkeit zum Tod führen würden, wenn sie nicht durch den Gegentrieb begrenzt würden. Durch das Wirken der beiden Triebe, die zwar gleich maßlos sind, doch in entgegengesetzte Richtungen streben, wird das Leben zu einem paradoxen Dasein. Das Ziel des Menschen liegt für Hilsbecher darin, ein inneres Maß anzustreben (Besch 1986, S. 115). Dies und damit auch die Überwindung des Leidens an der Paradoxie des Daseins kann durch Schreiben erreicht werden. Freud unterscheidet am Ende seines Werkes ebenfalls zwischen zwei entgegengesetzten Trieben, dem Lebens- und dem Todestrieb. Ich denke, daß ich beim Schreiben tatsächlich versucht habe, einen Gleichgewichtszustand zu erreichen. Damit habe ich es geschafft, die Todessehnsucht zu überwinden. Somit kann ich Muschgs These, daß Kunst immer unversöhnlich ist, nicht zustimmen.

Das Schreiben hat mein Leben nicht entlastet. Es hat nur den Riß verdeutlicht, der durch meine Geschichte geht. (Muschg 1981, S. 104)

Auch mit seiner Behauptung, daß Kunst ihrem Urheber nicht dazu hilft, das Leben besser zu bewältigen, bin ich nicht einverstanden. Der Mangel, aus dem heraus die Geschichte entstanden ist, läßt sich nicht beheben, doch durch die Therapie und das Schreiben war es mir möglich, den Mangel zu akzeptieren und neue Hoffnung zu schöpfen.

Ein halbes Jahr später fing ich aus einem ähnlichen Anlaß an, die Erlebnisse in der Psychiatrie niederzuschreiben: Ich war zwei Monate zuvor in die »Außenwelt« entlassen wurden, doch am Jahrestag meiner Entscheidung, mir die Klinik anzusehen, überkam mich »Klinikweh«. Durch das Schreiben über die Zeit in der Irrenanstalt hoffte ich, alles noch einmal erleben und die Sehnsucht überwinden zu können. Dabei dachte ich nur vage an eine mögliche Veröffentlichung, wollte die Ereignisse hauptsächlich für mich selbst festhalten. Literatur wurde also, wie Muschg es beschreibt, für mich zum Ersatz für Entbehrungen und Schreiben zum Abwesenheitsverfahren, mit dem ich mir Anwesenheit vorspielte.

Schreiben war mein Abwesenheitsverfahren, mit dem ich Anwesenheit simulierte: hergestellte Gelegenheit nach verpaßter Gelegenheit, Nähe aus der Ferne, Dispens, der mit Kunst zahlte, was ich einem Menschen schuldig geblieben war. (Muschg 1981, S. 60)

Doch mit Bezug auf die Situation möchte ich gerade das als Therapie bezeichnen, denn obwohl das Schreiben einen Ersatz bildete, konnte ich das Problem bewältigen. Ich kann daher der Annahme Hilsbechers zustimmen, daß die Schreibmotivation von Autoren im möglichen Therapieerfolg durch das Schreiben liegt (Besch 1986, S. 117).

Mit der Abnahme der Sehnsucht nach der Klinik verringerte sich auch der Wunsch, die Erlebnisse aufzuschreiben, und ich legte die Aufzeichnungen lange Zeit zur Seite. Muschgs Sorge, daß der Autor nur dann schreibt, wenn er leidet, kann ich insofern also zustimmen. Jedoch nur bedingt, denn anderthalb Jahre später nahm ich die Aufzeichnungen wieder zur Hand, änderte sie so um, daß sie – nach meinem Empfinden – auch von anderen gelesen werden konnten und setzte den Bericht fort. Dieses Mal mit der Absicht und der Hoffnung, daß er von »der Öffentlichkeit« gelesen werden würde. In der Einleitung meines Buches schreibe ich:

»Klinik für Kinder- und Jugendpsychiatrie, was ist das überhaupt? Überall Irre, die schreiend oder lethargisch im Gitterbett liegen? Klapsmüh-

> le, wie sie in ›Einer flog übers Kuckucksnest‹ beschrieben wird? Oder findet man dort Genies, die sich versteckt halten? Sind die Ärzte die Verrückten, so wie es in ›Die Physiker‹ dargestellt wird? Diese Fragen stellte ich mir selbst vor meinem Klinikaufenthalt, da ich mir das Leben in einer Psychiatrie nicht vorstellen konnte ...
> Es gibt sicherlich viele Menschen, denen es ähnlich geht und die nicht wissen, was in einer Psychiatrie geschieht. Woher denn auch? Das Wort allein macht Angst, das Thema sollte doch lieber verschwiegen werden. Eines der Tabus unserer Gesellschaft, auch heute noch, obwohl sich wohl ein langsamer Wandel vollzieht. Ich möchte in diesem Bereich zur ›Aufklärung‹ beitragen, indem ich wiedergebe, was ich als Patientin während meines zehnmonatigen stationären Aufenthaltes in der Klinik- und Jugendpsychiatrie erlebt habe.« (Fransen 1993, S. 7 f.).

Das Anliegen, zur »Aufklärung« beizutragen, hatte drei Ursachen: Zum einen hatte ich während meines zweiten Klinikaufenthaltes mit einer Patientin Freundschaft geschlossen, die, aus welchen Gründen auch immer, nach ihrer Entlassung entweder gar nicht oder abwertend über die Anstalt sprach. Mich machte ihre Einstellung betroffen und wütend, denn uns war beiden geholfen worden. Ich selbst war für die Behandlung in der Klinik dankbar, die positiven Erfahrungen überragten die negativen bei weitem. Die Vorstellung, daß sie an dem beklemmenden Bild der Psychiatrie festhielt und es weitergab, machte mich wütend. Ich hatte das Bedürfnis, etwas »dagegen setzen« zu wollen. Somit trifft Muschgs Behauptung, der Autor schreibe aus einem sozialen Defizit heraus, zu, denn anstelle einer Auseinandersetzung begann ich, meine Einstellung aufzuschreiben. Schreiben wurde zur tatsächlichen, zur »hergestellten Gelegenheit nach der verpaßten Gelegenheit«. Ich denke aber im Gegensatz zu Muschg nicht, daß die Rede damit verloren war, denn sie wurde ja später gelesen – auch von meiner Freundin, was allerdings später keine große Rolle mehr für mich spielte.

Die anderen beiden Gründe für die Herstellung des Erlebnisberichts hingen mit dem ersten zusammen. Ich wollte »das Schweigen brechen«. Damit wolle ich zum einen den »kurzen Nebengedanken« (es könnte Außenstehende interessieren, wie der Alltag in einer Psychiatrie aussieht) wiederaufnehmen und die Erfahrungen, die ich in der Klinik gemacht hatte, weitergeben. Dieser Wunsch stimmt mit Hilsbechers Ausführungen überein. Laut Besch sagt er, daß ein Autor Erfahrungen aus den verschiedensten Lebensbereichen mache, sie »mische« und ihr gemeinsames Muster in Form von Literatur weitergebe. »Ein Buch war für mich stets das Geistessubstrat eines Menschen, der mir seine Erfahrungen, seine Erlebnisse, seine Träume, seine Meinungen mitteilte« (zit. nach Besch 1986, S. 114).

Zum anderen wollte ich gegen die Paradoxie des Daseins schreiben. Jedoch ging es dabei nicht nur um meine eigene Gespaltenheit, sondern um die Paradoxie des Lebens: Einerseits gibt es viele Menschen, die Probleme haben und Hilfe (wenn auch nicht gleich durch einen Psychiatrieaufenthalt) benötigen, andererseits hatte ich schon während meiner Klinikzeit immer wieder gemerkt, daß mein Aufenthaltsort lieber verschwiegen werden sollte. Menschen, die wußten, wo ich zu der Zeit lebte, umgingen die Wörter »Klapsmühle«, »Irrenanstalt«, »Psychiatrie« mit den Präpositionen »dort« oder »dorthin«. Andere durften es gar nicht erfahren. Auch nach meiner Entlassung spürte ich häufig, daß mit dem Wort Psychiatrie ein Stigma verbunden war. Auch einigen meiner Freunde wäre es lieber gewesen, wenn ich diesen Teil meines Lebens verleugnet hätte. Genau das wollte ich aber nicht, denn dazu war er mir viel zu wichtig. Auf dem Deckblatt meines Buches steht: »Sie [die Autorin] hofft, Patienten, Betroffenen, aber auch Außenstehenden die Scheu vor einer derartigen Anstalt nehmen zu können« (Fransen 1993). Ich wollte die Vorurteile gegen die Psychiatrie und ihre Patienten abbauen und damit mehr Verständnis erreichen; Verständnis wahrscheinlich auch für mich selbst, was wiederum mit Muschgs These, Schreiben entstehe aus einem sozialen Defizit, übereinstimmt.

Auch Muschgs Überlegung, daß Kunst Schweigen mit einschließt, häufig sogar aus dem Schweigen hervorgeht, kann ich zustimmen. Literatur wird an diesem Schweigen auch nichts ändern, aber sie kann insofern therapeutisch wirken, als daß es mit ihrer Hilfe für den Autor möglich wird, sich dennoch auszudrücken.

Schreiben als vorletzter Ausweg

Auch die Zeit danach (nach der mündlichen Abiturprüfung) war nicht einfach. Ich war zu erschöpft, um Freude und Stolz über das Erreichte empfinden zu können. Es dauerte lange, bis ich überhaupt verstand, daß das Abitur vorbei war und ich es geschafft hatte.

Eine Erleichterung stellte sich nicht ein, ich fühlte mich eher, als sei ich in ein tiefes Loch gefallen. Schreiben half mir manchmal weiter, und so entstand die Geschichte »Wege in der Dunkelheit«:

> Johanna hatte Angst. Um sie herum war alles dunkel, nur ganz schwach flimmerte in der Ferne ein Lichtschein. Sie konnte ihn nur erahnen, nicht

sehen und seinen Trost nicht spüren. Wie lange würde sie noch weiterlaufen müssen?
Schon seit einer Ewigkeit war sie auf der Suche nach dem Licht; so jedenfalls kam es ihr vor. Sie hatte seltsame Sachen auf ihrer Suche, die gleichzeitig eine Flucht war, erlebt:
In der Dunkelheit griffen Hände nach ihr, die sie zu erwürgen versuchten. Sie hielten sie fest, taten ihr weh, wollten sie verletzen.
Johanna hatte versucht, sich zu wehren, aber sie konnte diese Hände nicht abschütteln. Sie klebten an ihr, ließen sie nicht los.
Außerdem fror Johanna. Eine Eiseskälte durchzog ihren ganzen Körper. Bei ihrem Umherirren durch die Dunkelheit hatte sie manchmal auch Positives erfahren: Es gab Hände, die versuchten, sie zu wärmen. Außerdem blieben die Hände bei ihr, gaben ihr Schutz und Sicherheit und halfen ihr beim Aufstehen, wenn sie in der Lichtlosigkeit gefallen war.
Aber sie hatte keinen Mut mehr. Sie war schon so lange unterwegs, aber der Lichtschein kam nicht näher. Die Hände, die an ihr zogen und zerrten, um sie zu Fall zu bringen, wurden immer stärker. Auch hatte sie Angst, daß die anderen Hände sie loslassen würden. Dann hätte sie gar keinen Halt mehr in der schwarzen Kälte. Sie würde nur noch fallen, das Licht niemals erreichen.
Aber wäre es nicht besser so? Dann wäre alles vorbei, die warmen Hände könnten ihre Wärme anders verwenden.
Sie selbst bräuchte keine Angst mehr zu haben. Lohnte es sich denn wirklich, nach dem Licht zu suchen? Sie war so erschöpft und glaubte kaum noch daran, daß es für sie Helligkeit und Wärme gab.
Johanna fühlte sich einsam und verlassen. Ihre Eltern waren schon lange nicht mehr da, ihre Freundinnen konnten sie nicht erreichen.
Um sie herum war nur Leere und Kälte. Dazu war sie so müde, daß sie sich nur noch fallen lassen konnte. Bei jeder neuen Hand hatte sie Angst, daß sie alles verschlimmern würde. War es dann doch eine warme Hand, verstand sie nicht, woher sie kam und warum sie gerade zu ihr kam.
Nur ganz allmählich konnte sie sich an sie gewöhnen. Dann aber hatte sie Angst, sie zu verlieren in der Dunkelheit, die sie umgab.
Sie setzte sich auf einen Stein. Er war kalt und hart, aber er hielt ihr Gewicht aus. Immer mehr Kräfte schienen an ihr zu zerren, sie konnte sich nicht mehr wehren. Sie wußte nicht, wie weit sie schon gelaufen war, sah nur, daß das Licht noch lange nicht erreicht war.
Alles kam auf sie zu, drang in sie ein, umwirbelte sie, und sie fiel und fiel und fiel. Sie hatte keine Kraft mehr, konnte sich nicht mehr wehren.

Plötzlich spürte sie noch einmal die warmen Hände. Sie hielten sie fest, so daß sie fürs Erste nicht weiter fallen konnte. Aber sie selbst hatte nicht mehr die Kraft, sich von den Händen hochziehen zu lassen. So hing sie dort und wartete. Sie war zerrissen von den Anstrengungen, dem Laufen, der Angst. Und sie fühlte nichts mehr, nur Kälte. Johanna hatte zwei Möglichkeiten:
Erstens, die wärmenden Hände lozulassen und sie damit für immer zu verlieren. Das wäre gleichzeitig mit ihrem Ende verbunden. Sie bräuchte keine Angst, keine Enttäuschung, keinen Schmerz mehr zu ertragen. Die zweite Möglichkeit bestand darin, die Hände festzuhalten und mit ihrer Hilfe wieder auf den Weg, der zum Licht führt, zurückzufinden. Das würde weiterhin Dunkelheit, Kälte, Angst, Unsicherheit, Schmerz, Enttäuschung bedeuten.
(Aber vielleicht gäbe es ja doch noch eine Hoffnung.)[1]
(Fransen 1993, S. 202 ff.)

Diese »Geschichte« entstand (fünf Tage nach meiner Abiturprüfung und) zehn Tage nach meiner zweiten Aufnahme in die Klinik. An jenem Sonntagnachmittag war trotz der Therapie, dem Schutz der Klinik und der Medikamente alles nur noch »schrecklich«; im nachhinein glaube ich, daß ich an der Grenze zum Wahnsinn stand. In dieser Grenzsituation gab es für mich nur noch eines: zu schreiben. Ohne daß ich darüber nachdachte, was ich tat, setzte ich mich ins Zweierzimmer, das ich zu der Zeit bewohnte, und schrieb. Ich brauchte nicht zu überlegen, was oder wie ich schreiben wollte, sondern mußte nur die Schreibbewegungen ausführen. Alles andere geschah von selbst.

Muschg stellt die Frage, ob er selbst schreibe, um zu leben oder sich am Leben zu hindern. Eine wirkliche Antwort findet er nicht. Ich habe die obige Geschichte geschrieben, um zu überleben. Ganz davon abgesehen, daß man, solange man schreibt, lebt (und sich höchstens auf dem Papier sterben läßt, was wiederum eine therapeutische Wirkung haben kann), war das Schreiben in diesem Moment das einzige, was mir noch dabei half, meine Stimmung auszuhalten. In diesem Zusammenhang kann ich Hilsbechers Theorie zustimmen, in der er davon ausgeht, daß der Künstler auf einen ständigen Hagel von Eindrücken mit Ausdruck antwortet. »Wege in der Dunkelheit« war nur noch Ausdruck, weshalb ich wohl auch nicht über den Inhalt oder die Form nachzudenken brauchte. Gleichzeitig fand eine Umwandlung von Erfahrungen in Literatur statt. Ferner fühlte ich mich nach dem Schreiben etwas freier.

Wie Muschg bin ich der Meinung, daß Kunst nicht hilft. »Aber sie ist da, wo uns nicht mehr zu helfen ist; wo Hilfe nicht mehr helfen kann, nur noch Dasein« (Muschg 1981, S. 133). Ich glaube jedoch im Gegensatz zu Muschg, daß Kunst ein Mittel zur Hilfe werden kann. Einige Stunden, nachdem die Geschichte entstanden war, sprach die Oberärztin, später auch meine eigentliche Therapeutin, mit mir über die Erfahrungen, die ich schriftlich ausgedrückt hatte. Anknüpfend an Literatur war Hilfe also wieder möglich. Das Schreiben hatte mir zum Überleben geholfen, damit wurde auch Leben allmählich wieder vorstellbar.

Besonders in bezug auf »Wege in der Dunkelheit« kann ich Muschgs Überlegungen zustimmen, daß dieser Schlüssel zum Text nicht immer[3] beim Autor selbst liegt. Gerade dadurch wird meiner Ansicht nach jedoch ein Anknüpfungspunkt für die Therapie gegeben. Literatur kann das Unbewußte in verdeckter Form hervorholen, Therapie kann es entschlüsseln. Damit kann ich auch Muschgs Auffassung, daß der Künstler außerhalb der Grenzen seines Kunstwerks »verloren« ist, bestätigen. Während Muschg dies jedoch nur auf die Sprach-Fähigkeit bzw. -unfähigkeit bezieht, glaube ich, daß diese Verlorenheit auch durch den Widerstand gegen das hervorkommende Verdrängte hervorgerufen wird.

Muschg befürchtet, daß dem Künstler durch eine Therapie die Ursache, nämlich sein Leid, für seine Kunst genommen wird und er daher nicht mehr produktiv wirken kann.

> *Ich habe berichtet, warum ich mich diesem Weg nicht gewachsen fühle: weil ich mit der Einbuße meines Leidens meinen Kunst-Gewinn zu verlieren fürchte. Aber ich mache kein Hehl daraus, daß ich den Weg der Therapie für lebenswichtig halte. Es ist der Weg dessen, der (...) weiß, daß er etwas zu verlieren hat. (Muschg 1981, S. 154)*

Ich meine hingegen, daß ein Therapie nicht nur das Leid »fortnimmt«, sondern neue Wege eröffnet und damit auch neue Möglichkeiten für den literarischen Schaffensprozeß.

Ergebnis

Nachdem ich im ersten Teil dieser Arbeit einige Thesen Adolf Muschgs zu der Frage »Literatur als Therapie« wiedergegeben und sie in einem weiteren Teil mit meinen eigenen Schreiberfahrungen verglichen habe, möchte ich im folgenden eine kurze Zusammenfassung geben und die Frage »Schreiben als Therapie?« beantworten.

> *Der Punkt ist, um den Therapie und Literatur sich gemeinsam bewegen – ge-*

> *meinsam, und doch in astronomischer Entfernung voneinander, getrennt durch jenes historische Drama der Arbeitsteilung, das wir unsere Zivilisation nennen. Bei aller Entgegensetzung bleibt aber ein Drittes greifbar, das Literatur und Therapie an ihrer gemeinsamen magischen Quelle das Erste gewesen sein muß: der Sinn für das Gleichgewicht in einem beweglichen und bewegungsbedürftigen, kurzum: lebendigen Sozialsystem. Es hat Festigkeit nötig, aber auch Grenzüberschreitung; Regeln und Regelverstoß; Geborgenheit und Befreiung. Das Lebenswichtigere von beidem ist immer dasjenige, das bedroht ist oder fehlt. (Muschg 1981, S. 198f.)*

Für Muschg kann Literatur keine Therapie darstellen, denn zum einen ist sie aus einem Mangel entstanden und stellt nur einen Ersatz dar, zum anderen braucht der Künstler seiner Ansicht nach die Heillosigkeit, um produktiv sein zu können. Somit ist Literatur für ihn nicht nur nicht therapeutisch, sondern eine Therapie verbietet sich von selbst, wenn der Künstler weiterhin kreativ tätig sein möchte. Muschg ist also der Überzeugung, daß Kunst/Literatur und Therapie sich ausschließen. Nur eines von beiden ist möglich, wobei er darauf hinweist, daß eine Therapie zu empfehlen ist, der Künstler jedoch den Weg in die Kunst und damit den Weg des Leides von selbst gehen wird.

> *Wenn alles gesagt ist (aber wann wäre dazu alles gesagt, und warum brauchte man dann noch die Kunst?), soll auch nicht verschwiegen sein, daß man keinen ermutigen kann, Künstler zu werden. Literatur oder Therapie? ist als Lebensentscheidung keine Alternative. Die Einladung wäre frivol, den eigenen Konflikt zum Beruf zu machen, solange jemand hoffen kann, mit ihm anders umzugehen. Leidensdruck ist kein Talentnachweis; die beschädigte Lebensgeschichte m u ß nicht veröffentlicht sein. Die humanste Form ihrer Veröffentlichung bleibt ein für die Person und ihre Partner befriedigendes Verhalten. (...) Den Weg zu einer guten Therapie kann man empfehlen – den in die Kunst kann man nur gehen. (Muschg 1981, S. 127f.)*

Meiner Meinung nach kann Literatur eine Therapie nicht ersetzen, aber sie kann therapeutisch wirken. Dies wird u.a. am Tagebuchschreiben deutlich, das dazu dient, Gefühle und Ereignisse zu ordnen und zu verstehen. Doch auch »öffentliches Schreiben« halte ich für eine Möglichkeit, sich mit Erfahrungen auseinanderzusetzen, sie weiterzugeben und durch eine Umwandlung der Realität in eine Phantasie eine Wunscherfüllung und damit verbunden eine Versöhnung herzustellen.

Ferner stimme ich zwar Muschgs These zu, daß Literatur aus einem Mangel stammt, doch sehe ich seine Umwandlung als positiv an. Selbst wenn der Mangel nicht behoben wird, wird ein Überleben durch sein »Spinnen zu Gold« (Psychologie Heute 1995/2, S. 25) ermöglicht. Beim Überleben kann Schreiben auch in Extremsituationen helfen, indem es zum Ausdrucksmittel wird. Ändern kann Literatur in solchen Situationen nichts, doch kann daran anknüpfend nach Änderungsmöglichkeiten gesucht werden. An solchen Extremsituationen wird allerdings deutlich, daß die therapeutische Wirkung von Literatur begrenzt ist. Sie kann bei der Bewältigung »kleiner Probleme«, die sich häufig aus der Widersprüchlichkeit des Daseins ergeben, helfen, bei schweren Erkrankungen eine Therapie jedoch nicht ersetzen. Literatur und Therapie schließen sich meiner Auffassung nach nicht aus, sondern können sich gegenseitig ergänzen.

Muschg glaubt, daß der Künstler nur produzieren kann, wenn er genügend leidet, und auch Hilsbechers Ansicht ist ähnlich (er geht allerdings davon aus, daß dem Künstler das Werk zur Heilung dient, während Muschg an der Heillosigkeit festhält): Laut Besch hält Hilsbecher ein Werk für »... um so gelungener, je verwundbarer der Schriftsteller ist, je mehr die Anstrengungen zur Ordnungsherstellung notwendig sind und je tiefer sie der Fragwürdigkeit des Daseins Ausdruck verleihen« (Besch 1986, S. 117). In »Ganz normal – und doch ver-rückt« komme ich zu folgendem Ergebnis:

> Auf der anderen Seite sind die Jugendlichen, die sich in einer Psychiatrie befinden, häufig weniger »gestört« als ihre Umwelt. Statt dessen nehmen sie das Geschehen um sich herum genau wahr. Oft stimmt die Realität nicht mit dem überein, was Realität genannt wird ... Alle verhalten sich so, als sei alles in Ordnung. Das Unangenehme wird verschwiegen und gilt damit als nicht vorhanden.
> Ich denke, daß gerade Jugendliche in der Psychiatrie dieses Prinzip der »Erwachsenen« durchschaut haben und aufgrund ihrer Empfindsamkeit nicht damit fertig werden bzw. nicht mehr mitspielen wollen. Das Schweigen scheint sie zu erdrücken und macht sie krank. Sie befürchten, verrückt zu sein. Dabei reagieren sie eigentlich ganz »normal«, denn das, was sie spüren, ist wirklich vorhanden. Es verstößt allerdings gegen die Familien- und Gesellschaftregeln, die Wahrheit zu erkennen und womöglich auszusprechen. (Fransen 1993, S. 229 f.)

Meiner Meinung nach liegt der Entstehung von Kunst (im weitesten Sinne) nicht die Heillosigkeit des Künstlers zugrunde, sondern seine genaue, unter Umständen auch andere (von der »Norm« abweichende) Wahrnehmungsfähigkeit. Seine besondere Empfindsamkeit und manchmal andere Sicht der Realität bildet den Schnittpunkt für sein Leid, das er eventuell in einer Therapie überwinden kann, und für seine Kunst. Eine Therapie wird versuchen, den Schmerz zu heilen, sie wird dem Patienten/Künstler nichts von seiner Empfindsamkeit nehmen. Statt dessen wird sie ihn dazu ermutigen, mit dieser besonderen Wahrnehmungsfähigkeit zu leben. Dazu kann die Umformung in Kunst gehören.

Kunst und Therapie haben ein Ziel: Befähigung zum eigenen Leben. Aber sie haben nicht einen Weg. Kunst – oder Literatur – ist keine Therapie, aber sie macht Mut dazu, den Weg zur Therapie im Ganzen weiterzugehen. Die Therapie ist nicht Kunst, aber sie dient der Kunst als Bürgschaft für die Verbindlichkeit, für die Gangbarkeit der lebensverändernden Phantasie. Beide arbeiten am Gleichgewichtssinn einer sich selbst bedrohenden Menschheit. Aus beiden ist die Einsicht zu schöpfen, daß Überleben erst dann keine Sorge mehr sein wird, wenn wir leben gelernt haben. (Muschg 1981, S. 203)

Die Frage »Schreiben als Therapie?« möchte ich abschließend positiv beantworten. Schreiben kann therapeutisch wirken und da, wo seine Wirkung nicht ausreicht, eine Therapie unterstützen. Im Gegenzug dazu ermöglicht die Therapie die Heilung des Künstlers. Sie nimmt ihm dabei nichts von seiner Kunstfertigkeit, sondern versucht, diese zu fördern. Denn wie die Kunst erlaubt sie ihrem Urheber einen reicheren und bewußteren Umgang mit seinen Erfahrungen, die die Quelle für seine Schöpfungen darstellen.

Anmerkungen

1 Der letzte Satz war in der ursprünglichen Fassung nicht vorhanden.

2 Nach Muschg: nie.

Literatur

Besch, Dietlinde (1986) Zum Zusammenhang von Weiblichkeit, Depressionen und Schreiben am Beispiel der Tagebücher von Caroline Muhr und Elisabeth Opitz. Magisterarbeit in deutscher Literaturwissenschaft. Universität Hamburg.

Ernst, Heiko (1995) Das Immunsystem der Seele. Wie das Ich die psychische Gesundheit erhält und uns davor bewahrt, den Verstand zu verlieren. In: Psychologie Heute. 1995/2. Weinheim: Beltz, S. 20-28.

Fransen, Sirfa (= Franziska Schütz) (1993) Ganz normal – und doch verrückt. Freiwillig in die Jugendpsychiatrie. Hamburg: Tangens Systemverlag.

Freud, Sigmund: Der Dichter und das Phantasieren. In: S.F., Gesammelte Werke VII., S. 213-223.

Muschg, Adolf (1981) Literatur als Therapie? Ein Exkurs über das Heilsame und das Unheilbare. Frankfurter Vorlesungen. Frankfurt: Suhrkamp.

Ortner, Gerlinde (1988) Märchen, die den Kindern helfen. Wien: Orac.

Sachs, Hans (1972) Gemeinsame Tagträume. In: Wolfgang Beutin (Hrsg.): Literatur und Psychoanalyse. München: Nymphenburger, S. 65-77.

Voris, Renate (1984) Adolf Muschg. München: C. H. Beck.

Werder, Lutz von (1988) Schreiben als Therapie. Ein Übungsbuch für Gruppen und Selbsthilfe. München: Pfeiffer.

STEFAN STRAUB

Was Schreiben bewirken kann

Therapeutische Wirkmomente in poesie- und bibliotherapeutisch orientierten Schreibwerkstätten eines Jugendgefängnisses

Was haben kreatives Schaffen und therapeutisches Tun miteinander gemeinsam? Das ist die Frage, die sich mir am Ende einer achtmonatigen Schreibwerkstatt in einem Jugendgefängnis stellt. Vor mir liegt ein Stapel bunter, beschriebener Blätter. Es sind genau 149 Seiten, darauf verteilen sich mehr als 175 von den Teilnehmern geschriebene Texte, Dreizeiler, auch lange monologische Gedichte, daneben Erzählungen, die sich über mehrere Seiten erstrecken, oder Reihumtexte: Phantasiegeschichten, an denen die Teilnehmer gemeinsam geschrieben haben. Dazu kommt eine lange Sachabhandlung über ein muskelaufbauendes Präparat. Wie ist es zu dieser bunten Textsammlung gekommen?

Die Ausgangssituation läßt sich kurz skizzieren. Im Rahmen eines Stipendiums des DAAD (Deutscher Akademischer Austauschdienst, Bonn) konnte ich ein Projekt durchführen, das sich schwerpunktmäßig mit der Frage beschäftigte, wie sich eine therapeutische Wirksamkeit von Literatur ausfindig und beschreibbar machen lasse. Im Mittelpunkt stand der Versuch, poesie- und bibliotherapeutische Interventionen darzustellen und zu begründen. Ich hatte mir für dieses Vorhaben als »Arbeitsfeld« ein Jugendgefängnis in Wiesbaden ausgewählt. Bereits zehn Jahre zuvor war ich dort als Bibliothekar und Lehrer tätig gewesen und konnte als »Bücherwurm« auf gute Erinnerungen und intensive Begegnungen zurückblicken. Jetzt aber wollte ich mit Menschen zusammenarbeiten, von denen ich wußte, daß sie hinter den Gefängnismauern oft nur deshalb überleben können, weil sie sich ein »hartes Fell« zulegen, ein Fell, das Gefühle häufig gar nicht oder nur in sehr verdeckter Form nach außen dringen läßt. Um so größer ist die Sehnsucht der Insassen nach ›echten‹ Begegnungen, nach Situationen, in denen man sich unverstellt zeigen und austauschen kann.

Welche Möglichkeiten hat dabei das kreative Schreiben zu bieten, wenn es darum geht, Gefühle wieder zu benennen, mit sich selbst in Kontakt zu kommen, sich den anderen in der Gruppe zu zeigen und sich selbst in seinem Lebenskontext und Lebenskontinuum auf die Spur zu kommen?

Bereits an dieser Stelle wird deutlich, daß kreatives Schreiben durch therapeutisches Tun ergänzt werden muß, soll eine Annäherung an die obigen Fragen gelingen. Es geht um etwas anderes als um eine Ausbildung ästhetisch-bewußten Schreibens im Sinne einer Schriftstellerschulung. Es ist aber auch etwas anderes gemeint als eine streng durchdeklinierte psychotherapeutische Maßnahme auf der Grundlage eines anamnestisch erhobenen psychopathologischen Befunds. Irgendwo in dem spannungsgeladenen Feld zwischen den Polen »Schreibtraining« und »Schreibtherapie« läßt sich eine Schreibwerkstatt, wie ich sie durchführte, verorten. Das mußte ich den Gefangenen erklären, und die neun Teilnehmer, die schließlich regelmäßig kamen und sich auf zwei Gruppen verteilten, waren mit der Überschrift meines Vorhabens einverstanden: »Kreatives Schreiben mit therapeutischen Momenten.«

Die Rahmenbedingungen: von Türen, Schlüsseln und fehlender Intimsphäre

Das Jugendgefängnis in Wiesbaden hat für etwa 330 Gefangene im Alter zwischen 18 und 24 Jahren Platz. Dabei sind die Jugendlichen auf drei oktogonal gebaute Häuser verteilt.[1] In den Häusern wohnt man in Einzelzellen, die in Gruppen nebeneinander liegen. Eine solche Zellengemeinschaft bildet zugleich eine Wohngruppe, die sich einen Fernseh- und Aufenthaltsraum teilt. Der Gefangene hat das Recht auf einen eigenen Fernsehapparat, wenn seine Familie einen solchen bezahlt. Die Zelle selbst ist mit separatem Toiletten- und Waschraum ausgestattet und macht eher den Eindruck eines Jugendzimmers als den einer kargen Gefängniszelle. Um sich zurückziehen zu können, besitzt jeder Gefangene einen eigenen Zellenschlüssel. Der zentrale Schlüssel, mit dem der Nachtverschluß oder andere ›Umschlüsse‹ durchgeführt werden, bleibt freilich im Besitz und in der Vollmacht der VollzugsbeamtInnen.

Die Häuser gruppieren sich im Halbrund um ein parkähnliches Arrangement aus Steinbänken, Büschen und einem kleinen Biotop mit Schilfgras. Um die Häuser herum liegen die verschiedenen Werkstätten. Das Resozialisierungsangebot bietet eine große Auswahl an Fortbildungsmöglichkeiten, die mit der extern abgelegten Gesellenprüfung enden (zum Beispiel Maler-, Schreiner- oder Schlossergeselle). Darüber hinaus besteht die Möglichkeit, den Haupt- und Realschulabschluß zu machen oder in bereits erlernten Berufen in den Anstaltsbetrieben weiterzuarbeiten. Wer es sich leisten kann und von »draußen« finanzielle Unterstützung bekommt, kann über Fernkurse das Abitur nachmachen oder sogar ein Studium beginnen. Daneben gibt es ein reichhaltiges Freizeitangebot, wobei Sport an erster Stelle steht. Aber auch eine Töpferei, Malkurse und Gesprächskreise reihen sich in das Programm ein. So wurde auch meinem Projektvorschlag ohne Zögern zugestimmt, und ich war mit meiner Arbeit willkommen. Ich hatte den Eindruck, daß man sehr sensibel den Fortgang meiner Arbeit registrierte, wenn ich auch oft hören mußte, daß leider kein Geld für einen hauptamtlichen Poesie- und Bibliotherapeuten vorhanden sei.

Eine Schar von SozialarbeiterInnen und GefängnispsychologInnen sorgt dafür, daß der Jugendliche in das Anstaltsangebot integriert wird. Die VollzugsbeamtInnen garantieren den reibungslosen Tagesablauf in den verzweigten Werkstätten der Anstalt, das heißt, sie bringen die Gefangenen an ihre Arbeitsplätze, sorgen für den pünktlichen Beginn der »Freistunde« usw. Sie realisieren auf diese Weise den vorgegebenen Zeitplan. Dabei reicht die Tonskala der Bediensteten von geduldiger Freundlichkeit bis hin zur sehr bestimmten und lautstarken Anweisungen. Der klischeehafte »Knastton« indes ist mir nur äußerst selten begegnet.

Dies alles klingt nach Paradies hinter Gefängnismauern, und doch ist die Atmosphäre in dieser Welt bedrückend. Immer wieder muß der Gefangene von den »Schlüsselträgern« »umgeschlossen« werden, wenn er seine Zelle in seiner Freizeit verlassen will. Die Schritte des »Häftlings« sind bis in seinen »Haftraum« hinein – wie die Zelle offiziell heißt – überwachbar, und das festgelegte Tagesprogramm wird bei weitem nicht von allen Gefangenen als Struktur- und Gewöhnungshilfe für das zukünftige Leben draußen verstanden. Das perfekt organisierte Zeitverwaltungsmanagement, das in der JVA Wiesbaden weitgehend funktioniert, kann doch über die Tatsache nicht hinwegtäuschen, daß dem Häftling eine grundlegende menschliche Lebensqualität fehlt: die Intimsphäre. Selbst dort, wo Freundschaften geschlossen werden, erwachsen häufig unter den Mitgefangenen störende Neider, denen man sich nicht entziehen kann; und die Wohngruppen werden oft als Zwangsgemeinschaften erlebt. Hinzu kommt das Problem der Subkultur oder präziser gesagt: Die Subkultur selbst ist eine mögliche Antwort auf die überwachten Lebensbedingungen von Menschen auf engem Raum. Ein Gefangener formulierte es einmal so: »Eine Möglichkeit, mal mit anderen ein eigenes Ding zu drehen hinter den Vorschriften.« Subkultur aber streßt jene Gefangene, die nicht zur bestimmenden

Peergroup gehören, sondern vielmehr ihr Opfer sind. Daneben ruft auch die Architektur ein Gefühl der Schwere, des »Auf-Eis-gelegt-Seins« hervor. Beispiele dafür sind die überall sichtbaren und allgegenwärtigen Gefängnismauern, die vergitterten Fenster, die schweren Stahltüren, die uniformierten Beamten im Außenbereich (die auch Teil der »Überwachungsarchitektur« sind). So ist es nicht verwunderlich, daß sich die meisten Insassen nach außen verschließen und dabei allerdings übersehen, daß auch dieser Entschluß Konsequenzen nach sich zieht und seine Dynamik ins eigene Innere entfaltet: Nach einiger Zeit vereisen emotionale Welten. In unzähligen Gedichten und Geschichten der Gefängnisliteratur, aber auch in den Texten des vorgestellten Projekts ist darüber zu lesen; und bereits bei meinem ersten Besuch der Gefangenengruppen bekam ich zu hören, daß man hier innerlich »dichtmachen« müsse, aber das bringe dann auch nicht weiter, denn auf einmal entdecke man, daß man gar keine Briefe mehr schreiben könne, geschweige denn Liebesgedichte an die Freundin draußen – Ergebnis einer Entfremdungssozialisation und Aufgabe zugleich für poesie- und bibliotherapeutisches Arbeiten.

Unter diesen Rahmenbedingungen kann kreatives Schreiben mit therapeutischen Momenten die Dynamik des inneren Wachstumsprozesses junger Menschen in einer ihrer wichtigsten Entwicklungsphasen fördern und sie so vor grauer Selbstvergessenheit bewahren. Dahinter steht als Ziel, die Teilnehmer aufmerksam und sensibel für ein lebenswertes Leben mit ihren je eigenen Möglichkeiten zu machen.

Therapeutische Voraussetzungen: von Verfahren, Methoden und Techniken

Ich möchte im folgenden an zwei Beispielen zeigen, wie poesie- und bibliotherapeutisches Arbeiten innere Wachstumsprozesse begleiten, ja diese überhaupt erst bewußt machen kann, und wie es darüberhinaus möglich ist, in Schreib- *und* Erzählgemeinschaften abgespaltene, verdrängte Gefühle wieder in eigene Lebenszusammenhänge zu integrieren und sie auf neue Weise fruchtbar zu machen. Als Kunsttherapeut mit dem Schwerpunkt Poesie- und Bibliotherapie am Fritz Perls Institut Hückeswagen ausgebildet, steht mir die Integrative Therapie – ein von Hilarion Petzold aus der Gestalttherapie weiterentwickelter Ansatz – als Verfahren zur Verfügung. Petzold skizziert die Praxeologe der ›IT‹ wie folgt:

> »Eine tragfähige Beziehung und empathisches Verständnis für erlebtes Leid, konkrete Hilfe in Problemlagen, Einsicht in die gesellschaftlichen

Bedingungsgefüge der Biographie, des aktualen Lebens und der Zukunftsentwürfe, Bewußtheit für den eigenen Leib, sowie Räume für emotionalen Ausdruck und soziales Miteinander, das ist es, was unsere Patienten brauchen, um gesund zu werden, was Menschen brauchen, um gesund zu bleiben, und was Psychotherapie bereitstellen muß, um wirksam zu sein. Dabei müssen vielfältige, kreative Methoden und Medien eingesetzt, sowie differentielle und integrative ›Wege der Heilung und Förderung‹ beschritten werden. Dies ist die Richtung, die wir in der Praxis der Integrativen Therapie eingeschlagen haben.« (Petzold 1993, Bd. 3)

Die Methode ist vornehmlich die der Kunsttherapie mit ihren vielfältigen Techniken. Auch der Methodenbegriff ist in der Integrativen Therapie fest umrissen:

»Danach sind Methoden in sich konsistente Strategien des Handelns, die durch ein theoretisches Konzept abgesichert sind, zusammenhängen und über ein Repertoire von Handlungstechniken und Medien verfügen.« (Petzold 1993, Bd. 1, S. 20 f.)

Die Techniken, die ich innerhalb der kunsttherapeutischen Methode benutze, sind vorrangig solche aus dem Bereich der Poesie- und Bibliotherapie (z.B. innere Wetterprognose, Befindlichkeitstelegramm, Situationsschlagzeilen, Märchenschreiben, Elfchenkomponieren), wobei genau abzuwägen ist, welche Technik wann und in welchen Kontexten des Gruppen- und Einzelprozesses Anwendung finden soll.[2]

Die Medien innerhalb der Poesie- und Bibliotherapie sind Stift und Papier; und für die bibliotherapeutische Arbeit hat dann in besonderem Maße der bereits geschriebene und vorgefundene Text eine eigene Bedeutung als Medium. Dabei sind sogenannte »intermediale Quergänge« im Ansatz der Integrativen Therapie nicht nur möglich, sondern in bestimmten Kontexten sogar nötig und indiziert. So wurde in beiden Schreibgruppen manchmal gemalt oder mit Ton gearbeitet. Es ist auch möglich, den Methodenrahmen zu überschreiten und Interventionen musiktherapeutischer, dramatherapeutischer, bewegungstherapeutischer etc. Art in den Blick zu nehmen. Wie ist das alles von einem Therapeuten zu leisten? Dazu noch einmal Hilarion Petzold:

»Das Verfahren der Integrativen Therapie verfügt über verschiedene Methoden, z.B. die ›Integrative Bewegungstherapie‹ oder die ›Integrative Kunstpsychotherapie‹ ... Diese methodische Vielfalt auf dem Hinter-

> grund einer ›klinischen Philosophie‹ und einer ›klinischen Theorie‹ ermöglicht es, Patienten aus unterschiedlichen Altersgruppen, sozialen Schichten und mit einem großen Spektrum an Erkrankungen, Störungen, Problemen und Entwicklungsaufgaben zu behandeln. Voraussetzung ist eine methodische Vertiefung, die nicht unbedingt von jedem Therapeuten in den spezifischen Ausfaltungen beherrscht werden muß, wie z.B. die ›Integrative Musiktherapie‹ ... die ›Integrative Tanztherapie‹ ... oder die ›Integrative Poesie- und Bibliotherapie‹ ... Dies alles sind – wie gesagt – keine eigenständigen Verfahren sondern Methoden als Spezialisierungen. Integrative Therapeuten indes verfügen über ein Standardrepertoire ... nämlich die leibtherapeutische Arbeit, künstlerische Methoden und kreative Medien.« (Petzold 1993, Bd. 3, S. 142)

Voraussetzung für solche intermedialen Quergänge ist einerseits die Indikationsstellung, das heißt die Angemessenheit der Intervention für den Teilnehmer in seinem aktuellen Kontext, und andererseits das Erkennen solcher Vernetzungsmöglichkeiten durch den Therapeuten.

Aus organisatorischen Gründen habe ich mit einer größeren Gruppe (sieben Teilnehmer) in einem Haus und einer Kleingruppe (zwei Teilnehmer) in einem anderen Haus gearbeitet. Dabei wurde der Sonntag als »Schreibtag« gewählt, gerade weil an den Wochenenden das Freizeitprogramm reduziert und die Langeweile umso größer ist. Über Einladungsplakate und ein erstes Informationstreffen machte ich die Interessierten mit meinem Vorhaben bekannt. Wahrscheinlich war es das »Therapeutische«, das ich benannte und auch nicht verschweigen wollte, wodurch einige neugierige potentielle Teilnehmer dann doch noch vor der Schreibwerkstatt zurückschreckten. »Therapie« in einem Jugendgefängnis gilt für viele als Reizwort. Die Zweiergruppe im anderen Haus »wuchs« aus mehreren Mißverständnissen hervor, so daß die Anmeldungen noch weiterer Interessierter für diese Gruppe nicht realisiert werden konnten und ich mich auf intensiven Wunsch der beiden Gefangenen hin dazu entschloß, mit ihnen allein weiterzumachen.

Anfangs hatte ich vor, mit der größeren Gruppe bibliotherapeutisch zu arbeiten, das heißt, Impuls des eigenen Schreibens wäre das Lesen und Verarbeiten eines bereits vorgefundenen Textes. Mit der kleinen Gruppe wollte ich poesietherapeutisch schreiben, signalisierten mir beide Teilnehmer doch von Anfang an, daß sie nicht so gerne lesen, sondern lieber gleich losschreiben würden. Spontaneität wäre ihnen sehr wichtig. Später allerdings – nach Abschluß der Initialphase – gab ich diese strenge Unterscheidung auf. Sie wurde den aktuellen Erfordernissen der Teilnehmer nicht gerecht und läßt – um im Bild zu sprechen – die bunten Spielräume, die der Therapeut eröffnen sollte, zu öden Wüsteneien verkommen. Um dieser Gefahr zu entgehen, schöpfte ich dann in der folgenden Aktions-, Integrations- und Neuorientierungsphase[3] aus den Möglichkeiten, die mir sowohl die Biblio- als auch die Poesietherapie boten. Ich möchte im folgenden poesie- und bibliotherapeutische Wirkungen im Prozess an einem Teilnehmer (Parker) ausführlicher darstellen und weitere Wirkmomente an einem Schreibenden (Mr. Space) kurz skizzieren, um schließlich zu einem zusammenfassenden Ergebnis zu kommen.

Fallbeispiel »Parker«: das wilde Tier hinter dem höflichen Lächeln – Schritte der Integration

Ich beginne mit Parker,[4] weil sein Weg in der Schreibwerkstatt sehr prägnante Textstationen aufweist, an denen vor allem poesietherapeutische Wirkmomente plastisch werden können.

Parker kommt aus einem der Maghreb-Staaten. Schon seit früher Kindheit lebt er in Deutschland. Dabei lehnen er und seine beiden Brüder (Parker ist der mittlere) sowohl die mohammedanischen Erziehungsvorstellungen des Vaters als auch dessen Strenge ab. Schon in der frühen Adoleszenzphase regt sich Parkers Widerstand, er verläßt die häusliche Enge, aber es gelingt ihm nicht, eine begonnene Lehre zu beenden. Parker nähert sich der Drogenszene, aber nie soweit, daß er abhängig wird. Dagegen tariert er mit Klugheit genau aus, welche Geschäfte auf diesem Markt möglich sind, ohne auf den Drogenkonsum zu verzichten. Er überlebt mehrere Jahre auf diese Weise und ist in seinem großen Bekannten- und Freundeskreis für seine Korrektheit beliebt, aber auch für sein Ausrasten bekannt und gefürchtet. Dabei bleiben Konflikte mit der Polizei nicht aus; erste mehrmonatige Gefängnisaufenthalte folgen. Schließlich kommt es zu einer Messerstecherei zwischen Parker und Schuldnern. Dabei geht er so brutal vor, daß er zwei ältere und sehr viel kräftigere Männer lebensgefährlich verletzt. Das Urteil lautet auf fünf Jahre Haft.[5]

Parker fiel von Anfang an durch seine taktvolle und sehr kontrollierte Höflichkeit auf. Er hatte im Gefängnis eine Karriere guter Führung hinter sich, bereitete sich auf die Gesellenprüfung vor und wollte jetzt in der Zweiergruppe mit seinem Freund Arnold schreiben – etwas, was er noch nie zuvor gemacht hatte; und von Anfang an spürte ich, wie er den intimen kleinen Rahmen, zu dem uns die beschriebenen organisatorischen Mißverständnisse zwangen, sichtlich genoß. Es war mir, als hätten sich Parker und Arnold, der zweite Teilnehmer, fest entschlossen, dieses Schreibexperiment gemeinsam zu wagen. Motivierende Worte der Gefängnispsychologin mögen auch ihren Teil dazu beigetragen haben.

Ich begann mit Kurzgedichten[6] – Blitzlichter von dem, was täglich geschieht und wie sich der Schreibende darin empfindet. Mein Ziel war dabei, die Dreizeiler als Spiegel zu erkennen, Spiegel, in denen sich vielleicht neue Facetten des eigenen Lebens abbilden würden. Am Ende unseres ersten Treffens bat ich beide Teilnehmer, im Laufe der Woche aus den Kurzgedichten ein längeres zu schreiben. Parker brachte am Sonntag darauf das folgende Gedicht mit:

Wissen

Zu wissen, daß es bald soweit ist.
Zu wissen, daß man es verhindern konnte.
Zu wissen, daß man nichts dagegen gemacht hat.
Zu wissen, daß man zu weit gegangen ist.
Zu wissen, daß man nicht mehr zurück kann.
Zu wissen, daß man anderen die Schuld dafür gibt.
Zu wissen, daß man doch selber schuld ist und nicht die anderen.
Zu wissen, daß es jetzt soweit ist.
Zu wissen, daß jetzt eine harte und lange Zeit kommen wird.
Zu wissen, daß man viele Leute verliert.
Zu wissen, daß jemand, den man liebt, nicht mehr da ist.
Zu wissen, daß alles das einen kaltläßt. –
Das zu wissen, tut mehr als alles andere weh!

Ich höre noch heute Parkers brüchige Stimme, als er uns die Zeilen vorlas – eine Auflistung zunächst, und doch ließe sich aus jeder der Zeilen eine eigene Geschichte schreiben, genügend Stoff, um sich damit für lange Zeit zu beschäftigen, und zugleich Lebenssignale eines Menschen, der immer noch eine breite Erlebniswelt zur Verfügung hat, eine Innenwelt, die jederzeit im Lamento begehbar wird – dann spüre ich ebenso deutlich Arnolds wie auch meine Betroffenheit, als Parker mit den letzten beiden Versen all unsere vorangegangenen Empfindungen hinwegfegte. Sie waren nicht mehr gültig. Dieser Mensch mußte anders gesehen werden. Er litt nicht an den vielen Situationen, für die er sich selbst die Schuld zuschrieb, er litt tiefer:

Zu wissen, daß alles das einen kaltläßt. –
Das zu wissen, tut mehr als alles andere weh!

Es ging Parker nicht mehr um die Phänomene als solche. Ihnen gegenüber war er bereits verschlossen. Sie erreichten ihn nicht mehr. Noch war aber ein Schmerz spürbar, der Schmerz über die zunehmende innere Vereisung. Und hinter dieser Zustandsschilderung lauerte eine letzte gefährliche Frage: Wann würde auch dieser Schmerz in Eiseskälte erstarren?

Parker bat mich, nachdem wir uns gegenseitig unsere Wahrnehmungen (Feedback) und Verstehensmöglichkeiten (Sharing) geschildert hatten,[7] sein Gedicht in Tränenschrift abzutippen.[8] Auf diese Weise wurde einerseits graphisch der Schmerz über das innere Erkalten deutlich, andererseits aber auch die Sehnsucht danach, den inneren Vereisungsprozeß abzuschmelzen.

Wieder eine Woche später brachte Parker ein neues »Spiegelgedicht« in die Schreibwerkstatt. Darin griff er sogar das Motiv vom Blick in den Spiegel auf:

> Wenn ich in den Spiegel schaue,
> sehe ich, wie ich leide, leide wie ein
> kleines Kind, das alleine ist. Ich sehe,
> daß ich einsam bin, daß alles so kalt
> ist.
> Ich sehe meine Augen, sie sind voller
> Haß, sie sind kalt und zeigen keine
> Furcht.
> Ich sehe, wie ich mich verstellt habe,
> aber ich sehe auch, wie ich wirklich bin.
> Ich sehe, daß der Parker sich zurückgezogen
> hat, aber ich sehe auch, daß er noch da ist
> und auf den Tag wartet, an dem alles
> vorbei ist. Auf den Tag, an dem er
> wieder er selbst sein kann.
> Bis zu diesem Tag wird sich nichts
> ändern, bis dahin wird der Parker
> warten.
> Wie dumm und blind die Leute doch
> sind!

Erneut hatte Parker die Tränenschrift gewählt, und beinahe klang das Gedicht wie die intensivere und vertiefte Fortsetzung des vorhergehenden Textes. Arnold meinte, daß beides auf jeden Fall zusammengehöre. Und doch bezieht sich Parker im neuen Text stärker selbst mit ein. Das wird bereits durch die Ich-Nennung deutlich. Versuchte sich Parker zuvor noch durch das anonyme »man« in Distanz zu halten, so schaut er jetzt als Parker in den Spiegel und nennt sich sogar mit seinem Namen (Zeile 11 und

17). Die Bilder, die dieser Blick in den Spiegel evoziert, berührten uns sehr: Die Eiseskälte, in der Parkers Leben zu erstarren drohte, hatte ihren Grund in der Verlassenheit des kleinen Kindes. Wer so alleingelassen wurde, entwickelt als Konsequenz Haß. Und doch bleibt ein Ausweg: der Rückzug in sich selbst, hinter gepanzerte Mauern. Es geht um ein geduldiges Ausharren, bis der Tag einmal kommt, an dem alles anders wird, die ersehnte Befreiung aus der inneren Festung, der Tag, an welchem sich wieder äußeres und inneres Leben decken. Die letzten Zeilen benennen Identität als tiefste Sehnsucht, und zugleich steht hinter dem Ausruf: »Wie dumm und blind die Leute doch sind!« der Wunsch, einmal zeigen zu können, wer man eigentlich ist.

Es ließe sich an diesen wenigen Zeilen Gefängnissozialisation in ihrer defizitären, ja auch krankmachenden Bandbreite veranschaulichen: Einsamkeit – Panzerung – Verstellungskünste – Identitätsverlust – Identitätsbrüche – ungestillte Sehnsucht nach einem eigenen Leben. Arnold nannte das Gedicht »gelungen«. Parker wollte nicht ausführlich darüber sprechen. Er habe viel Vertrauen in uns beide, meinte er, deshalb habe er es überhaupt vorgelesen, aber damit sei es auch genug – erstmal!

Dieses Gedicht fiel mir dann drei Wochen später ein, als Parker und Arnold intensiv auf mich einredeten, ich solle die Gruppe für neue Interessierte schließen, wir wären komplett. Nach langer Diskussion gab ich mich geschlagen. Ich hatte verstanden: Es gibt Texte, die öffnen Türen für jene, die zuhören dürfen, zugleich aber verschließen sie auch Türen für die anderen, die an der Dynamik des Gruppenprozesses nicht haben teilnehmen können. Zumindest wäre es nach diesem Gedicht einem neuen Teilnehmer sehr schwer gefallen, in die Intensität und Kohäsion hineinzuwachsen; oder aber wir alle hätten die Dynamik des Gruppenprozesses zugunsten des »Neuen« stark abbremsen müssen. Und noch etwas blieb mir in Erinnerung: die Einsamkeit des nicht gesehenen (übersehenen?) Kindes in den ersten Versen. Mir kam damals Parkers Sehnsucht nach Väterlichkeit in den Sinn. Vielleicht würde es sich in der Aktionsphase ergeben, diese Thematik bibliotherapeutisch anzugehen, zumal es eine Reihe von Texten in der Literatur gibt, die die Suche nach dem liebevollen Vaterblick thematisieren.

Parker schrieb vor dem Ende der Initialphase noch eine Reihe weiterer Texte. Dabei hatte er zum Schluß ein längeres, monologisches Gedicht verfaßt. Die Aufgabe war, von außen auf alle bisher geschriebenen Texte zu schauen, Leitmotive und -themen herauszuschreiben und daraus einen neuen Text assoziativ zu komponieren.[9] Parker nannte sein Gedicht »Auf meinen Spuren«, schaute darin zurück, wie alles begann, wie ihn die

Polizei verhaftete und wie der »Knast« ihn verändert hatte. Er schrieb als Schluß:

Bei mir hat sich viel geändert.
Ich bin reifer geworden.
Ich bin auch klüger und härter geworden.
Hier habe ich gelernt, mit meinem
Schmerz und Haß umzugehen.
Hier im Knast für kleine Kinder und Zurückgebliebene.

Eine Spur von Bitterkeit liegt über diesen Zeilen. In der folgenden Aktionsphase wäre genauer danach zu fragen, welche Qualität und Bedeutung Schmerz und Haß haben.

Schreiben und Erzählen hatten sich in den vergangenen zwei Monaten auf gute Weise ergänzt. Beide waren, um im Bild zu sprechen, die immer wiederkehrende Systole und Diastole von Herzschlägen, wodurch ein pulsierendes Leben zwischen uns begann. Diese gleichmäßige Pulsfolge erst ermöglichte eine Erzähl- und Schreibgemeinschaft, in der Welt und eigenes Leben begreifbarer wurden. Bei einem Rückblick vor Weihnachten, als wir über Menschen sprachen, denen Schreiben guttut, meinte Parker:

> »Paß auf, Stefan. Das sind immer Leute, die irgendwo was Schlimmes erlebt haben, das ist das Therapeutische. Die lernen damit umzugehen, indem sie darüber schreiben, und es dann in der Öffentlichkeit präsentieren. Es heißt ja immer, wenn man drüber redet, wirds besser. Und die lernen erst drüber zu reden, nachdem sie's geschrieben haben und es jeder gelesen hat. Das ist ganz ähnlich auch bei uns.« (Parker, 22. Dezember 1996)

Mitte Januar trafen wir uns wieder. Ich hatte für die Aktionsphase geplant, die Teilnehmer mit der Textsorte Kurzgeschichte vertraut zu machen,[10] und brachte deshalb die Geschichte »Nachts schlafen die Ratten doch« von Wolfgang Borchert (Borchert 1986, S. 216-219) mit. Arnold war begeistert, nachdem wir uns gegenseitig die Geschichte vorgelesen hatten. Er erinnerte sich an schöne Deutschstunden, in denen seine Klasse den Text interpretiert hatte. Parker hingegen schwieg in sich versunken. Ich sprach ihn nach einer Weile an, und er erzählte, daß er dem alten Mann mißtraue, dieser habe ein Messer, etwas Unberechenbares,[11] und wer weiß, was hinter dem Wohlwollen stecke. Dann änderte sich plötzlich sein Tonfall, wurde weich, beinahe samten und sehr anrührend. Parker fuhr jetzt fort, daß andererseits ein solcher Mensch viel Gutes für den kleinen Jungen tun könne, wenn er es wirklich ernst meine. Vor allem könnte er dem Jungen die Welt zeigen und dabei aus seinem Erfahrungsschatz schöpfen.

Natürlich kam mir die Verlassenheit des kleinen Kindes in den Sinn, von der Parker – sich selbst beschreibend – in seinem Gedicht gesprochen hatte. Ich spürte auch, wie die Sprache hier an ihre Grenzen kam. Betrat Parker in seinem langen Monolog nicht bereits schon Räume vorsprachlicher Sehnsüchte und Verletzungen?[12] Deshalb wechselte ich jetzt das Medium und bot beiden an, auf einem Blatt Papier ein Farbspiel zu versuchen: Spontan sollten Parker und Arnold die Innenwelt des Mannes und des Jungen auf ein Blatt malen – und zwar mit Wasserfarben.[13]

Während Arnold amüsiert über diese »verrückte Idee« zu malen begann, schaute Parker noch längere Zeit auf das leere Blatt, griff dann zum Pinsel und tupfte große Farbkleckse in grellen, eindeutigen Tönen (rot und blau vor allem) auf das weiße Blatt. Den Pinsel nur mit Wasser vollgesaugt, wischte er anschließend damit über das Papier und verdünnte und vermischte auf diese Weise etwa zwei Drittel der linken Seite des Blatts. Die rechte Seite ließ er so stehen – hier war der Bereich des Jungen, d.h. die gleiche Farbgebung wie für den alten Mann, allerdings nicht mit Wasser bearbeitet. Parker nahm dann einen meiner dicksten Filzstifte und übersäte das gesamte Blatt mit schwarzen kleinen Punkten, die Tränen darstellten. Im Gespräch über sein Bild konnte er wenig über dessen Bedeutung sagen – irgendwie habe er sich traurig-wohl gefühlt.[14] Unseren Feedbacks hörte er aufmerksam zu, sobald aber die Frage nach dem eigenen inneren Kind aufkam, wehrte Parker ab: Das habe nichts mit dem Bild zu tun.

Sonntags darauf war Parker krank. Vielleicht war dies Zufall, vielleicht aber auch ein Widerstandsphänomen dafür nämlich, daß ihm die gesamte Thematik zu intensiv, d.h. zu nahe an alten Verletzungen war. Aus meinen Interventionen mit Arnold alleine kristallisierte sich für das Treffen eine Woche später eine Arbeit mit Ton heraus. Im Töpferraum formte Parker aus seinem Tonklumpen assoziativ ein Gesicht mit tiefen Augen und einem liebenswürdigen Mund. Dann geschah etwas Seltsames: Parker zeigte uns beiden den Kopf (er war seinen Händen in weniger als fünf Minuten spontan erwachsen!) und sagte, das sei der Kopf des alten Mannes in der Geschichte, lächelte schüchtern, stand unbeholfen im Raum, und es wurde ganz still (dieser Augenblick gehört zu den anrührendsten im Verlauf meiner Arbeit im Gefängnis), dann zerdrückte er in wenigen Sekunden das Gebilde. Sein Lächeln verlor sich, und er meinte kurz, er habe sich entschieden. Dies alles dauerte nicht länger als höchstens 15 Sekunden.

Wozu aber hatte er sich entschieden? Er formte jetzt – grimmig lustvoll vertieft – eine Pistole. Dabei erzählte er einen Kriminalfilm nach, den er Samstagnacht gesehen hatte. Die Waffe war so authentisch, daß Arnold – Kenner in solchen Dingen – ihm Komplimente machte. Die Suche nach der väterlich-zärtlichen Seite war dem anderen großen Thema Parkers gewichen: aufgestaute Aggression und die brutale Entladung im »Ausraster«. Mir selbst wäre das andere Thema lieber gewesen, es fiel mir schwer, mich sogleich auf die neue Thematik einzustellen. Doch nützt es nichts, gegen den spürbaren Widerstand zu arbeiten oder diesen gar zu brechen:

> »Widerstand bei Jugendlichen habe ich auf diesem Hintergrund auch als Zeichen dafür zu sehen gelernt, daß die Zeit für ein Thema noch nicht reif ist. Es geht, wie in der Therapie überhaupt, bei Jugendlichen ganz besonders, um den ›Kairos‹, die angemessene Zeit, ... und darum, daß es bei frühgestörten Patienten ganz besonders darauf ankommt, die Tür zu finden, durch die Kontakt möglich ist.« (Heinermann 1991, S. 980)

Noch am gleichen Tag schrieb Parker seine erste »Rastergeschichte«, wie er sie selbst nannte. Schon oft hatte er betont, wie sehr ihn die Psychologie hinter dem Ausraster neugierig mache. Der ausrastende Psychopath hatte jetzt sein ganzes Interesse geweckt – damit klang aber auch seine eigene Geschichte an: Die begangene rauschhafte Messerstecherei. Seinen längeren Bericht über dieses Thema hatte ich noch aus der Initialphase im Ohr. Hier ein kurzer Auszug daraus:

> »Ich kenn das auch von früher: Da haben manchmal Leute zu mir gesagt: ›Guck mal Deine Augen, wie die schon wieder gucken.‹ Die Leute haben manchmal Angst gekriegt, wenn ich die in einer bestimmten Art und Weise angeguckt habe. Die konnten damit nichts anfangen ... Da ging schon im Kopf was ab, nur ich hab' dann halt versucht zu lächeln und so zu tun, als wärs nicht so ... Das waren Aggressionen ... da haben sich manchmal Dinger abgespielt, da haben die Leute Angst gekriegt, und ich hab weder was gesagt noch getan, allein der Blick ... Ich hab dann immer versucht, daß die Leute es nicht raffen. Ich kann auch wütend sein, ohne daß die Leute das merken. Aber die Augen habens dann doch verraten ... Bei mir ist es so: Ich bin die ganze Zeit ganz ruhig und gelassen, und von einer Sekunde auf die andere machts Peng, und dann ist auch nichts mehr, was mich halten oder zur Ruhe bringen könnte. Also bei mir, das staut sich irgendwann an, da läuft das Faß über – und dann muß ich mich austoben, bis ich wieder zur Ruhe komme.« (Parker, 1. Dezember 1996)

An den folgenden Sonntagen näherte sich Parker in immer neuen Geschichten und Fokussierungen dem Thema. Arnolds verständliche Abwehr[15] wurde in den Feedbacks ebenso deutlich wie Parkers wachsende Unruhe. Eine Geschichte sei da in ihm, erklärte er immer wieder, aber so brutal, daß er sich gar nicht traue, sie zu schreiben, voller Haß und Grausamkeit. Er wolle dafür in die Haut eines Psychopathen schlüpfen, auf gar keinen Fall dürfe man ihn mit der Geschichte verwechseln. Er beschwor uns regelrecht, den Haß und die Aggression des noch gar nicht geschriebenen Texts nur ja nicht auf ihn hin zu interpretieren. Ich wiederum motivierte ihn zu schreiben, was geschrieben werden müsse, denn was auf dem Papier stehe, was also ausgedrückt wäre, das sei auch gebannt; und der Zauber, den es einmal in ihm hatte, wäre damit gebrochen. Außerdem könne man den Text dann von außen betrachten und darüber reden. Parker ließ sich überzeugen, und beim nächsten Mal las er ängstlich und mit zaghafter Stimme den Text vor, der so lange in ihm gewütet hatte und den er jetzt im Verlauf der Woche in der Zelle geschrieben hatte. Darin war die Rede von einem Mann, der eine Anhalterin im Auto mitnahm, sie zunächst vergewaltigte, dann ermordete und schließlich auf kannibalische Weise aufaß. Er betitelte den Text mit »Die Neugier«, und auf seinen Wunsch hin tippte ich die Geschichte auf blauem Papier in blutroten altdeutschen Lettern.

Ich möchte an dieser Stelle betonen, daß ein solcher Text niemals hätte geschrieben werden können, ohne jene Vertraulichkeit, die zwischen uns gewachsen war. Die gelungene Kohäsion war der Boden, auf welchem die Aktion, d.h. das Verarbeiten jenes neuen und gewagten Blicks auf alte, verdrängte Themen jetzt möglich wurde. Kohäsion war aber auch eine Beziehungsqualität, die Sonntag für Sonntag immer wieder neu wachsen mußte, denn immerhin hatten wir uns ja eine Woche lang nicht gesehen.[16]

Arnold gab sofort zu verstehen, daß er sich nicht äußern wolle. Er wollte mit dem Text und seinem Inhalt nichts zu tun haben. Für ihn gäbe es nur das Thema, wie man tagaus tagein hier in der Anstalt überleben könne. Die Themen »Ausrasten« und »Töten« seien für ihn »gegessen«.

Parker begann zunächst zu erzählen, daß ein solcher Mensch, der so etwas tue, ihn »innerlich« sehr interessiere. Dabei sah er von sich ab. Schließlich spürte ich, wie Parker sich schämte, eine solche Geschichte geschrieben zu haben. Ich begann wiederzugeben, was der Text in mir ausgelöst hatte: Erschrecken, Abscheu, aber auch Bewunderung für den Mut, so etwas überhaupt in Sprache zu fassen und es dann auch noch niederzuschreiben. In meinem anschließenden Sharing gab ich zu erkennen, daß auch in mir die Lust am Töten sei. Parker unterbrach sofort. Er glaube, das sei etwas Uraltes,[17] etwas Tierisches, das wir alle in uns hätten. Der Psychopath aber könne es nicht mehr kontrollieren. Jetzt schaltete sich Arnold ein und erzählte, wie er sich vor Ausrastern schütze,[18] Parker meinte, er laufe sofort davon, wenn er spüre, da komme etwas über ihn. Ich knüpfte jetzt wieder am Stichwort »tierisch« an und erklärte, es würde sich wohl lohnen, mal dem Tier in sich auf die Spur zu kommen und zu schauen, wie es eigentlich aussehe.

Im weiteren Verlauf des Gesprächs vermischten sich Sharing, Feedback und Alltagsgeschichten. Das war in diesem Augenblick der Aktionsphase auch ohne Bedeutung. Viel wichtiger erschien es mir, daß unser gemeinsames Sprechen über Parkers tabuisiertes Gewaltthema nicht in ein abwertendes Urteilen einmündete. Wie froh war ich deshalb, als Arnold wieder teilnahm und erzählte, wie in Bandenkriegen, an denen er teilgenommen hatte, das »Tierische« wach wurde. Parker indes wurde deutlich, daß sein Text – so schrecklich und abscheulich er auch sein mochte – verstanden wurde, ja mehr noch: Auch andere Menschen hatten ähnliches in sich – und Parker war es, der den Mut aufbrachte, dies alles in Sprache zu bringen. Ein solches Ergebnis war viel: Parker mußte sich wegen seiner Geschichte nicht ausgestoßen fühlen, sondern er konnte gerade trotz und wegen seiner Phantasien einen Platz unter Menschen beanspruchen, die sich ihrer selbst bewußt waren. Nicht mehr das abwertende Verdrängen und rigide Abspalten von Aggressions- und Gewaltgefühlen mußte geleistet werden, stattdessen war ein ehrlicher Blick auf das eigene Menschsein mit seinem Gewalt- und Tötungstrieb möglich – ein wichtiger Integrationsschritt, der noch weiter vertieft werden mußte.

Die folgenden Sonntage waren geprägt durch großartige Erzählgemeinschaften. Das Akzeptieren der Gewaltgeschichte hatte Tor und Tür für Schilderungen von Großstadtbandenkriegen geöffnet. Arnold und Parker nahmen mich mit in ihre Lebenswelt. Neue Texte entstanden, in denen auch Abschied von dieser Lebensart genommen wurde. Ich machte immer wieder auf das »Tier« aufmerksam, das auch leben möchte; schien mir doch in diesem Bild eine wichtige Chance, um zur Integrationsphase überzuleiten. Fast ein Monat verging, dann schrieb Parker den Text: »Das verborgene Tier« und leitete damit die Integrationsphase ein:

Das verborgene Tier

Es ist ein dunkler Raum, ich steh mitten drin. Ich bin voller Furcht und Angst, ich weiß nicht, was mit mir los ist. Sonst habe ich doch vor nichts Angst.
Warum habe ich Angst, ist da was, was ich nicht kenne?

> Ich schaue mich um, kann aber nichts finden. Ich lausche in den Raum hinein, kann aber nichts hören. Wer oder was ist da? Ich weiß es nicht. Mit der Zeit kommt ein wenig Licht in den Raum. Und auf einmal sehe ich mich selbst. Ich sehe nicht mein Spiegelbild, ich sehe ein Tier. Ich merke, daß es zu mir gehört. Ich spüre auch, daß wir zusammen unbesiegbar sind. Ich merke auch, daß ich keine Angst mehr habe. Ich, das Tier, nichts kann jetzt schiefgehn!

Auf diesen Text schrieben wir Antworttexte: Feedback und Sharing zugleich. Parker war sehr angerührt und begann jetzt zu erzählen, daß er immer dann ausraste, wenn ihm Leute zu nahe kämen und er das nicht wolle. Auf diese Weise ortete er seine Ausbrüche, und sie hatten zugleich einen Namen, ein Symbol gefunden: das verborgene Tier. Wäre es möglich, daß Parker beides – seine Höflichkeit und seine Wildheit – in Frieden nebeneinander leben lassen könnte?

Wir hatten auf jeden Fall ein wichtiges Plateau erstiegen, von dem aus sich das Leben als Ganzes in den Blick nehmen ließ. Ich wollte für die Integrationsphase mit der Textsorte »lange Erzählung – Roman« arbeiten.[19] Tatsächlich schrieb Parker dann über zwei Sonntage hinweg an einer Gliederung zu einer längeren Geschichte, in welcher neben dem Ausrasten auch andere Verletzungen, über die wir gesprochen und geschrieben hatten, ihren Platz fanden.

Wie aber konnte in der Neuorientierungsphase – in unseren Gesprächen und Texten über Zukunftsperspektiven – jene Annäherung, ja vielleicht sogar Aussöhnung mit dem Tier möglich werden? Beim letzten Treffen in dieser Gruppe sollten die Teilnehmer sich selbst einen Brief aus dem Jahre 2030 schreiben. Sie wären dann etwa Mitte Fünfzig, und wir träfen uns alle wieder an einem fiktiven Ort. In dem Phantasiebrief schauten sie zurück auf ihr bis dahin vergangenes Leben und konnten sich den einen oder anderen Rat für ihre jetzige Gegenwart geben. Später führte ich noch ein Einzelgespräch mit Parker über jenen fiktiven Ort, an dem wir uns alle wiedersehen würden, und fragte danach, was das Tier, von dem er einmal geschrieben hatte, inzwischen mache, ja, wie es überhaupt aussehe. Gemeinsam bekamen wir so das Tier in den Blick:

> Parker: »Dieses Tier, von dem ich damals schrieb, ist irgendwas Hinterhältiges. Es hat was sehr Linkes.«
> Stefan: »Wie würde es aussehen?«
> Parker: »Fast sowas, wie 'ne Schlange. Erst ist sie ganz lieb und nett, und in den nächsten Momenten beißt sie zu.«

Stefan: »Und trotzdem schreibst du: ›Ich merke, daß ich keine Angst mehr habe: Ich das Tier! Nichts kann jetzt mehr schiefgehn.‹ Bist du diesem hinterhältigen Tier seit April so ein Stück weit nähergekommen?«
Parker: »Also, das hat weniger mit dem Text zu tun. Das war auch schon vorher so. Das ist einmal die Gutmütigkeit und einmal die Skepsis, die in mir steckt. Das sind die zwei verschieden Seiten. Die Gutmütigkeit, die zu jedem lieb und nett ist und zu allen offen ist, und dann eben noch die Skepsis, die in mir steckt. Also auch die Vorsicht. Früher hat immer die Gutmütigkeit überwogen. Heute kenn ich die Gutmütigkeit von früher gar nicht mehr. Mir ist es scheißegal, was mit den Leuten ist. Es geht mir am Arsch vorbei. In erster Linie gehts mir um mich. Und wenn ich mich gut im Griff hab, dann kann ich mich auch um die Leute kümmern.«
Stefan: »Also, da kommt mir eine Idee: Könnte es nicht sein, daß diese Schlange so hinterhältig ist, weil sie immer nur skeptisch sein muß? Macht nicht die Skepsis auf die Dauer hinterhältig? Aber ich denk mir, Skepsis ist ja auch selbst wieder aus 'ner Enttäuschung entstanden.«
Parker: »Ja, das ist es ja gerade! Es ist ja bei mir immer so, daß ich gutmütig gewesen bin, und irgendwann merk ich, daß es dann doch falsch war, was mir dann auch meine damalige Freundin oft genug gesagt hat: Du verarscht dich nur, laß dich nicht darauf ein. Und sie hat auch oft recht behalten. Und ich hab dann gesehen, wie die Leute das maßlos übertreiben und ausnutzen. Und irgendwann ist mir der Kragen geplatzt, und die Leute ham nicht mehr kapiert, was mit dem da los ist. «
Stefan: »Heißt das: Irgendwann hat dann die Schlange zugebissen?«
Parker: »Ja!«
Stefan: »Die skeptische Schlange, die dann zubeißt: Wie möchte denn die Schlange behandelt werden, damit sie nicht zubeißt, damit sie nicht hinterhältig ist, sondern um 'ne richtige, freie Schlange zu sein?«
Parker: »Also, ich muß das irgendwie in Ausgleich bringen, die Schlange kann da gar nichts von sich aus tun. Wenn die Schlange von mir das Gehör kriegt, was die Gutmütigkeit kriegt, dann ist die Schlange zufrieden, die Gutmütigkeit ist zufrieden, und ich kann mit allen leben.«
Stefan: »Was heißt Gehör?«
Parker: »Also, da ist mein Kopf, und in mir stecken zwei Dinge, die gehören zusammen. Nur in der Vergangenheit war's so, daß die Schlange gar nicht beachtet wurde mit ihrer Skepsis, mit ihrer Vorsicht, und immer nur dann zum Vorschein kam, wenn's ums Hinterhältige ging, um das Zubeißen, um die Aggression, um das Giftige, dafür wurde sie gebraucht.«

Stefan: »Du hast sie also gebraucht, um das Negative, das dir begegnet ist, zu bekämpfen.«
Parker: »Ja, aber die Schlange könnte noch viel mehr. Sie könnte das Negative schon weit vorher entdecken und warnen und deuten. Ich hab schon gesehen, daß die Leute versucht haben, 'n Spiel mit mir abzuziehen oder sonst was. Aber es ist dann die Gutmütigkeit gewesen, und das Vertrauen in die Leute und nicht in mich selbst. Und im Endeffekt bin ich oft genug auf die Schnauze gefallen. Und dann kams zu einem Ausraster.«
Stefan: »Also, deine Gutmütigkeit müßte auf die Schlange hören.«
Parker: »Ja, daß ich auf die Schlange höre und nicht auf die Gutmütigkeit.«
Stefan: »Gutmütigkeit ist ja was sehr Schönes, und die macht dich ja auch sehr sympathisch ...«
Parker: »Nur, wenn sie jemand verdient hat.«
Stefan: »Und wer's verdient hat, das könnte dir die Schlange zuzischeln.«
Parker: »Genau das isses!« (er lacht laut auf).
(Parker, Einzelgespräch, 6. Juli 1997)

Was Parker hier erzählt, könnte der Beginn einer persönlichen Lebensgeschichte sein, in welcher sich eine Grundkraft, die unbewußt sein Leben bestimmt, im Bild der Schlange zeigt – vielleicht ist ein solcher Erzähl-Grund der Stoff, aus dem sich Märchen dereinst geformt haben. Ein Mensch voller Höflichkeit und Zugewandtheit überhört und verdrängt die warnende Stimme, nicht immer nur zu vertrauen, und übergeht die Forderung, sich abzugrenzen. Die Stimme wird dann zur gefährlichen Schlange, die giftig, d.h. auch lebensgefährlich im Ausrasten zubeißt, wenn sie glaubt, die Gutmütigkeit werde ausgenutzt. Die sachliche Klärung gelingt nicht, denn Parker stellt sich taub.[20] So bleibt nichts anderes übrig, als blindwütiges Zubeißen. Parker selbst ist es, der erkennt, daß er beiden unbewußten Kräften – der Gutmütigkeit und der Skepsis – gleichviel Gehör schenken muß – das klassische Bild vom Ich, welches die vitalen Selbst-Kräfte strukturiert,[21] drängt sich hier auf. Zum Schluß gelingt es sogar, der Schlange ihren Platz zuzuweisen: Sie, mit ihrer jahrelangen Erfahrung, hat eine große Menschenkenntnis. Es lohnt sich, ihr Wissen für das eigene Leben einzusetzen und sie zu befragen, bevor man anderen Menschen vertraut.

Im Verlauf verschiedener Schreibinterventionen und in einer gelungenen Gemeinschaft des Erzählens hat Parker vom allerersten Treffen bis jetzt einen weiten Weg zurückgelegt: Seine Sehnsucht nach zugewandter Väterlichkeit kam dabei zunächst in den Blick, um dem aktuellen Thema »Aggression und Entladung im Ausraster« Platz zu machen. Dabei wird die Dissonanz zwischen Parkers Höflichkeit einerseits und der brutalen Entladung andererseits deutlich. In der Geschichte »Die Neugier« darf sich die Gewalt in Sätzen und in einem Erzählkontext austoben und entladen, um dann von außen besprochen[22] zu werden. Dabei bekommt das Ausrastphänomen klarere Konturen, und im gefundenen Bild vom verborgenen Tier kann Parker schließlich den Gewalttrieb als eine Kraft verstehen, deren blindwütige Dynamik er in den Griff bekommen und in sein Leben integrieren könnte. Findet schließlich diese anonyme Macht ihren Namen, ist es möglich, mit ihr, d.h. mit eigenen abgespaltenen Gefühlen ins Gespräch zu kommen. Das Pulsieren zwischen Schreiben und Erzählen – beide kreativ, integrierend und strukturierend – hat Parkers Wachstumsprozess[23] maßgeblich beeinflußt.

Auf die gleiche ausführliche Weise ließe sich von den ganz anderen Prozessen der übrigen Teilnehmer erzählen. Ich möchte mich indes aus Platzgründen beschränken und Mr. Spaces Werdegang nur kurz skizzieren. Im folgenden soll davon die Rede sein, was mit Schreibimpulsen und literarischen Texten möglich ist.

Skizze: Mr. Space: Schreiben gegen das Tosen des Lebens – Zentrieren auf sich selbst

Mr. Space war Teilnehmer der bibliotherapeutischen Gruppe, für die ich anfangs eine eigene Gedichtmappe zusammengestellt hatte. Die von ihm ausgewählten Lieblingsgedichte beschäftigten sich mit dem Verlust von Gefühlen, mit wachsender Einsamkeit und der Sehnsucht nach Leben mit wachen Sinnen. Auf der anderen Seite schrieb er in der Initialphase Texte, in denen er im Predigerton Sentenzen über den Sinn des Lebens aneinanderreihte; und in der Gruppe selbst vertrat er die Ansicht, ein Mensch könne alles, wenn er es nur tatsächlich wolle. Er konnte sich sprachlich prägnant ausdrücken und betonte oft, wie sehr die Anstalt ihre Insassen dazu zwinge, vor sich hin zu vegetieren. Was sollte ich machen? Auf der einen Seite spürte ich die tiefe Sehnsucht nach sinnlichem Leben, auf der anderen Seite standen Mr. Spaces asinnliche Predigertexte und seine dogmatisch-rigiden Äußerungen, wie man zu leben habe und daß alles irgendwie zu managen sei. Es wäre zu mühsam, sich mit ihm auf eine unerquickliche Diskussion über Lebensvorstellungen einzulassen, konfliktzentriert-aufdeckendes Arbeiten würde er abwehren, gegen direktive Interventionsstile zeigte er sich allergisch abweisend, und so entschied ich mich für Modalitäten und Stile, die ihm möglichst große Schreibspielräume eröffneten. Es ging in den Feedbacks und Sharings darum, die »wahren« Seiten der dogmatischen Setzungen zu stützen und zu stärken, ohne zugleich das Rigide darin zu verteufeln. Für erlebnis- und übungszentriertes Arbeiten war Mr. Space ebenso aufgeschlossen wie für die ihm zugewandten und stützenden Interventionen. Er traute schon bald den Resonanzen, die aus der Gruppe kamen, und war bereit, meine Interventionen mitzumachen. Auf diesem Boden gelingender Kohäsion verging die Initialphase.

Gleich zu Beginn der Aktionsphase überraschte uns Mr. Space mit einem ersten sinnlichen Text, der uns alle sehr anrührte:

> Wo willst Du hin?
>
> Es ist Winter, ich gehe an einem Sandstrand unterhalb der Dünen spazieren, die Wellen brechen immer wieder langsam und beruhigend auf den Strand herein. Ein kühler, stetiger Wind weht mir ins Gesicht, es ist kalt aber mehr noch erfrischend, ich ziehe mir die Jacke etwas zu und gehe weiter. Ich sehe in die unendliche Weite des Meeres oder auf die unzähligen Sandkörner vor mir und fühle die Freiheit, spüre, daß ich lebe. Nur einmal zwischendurch stelle ich mir die Frage, wo ich überhaupt hin will, aber ich beantworte sie nicht, sondern gehe weiter, einfach weiter. Ich sehe den Möwen zu, wie sie vor mir über dem Strand kreisen und genieße einfach dieses gute Gefühl, am Leben zu sein!

Er habe den Text einfach laufenlassen, einfach so aus sich heraus, nicht mehr mit so vielen Gedanken, die ihn nur durcheinanderbrächten, sagte er; und es sollte noch ein Monat vergehen, dann konnte Mr. Space über die Schreibwerkstatt sagen:

> »Also, so wie ich das sehe, hat mir der Schreibkurs bisher hier irgendwie geholfen, mich besser auszudrücken, also meine Persönlichkeit besser auszudrücken, aufs Papier zu bringen, und irgendwie, teilweise auch irgendwo einfach laufenzulassen, einfach zu schreiben, es kommt gar nicht so darauf an, was oder wie, sondern: Na ja, da kommt trotzdem was dabei raus ... ganz ansatzweise hab ich mich auch selbst neu kennengelernt, die ganzen geschriebenen Sachen hatte ich ja schon vorm Schreiben im Kopf. Aber der Kurs hat bisher geholfen, das aufs Papier zu bringen, Mut gemacht, wenn's um Gefühle geht, die aufs Papier zu bringen, zu formulieren – auf der andern Seite bringt Schreiben so 'ne Art Selbstbewußtsein oder Selbstwertgefühl oder dergleichen, wenn's einem selbst zusagt. Im Endeffekt hatte ich da ja alles im Kopf, nur es

hier greifbar zu haben – das ist schon ganz was anderes.« (Mr. Space, 2. März 1997)

Am besten gefiel Mr. Space das Gedichteschreiben, da brauchte man sich keine Sorgen über die Einheit von Geist und Gefühl zu machen, da konnte man seine Assoziationen frei laufenlassen. Schon die Textsorte Kurzgeschichte machte ihm sehr viel Mühe. Zuviel an Gedanken und Gefühlen gab es da zu ordnen, und niemand hatte etwas einzuwenden, daß er weiterhin Elfchen und kurze innere Stimmungsblitzlichter schrieb. Es war, als fände er beim Schreiben seinen Ort in der Vielfalt der Welt, für deren Strömen und Dröhnen Mr. Space besonders sensibel schien. Die Natur in ihrer Unberührtheit zeigte sich darüber hinaus als zweites wichtiges Moment, um zur Ruhe zu kommen, um bei sich anzukommen. Fast paradiesisch klang es, als Mr. Space über die schönste Zeit seines Lebens auf einer Vogelinsel erzählte:

»Das ist 'ne Insel, da stand einmal die Blockhütte drauf von dem Freak – das war'n richtiger Freak – dann stand da 'n größeres Haus drauf, das wir bewohnt haben, dann war da nur noch 'n Leuchtturm, 'ne Kneipe und 'ne Telefonzelle drauf ... Ich hab damals 'n Strandspaziergang mit dem Freak gemacht. Damals kam dieses Lied von der Sinéad O'Connor raus: ›Nothing compares to you‹. Da stand ich mit meinem Walkman am Leuchtturm, also hab' ich 'ne gute Erinnerung dran: richtig Fernweh!« (Mr. Space, 18. Mai 1997)

Die Mitte der Welt war gefunden! Hier am Leuchtturm konnte man die vielen Wellen und das Tosen der Gedanken gut aushalten, ohne sich dabei zu verlieren. Das Schreiben und das Sprechen darüber war dabei eine schöne Möglichkeit, einerseits in Naturmeditationen mit solch heilen Orten in Kontakt zu bleiben und andererseits in Kampfpamphleten für deren Erhaltung einzutreten. Der abstrakte Predigerton der Initialphase hatte in der Integrations- und Neuorientierungsphase eine konturierte Stoßrichtung erhalten. Gedanken und Gefühle ließen sich tatsächlich strukturieren, vorausgesetzt man kannte seinen Ort, von wo aus sich die Welt ordnet. Welche konkrete Schlagkraft Mr. Spaces Pamphlete am Ende hatten, das zeigt einer seiner letzten Texte:

Der sinnlose Untergang

Wir könnten so glücklich sein, wären wir nur glücklicher mit dem, was wir haben! Wir könnten so zufrieden sein, wären wir nur zufriedener mit dem, was wir sind! Wir könnten so reich sein, würden wir (ein)sehen, was uns umgibt! Warum roden wir Wälder ab, um Vergnügungscenter zu bauen? Warum bauen wir Autobahnen durch grüne Wiesen? Warum begradigen wir Flüsse und tragen Berge ab? Wir haben bunte Regenbögen über grauen Städten! Sauren Regen über Naturschutzgebieten! Bäume und Blumen in Betoneinfassungen! Wann werden wir lernen, die uns verbliebenen Landschaften zu genießen? Wann werden wir erkennen, daß es der Fortschritt ist, der uns irgendwann umbringt? Wann werden wir aufhören mit dem, was wir tun? Warum schließen wir nicht endlich Frieden mit unserer Erde? Warum erweisen wir nicht endlich der Natur den gebührenden Respekt und sind zufrieden, mit dem, was wir haben? Wer sagt euch denn, daß wir noch eine zweite Chance für einen Neuanfang bekommen!?!

Vorläufige Sichtung der Ergebnisse: psychotherapeutische Wirkmomente im allgemeinen, poesie- und bibliotherapeutische Wirkmomente im besonderen

Es wäre noch viel von anderen spannenden Prozessen bei den übrigen Teilnehmern zu berichten.[24] Im nachhinein wird mir deutlich, daß gerade das Medium Schreiben immer wieder aufs neue die Möglichkeit bietet, eigenes Leben zur Sprache zu bringen und den erkannten Sinn darin, klar und prägnant in fiktiven Texten zu formulieren, um von da aus neue Lebensräume zu erschließen. Es ist, als könne man im Schreiben den eigenen Lebensort sprachlich auf den Punkt bringen und in Bildern ausdrükken, die die Literatur und die eigenen emotionalen Welten anbieten. In dieser Prägnanz aber findet das Schreiben auch seine Grenzen, denn nicht jede Erfahrung, nicht jede Verletzung ist dazu angetan, zur Sprache zu kommen oder sich im Bild zu verdichten. Frühe Atmosphären, die noch vor der sprachsensiblen Phase liegen, verlangen nach anderen Medien und oft auch nach anderen Methoden als die der Kunsttherapie. Und doch gibt es eine Reihe von psychotherapeutischen Momenten, die in unseren Schreib- und Erzählgemeinschaften gelungen sind:

- gesteigerte und sensibilisierte Introspektionsfähigkeit
- Zentrieren auf die eigene innere Bilderwelt und auf sich selbst
- Kontakt zu den Bildern des eigenen Unbewußten
- Integration abgespaltener Gefühle
- eine positive Einstellung zum oft schuldüberladenen »Ich«
- neue Möglichkeiten sich und die anderen anzunehmen
- realistische Zukunftserwartungen und Verzicht auf Paradiesvorstellungen

- Neu- und Wiederentdecken des lustvollen Stroms der Kreativität
- Humor

Es ist bei dieser sehr allgemein gehaltenen und sicherlich noch zu ergänzenden Liste von psychotherapeutischen Erfolgsmomenten noch genauer danach zu fragen, welche therapeutischen Wirkmomente sich speziell in meinen poesie- und bibliotherapeutischen Gruppen nachweisen lassen. Ich versuche abschließend dies in einem Katalog von neun Punkten zu erfassen:

1. Wenn Menschen miteinander schreiben und sich danach ihre Texte vorlesen, dann lernen sie sich intensiv kennen, lernen sich zu verstehen und zu respektieren.
2. Wenn Menschen miteinander schreiben und sich danach ihre Texte vorlesen, dann merken sie, daß andere das gleiche Problem wie sie selbst haben. Sie merken, daß sie alle im gleichen Boot sitzen, das gleiche Leid, den gleichen Frust haben.
3. Wenn Menschen über ihre geschriebenen Texte miteinander reden, dann können sie sich in die Lebenswelt, Gedanken, Phantasien und Probleme des anderen einfühlen und ihn so besser verstehen.
4. Wenn Menschen sich in die Phantasien, Gedanken und Welten eines anderen einfühlen können, dann verstehen sie den anderen und können ihn annehmen und stützen.
5. Wenn es Menschen gelingt, darüber zu reden, warum sie einen solchen Text geschrieben haben, und die anderen ihnen rückmelden, was sie dabei empfinden, so hat eine solche Gruppe etwas Wesentliches über menschlichen Umgang miteinander gelernt.
6. Wenn Menschen kreative Texte schreiben, dann bringen sie ihre eigenen Gefühle zur Sprache.
7. Wenn Menschen ihre Phantasien im Schreiben formen, dann erfahren sie selbst viel darüber, wer sie eigentlich sind, manchmal sogar etwas über unbekannte Seiten in ihnen.
8. Wenn Menschen schreiben, dann erfahren sie einen Grundstrom des Lebens in sich – ihre eigene Kreativität, ihre eigenen Gestaltungskräfte.
9. Wenn Menschen in einer Gruppe miteinander schreiben und über ihre Texte reden, dann lernen sie dabei, sich sprachlich so auszudrücken, daß sie von allen verstanden werden.

Was aber haben nun kreatives Schaffen und therapeutisches Tun miteinander gemeinsam? Eine vorläufige Antwort könnte etwa folgendermaßen lauten: So wie sich im kreativen Tun eine fiktive Welt im gewählten Medium ausdrückt und Gestalt annimmt und der Schaffende sich in seiner neuen Ordnung findet und ortet, so verhilft auch therapeutische Arbeit dem Klienten, sich besser in der Welt zurechtzufinden und seine Welt zu strukturieren. Beide Möglichkeiten der Welterschließung gelangen an das gleiche Ziel: Integration neuer Spielräume in das eigene Leben. Werden schließlich therapeutische Interventionen – ethisch behutsam und indikationsspezifisch begründet – mit kreativen Medien kombiniert, so entsteht ein hochkomplexes und hochwirksames Bedingungsgeflecht, in welchem zum Beispiel eine Schreibwerkstatt zu einer Schreib- und Erzählgruppe, ja mehr noch: zu einer Sinnfindungsgemeinschaft zusammenwachsen kann.

Anmerkungen

1 Im Zusammenhang mit der Geschichte und Bedeutung von Gefängnisarchitektur ist bei Foucault viel zu entdecken: Foucault 1994.

2 Gerade die Techniken der Poesie- und Bibliotherapie können auf eine lange Tradition, die bis in die Antike reicht, zurückblicken. Spannend nachzulesen ist dies bei: von Werder 1992.

3 Das aus der Gestalttherapie übernommene Dreiphasenmodell ist in der Integrativen Therapie um die Neuorientierungsphase erweitert worden, so daß im Verlauf des therapeutischen Prozesses der Blick in die Zukunft, die neue Lebensperspektive also, einen eigenen Platz und eine neue Gewichtung bekommen hat. Deshalb sprechen integrative Therapeuten in diesem Zusammenhang vom »Tetradischen System«.

4 Die in dieser Untersuchung genannten Namen sind Pseudonyme, die sich die Teilnehmer im Hinblick auf eine eventuelle Veröffentlichung ihrer Texte selbst gewählt haben.

5 Die hier geschilderte Version ist Parkers Sicht der Dinge. Sie allein interessiert in der therapeutischen Arbeit, denn diese subjektive Lebensfiktion formt Parkers innere Strukturen und Narrative, und durch die Art, wie er sich die Welt und sein Leben zusammenreimt, läßt sich seine Weltsicht und sein Handeln in der Welt erst verstehen. Die offizielle Aktenlage spielt dabei eine Nebenrolle, denn sie informiert nur über stattgefundene Fakten, von denen bloß ein trübes Licht auf die Innenwelt des Täters fällt.

6 Überhaupt scheint mir Lyrik eine wichtige Textsorte für die Initialphase. Durch lyrisches Schreiben kann der Teilnehmer genau dosieren, wieviel und was er den anderen von sich mitteilen will. Die Kürze der Texte und die Möglichkeit, subjektiv von sich zu sprechen, motiviert den Schreibenden sehr oft zu intensiven Gedichten, die dann in den Zuhörern weiterschwingen und eine ebenso intensive Resonanz möglich machen. Die vorbehaltlose Subjektivität, der bewußt ausgeschaltete Blick von außen,

die fehlende Exzentrizität ermöglichen Selbstaussagen, die in anderen Textsorten so nicht möglich sind. Im Gedicht können Dinge inhaltlich und formal sprachlich auf den Punkt gebracht werden. So können Orientierungspunkte für das eigene Leben zur Sprache kommen. Dies aber hat nochmal eine besondere Bedeutung für die Altersstufe der Teilnehmer in beiden besprochenen Gruppen.

[7] Nach dem Vorlesen des Textes haben die Zuhörer die Möglichkeit, sich darüber zu äußern, was der Text in ihnen ausgelöst hat (Feedback). In einer zweiten Runde geht es dann um die Frage, mit welchen Bildern und Textpassagen man mitschwingen kann, das heißt: Wo gibt es Überschneidungen, aber auch Fremdheiten zum eigenen Leben (Sharing)? Diese Art von »emotionaler Klärung« ist wichtiger als die Bewertung der künstlerischen Leistung. Statt bewertender Kritikergemeinde entsteht auf diese Weise eine Erzählgemeinschaft, ein »kohäsiver Boden«, der für neue und weiterführende Texte fruchtbar ist.

[8] Ich habe den Teilnehmern angeboten, die Texte abzutippen und dabei Schrifttypen aus einem Schriftenfond von über 40 Buchstabentypen zu wählen. Auch die Größe, Blatt- und Buchstabenfarbe konnten sie bestimmen. So entstanden Texte, die durch ihre graphische Gestaltung noch eine neue Dimension an Aussagekraft hinzugewannen.

[9] Am Ende der Initialphase bietet sich ein solcher Rückblick an, um zurückzuschauen und Bilanz zu ziehen. Eine solche Bilanz ist auch von diagnostischem Wert, zeigt sie doch deutlich, welche Themen für den Teilnehmer in den Blick kommen und eventuell aufgearbeitet sein wollen.

[10] In einer Kurzgeschichte kann über ein gewähltes persönliches Thema in prosaischen Sätzen mit dem Blick von außen erzählt werden. Dabei schaut der Schreibende mit einer größeren Distanz auf das Geschehen als im Gedicht. Narrative (in der Integrativen Therapie sind das Sätze über das eigene Leben, die Wahrnehmungs-, Handlungs- und Beziehungsräume, bei Parker z.B.: »Ich muß dichtmachen und hart werden, der Knast läßt mir keine andere Wahl.«) werden in Kurzgeschichten nicht nur deutlich, sondern können sich im Gespräch zu Narrationen verflüssigen. Im Nachgespräch (Feedback/Sharing) kann jetzt ein Thema bearbeitet werden, das heißt mit wachsender Exzentrizität wird es möglich, als Experte für das eigene Leben Dynamiken und Prozesse zu durchschauen, zu benennen und damit zu bannen. In der Involviertheit des Gedichteschreibens gelingt ein solcher Blick von außen nur selten.

Die Aktion der Aktionsphase besteht in der Aufarbeitung von kleinen Krisen und Erschütterungen, die der neue Blick auf alte Themen auslöst. Dazu ist ein tragfähiger Gruppenboden, eine kohäsive Gemeinschaft wohlwollender Begleiter, nötig – genau dies aber hatte uns das lyrische Schreiben ermöglicht.

[11] Auch Parkers Delikt war eine gefährliche Messerstecherei im Rausch! Deshalb wahrscheinlich erlebte er das Messer als »unberechenbar«.

[12] Mit »vorsprachliche Verletzungen« meine ich in diesem Zusammenhang gestörte Beziehungsqualitäten in einer Zeit noch vor der sprachlichen Sensibilisierung (also vor dem zweiten Lebensjahr).

[13] Es ging bei dieser Malintervention nicht um rationales Zeichnen und farblich konturiertes Bedecken weißer Flächen. Vielmehr war hier an ein konfluierendes »Farbspielen« gedacht, wie es den frühkindlichen Fingermalübungen und Wasserplantschereien entspricht. Ein solch verschwimmendes Bild würde auch den Gefühlsqualitäten der Innenwelten von altem Mann und kleinem Jungen eher gerecht als scharf konturierte Flächen – aus all diesen Gründen wählte ich die Medien Wasserfarben und dicke Pinsel.

[14] Parker war sichtlich in Kontakt mit frühen Atmosphären gekommen und damit auch mit frühen Gefühlsqualitäten. Mein Interpretationsvorschlag: Das Bild ist die Wiedergabe einer erlebten Beziehungsmodalität. Der alte, als gut besetzte Mann schaut hier verwaschen und blaß auf den Jungen. Zumindest entspricht sein Beziehungsangebot nicht der geforderten (Farb-)Intensität auf der Seite des Jungen. Es ist dagegen fade und blaß. Dabei könnten beide vieles miteinander erleben, denn sie schöpfen aus dem gleichen Farbgrund. Die aufgetragenen Tränen im nachhinein könnten dann bereits eine Interpretation Parkers sein: die gemalte Trauer einer über lange Zeit dauernden Beziehungsform, die sich doch hätte anders gestalten können.

[15] Arnold war das Thema zu nahe. Er hatte eine Mordgeschichte hinter sich und empfand Parkers Schreiben über den Ausraster wie ein Spiel mit dem Feuer.

[16] Das gelang meist über Gespräche zu Beginn, die oft Schwierigkeiten in der Anstalt mit Werkmeistern, anderen Gefangenen oder Vollzugsbeamten zum Thema hatten.

[17] Wenig später wählte er die altdeutschen Lettern aus meinem Buchstabenfont, sie sähen so uralt aus.

[18] Bevor Arnold zuschlägt, zählt er erst einmal bis zehn. Dann ist meist so viel Wut verraucht, daß er sich halbwegs beruhigt abwenden kann.

[19] Die Textsorte Roman eröffnet die »große Perspektive«, allerdings um den Preis größten distanzierten Erzählens. Es muß dem Schreibenden möglich sein, die wichtigsten Stationen in ihrem Zusammenhang zu überblikken, therapeutisch gesprochen: Lebenskontext und Lebenskontinuum zu

erfassen und als lebendiges Spiel zu begreifen, aus dem ein Wirkmoment dem anderen erwächst. Das freilich hätte Parker und Arnold überfordert, und dennoch wäre schon mit einer Gliederung viel erreicht, in der der Verfasser den bisher geschriebenen Texten einen Platz im eigenen Lebenslauf zuschreiben könnte. Die Integration jener »Integrationsphase« besteht ja in einem bilanzierenden, ordnenden Überblick über den zurückgelegten Weg, wozu der exzentrische Blick unabdingbar ist.

[20] Die Frage, warum an dieser Stelle eine Taubheit vorliegt, kann hier nicht erörtert werden – so interessant sie auch ist, denn dazu hat sich so wenig abgebildet, daß sich darüber nur spekulieren ließe.

[21] Vgl. zu den Begriffen »Selbst« und »Ich« in der Integrativen Therapie: Petzold 1993; aber auch: Rahm 1993.

[22] Das Wort darf in diesem Kontext auch in seiner Bedeutung von »bannen« verstanden werden. Damit ist nicht an einen magischen Vorgang gedacht, als vielmehr an die Tatsache, daß das, was einmal ausgesprochen ist, seine Macht verloren hat, weil man nun von außen darauf schauen kann. Das Heilsame liegt demnach in der Exzentrizität.

[23] Hier verstanden als eine Reihe von Momenten des »Selbst«, die dem »Ich« zugänglich und bewußt wurden und somit auch vom »Ich« strukturierbar wurden.

[24] Von Arnold, der seinen Humor wiederfand, von Leonardo, dem Body-Builder, der sein inneres Kind wiederentdeckte; von Werners brutalen Träumen und seiner Sehnsucht nach Familie; von Dean, hinter dessen Clownerien das Leben mit einer unheimlichen Frau stand; von Honors und seinen sizilianischen Rachegelüsten; von Käpt'n Flint und wie dieser sein Lebensschiff vom Stapel laufen ließ und von Mr. Nature, dem Alkoholiker, der sich im Schreiben als Chronist seiner eigenen belagerten Stadt entdeckte.

Literatur

Borchert, Wolfgang (1986) Das Gesamtwerk. Hamburg.

Foucault, Michel (1994) Überwachen und Strafen. Die Geburt des Gefängnisses. Frankfurt.

Heinermann, Bernd (1991) Arbeit mit Texten und Poesie in der Integrativen Therapie mit Jugendlichen, in: Die neuen Kreativitätstherapien. Handbuch der Kunsttherapie. Hrsg. v. Hilarion Petzold/Ilse Orth. 2 Bde. Paderborn. Bd. 2, S. 975-1010.

Marschik, Matthias (1993) Poesietherapie. Therapie durch Schreiben? Wien.

Petzold, Hilarion G. (1993) Integrative Therapie. Modelle, Theorien und Methoden für eine schulenübergreifende Psychotherapie. Bd. 1: Klinische Philosophie, Bd. 2: Klinische Theorie, Bd. 3: Klinische Praxeologie. Paderborn.

Petzold, Hilarion/Orth, Ilse. (Hrsg.) (1990) Die neuen Kreativitätstherapien. Handbuch der Kunsttherapie. 2 Bde. Paderborn.

Petzold, Hilarion/Orth, Ilse. (Hrsg.) (1985) Poesie und Therapie. Über die Heilkraft der Sprache. Poesietherapie, Bibliotherapie. Literarische Werkstätten. Paderborn.

Rahm, Dorothea u.a. (1993) Einführung in die Integrative Therapie. Grundlagen und Praxis. Paderborn.

Tente, Christa (1993) Die Entdeckung der eigenen Stimme – Sprache und Identität in der Integrativen Therapie. Magisterarbeit, Gesamthochschule Kassel.

Werder, Lutz v. u.a. (1992) Kreative Literaturgeschichte. Berlin/Milow.

Werder, Lutz v. (1993) Lehrbuch des kreativen Schreibens. Berlin/Milow.

Werder, Lutz v. (1988) Schreiben als Therapie. Ein Übungsbuch für Gruppen und zur Selbsthilfe. München.

FRITZ BREMER

Ausdrucksarbeit in psychischen Krisen oder »Ungewöhnliche Erfahrungen – ungewohnte Ausdrucksformen«

Die Ästhetik ist eine Begleiterscheinung
jeder menschlichen Tätigkeit.
Joseph Beuys

Welche Annäherung an künstlerische, kulturelle Arbeit im psychiatrischen Umfeld ist eigentlich sinnvoll? Künstlerische Arbeit, ästhetischer Ausdruck haben immer etwas zu tun mit der Gestaltung subjektiver Erfahrungen, mit den Schnittpunkten subjektiver Erfahrung und gesellschaftlicher Wirklichkeit. Kunst und Literatur gestalten das, was im alltäglichen Austausch zwischen Menschen untergründig spürbar ist, versteckt bleibt, Entfremdung schafft, wehtut, unausgesprochen weiterwirkt.

Bilder, Klänge, Gesten, Skulpturen, Texte sind Zeichen. Interessante, anregende, aufregende Bilder sind Zeichen, die unsere Sehgewohnheiten stören, die unseren Alltagsroutineblick brechen.

Sie sind unter Umständen in einer Weise erstaunlich, zwingend merkwürdig, daß sie unser Zeichensystem verrücken, neue Zeichen setzen, Zeichen, die womöglich utopisch sind, das heißt, bislang noch keinen Ort haben.

Solche Zeichen veranlassen uns, die angeblich allgemeinen Bedeutungen von Zeichen und ihren subjektiven Sinn zu überdenken. Sie sind, vielleicht vorläufig, ganz unverständlich, werfen aber Fragen auf, die uns helfen, neue Erfahrungen zu machen.

Jemand, der psychotisch erlebt, verarbeitet, spricht, fordert uns in ganz anderer und doch ähnlicher Weise auf, uns in unserer Wahrnehmung zu verrücken, um Neues verstehen zu können.

Jemand, der psychotisch erlebt, bringt im Verhalten, im Sprechen, unter Umständen im Gestalterischen Zeichen hervor, die nicht bloß Symptom sind, die vielmehr neue Orte schaffen, für neue Bedeutungen und einen anderen subjektiven Sinn.

Da die Auseinandersetzung mit Subjektivität zum Wesen künstlerischer Arbeit gehört, wird auch dieser Beitrag verschiedene subjektive Zugänge zum Thema darstellen.

Zum einen wird die literarisch-künstlerisch-publizistische Arbeit rund um die Zeitschrift »BrückenSchlag« vorgestellt. Den Hintergrund dieser aktuellen Arbeitsform bilden Erinnerungen an die künstlerische Arbeit in der Psychiatrie von Triest zur Zeit der Öffnung der Klinik.

BrückenSchlag

Die Zeitschrift »BrückenSchlag« versucht, Theorie und Praxis einiger Aspekte gemeindenaher Psychiatrie und literarisch-künstlerischer Arbeit zu verknüpfen. Das, was die Zeitschrift inhaltlich anregen und vorstellen will, ist in ihre eigene Produktion eingeschrieben.

Psychische Krise und Erkrankung ist immer gleichbedeutend mit der Veränderung oder gar dem Verlust von Verständigungsmöglichkeiten. Geläufige Formen des Ausdrucks, der Kommunikation, werden brüchig oder hinfällig. Ungewöhnliche Erfahrungen, Eindrücke, Bilder und Gedanken verlangen nach ungewohnten Ausdrucksformen. Nicht wenige Menschen, die psychische Krisen erleben, entwickeln währenddessen oder danach das Bedürfnis, diese fremde und befremdliche Erfahrung sprachlich, zeichnerisch, bildnerisch darzustellen. Schon dieser Wunsch nach Ausdruck ist für viele wiederum eine neue Erfahrung. Genau diese Ausdruckssuche, den Wunsch danach, den Austausch von Erfahrung, den Austausch von Gestaltungsmöglichkeiten will die Zeitschrift »BrückenSchlag« fördern und unterstützen. Die berichtende, vor allem auch die literarisch und künstlerisch gestaltende Darstellung ungewöhnlicher Erfahrungen wird von uns nicht in erster Linie als Beitrag zu einer Fachdiskussion verstanden, sondern als Hinweis darauf, daß die Erfahrungen, um die es geht, Teil unserer Kultur, auch Teil des gemeindenahen kulturellen Austausches sind.

Die Zeitschrift »BrückenSchlag« wird in der Arbeitstherapie und in der Arbeitstrainingseinrichtung Druck und PARANUS-Verlag der Brücke e. V. Neumünster erarbeitet und hergestellt.

Die Einrichtung ist konzipiert und arbeitet als teilstationäres Betreuungsangebot im Rahmen der Wiedereingliederungshilfe nach dem Bundessozialhilfegesetz, hat sich in den vergangenen Jahren in Teilen aber auch zum Selbsthilfebetrieb entwickelt. In einer arbeitsweltnahen Betriebssituation finden Anleitung und Betreuung in der Arbeit, sozialpädagogische Begleitung und Produktionsarbeit statt. In diesem Zusammenhang wird die Zeitschrift »BrückenSchlag« unter vielfältiger Mitwirkung psychiatrieerfahrener Mitarbeiter hergestellt. Von der Sichtung der Texte und Bilder, über Texteingabe, Druckvorlagenherstellung, Endverarbeitung, bis hin zum Versand ist die Zeitschrift eine Gemeinschaftsproduktion. [1]

Cucus Bücher

Um einen Eindruck von den Motiven dieser Arbeit – auch von meinen persönlichen Motiven – zu vermitteln, berichte ich im folgenden von einem Besuch in Triest Ende der siebziger Jahre. Die damaligen Eindrücke und Erlebnisse sind für mich bis heute maßgeblicher Ansporn.

Ich wohnte zusammen mit anderen Gästen und Praktikanten der triestiner Psychiatrie im F, einem der Pavillons im parkähnlichen, weitläufigen Arbeitsgelände. Schlafraum war ein Krankensaal, in dem sich alte Krankenbetten, Metallgittergestelle, an den Wänden stapelten. Ein freundlicher Medizinstudent aus Basel war mir behilflich bei der Übersetzung einiger Passagen aus Zeitungsartikeln, in denen über die Ereignisse aus der Zeit der beginnenden Öffnung der Anstalt berichtet wurde. Hier stieß ich auf Mitteilungen, die mir geradezu revolutionär erschienen.

Meine Abschriften und Notizen fand ich Anfang 1996 zufällig wieder. Als ich die wenigen Seiten las, ging mir auf, wie sehr diese Eindrücke meine Auffassung von »Kunst und Literatur in der Psychiatrie« geprägt haben, wie sehr diese Ereignisse für mich bis heute den Aspekt von Authentizität verbürgen.

Weihnachten 1972, Triest, der Leiter des Psychiatrischen Krankenhauses, Franco Basaglia, und seine MitstreiterInnen luden eine Gruppe von Künstlern ein, im Krankenhaus mit den Insassen künstlerische Arbeiten zu beginnen. In einer bereits geleerten Abteilung der Anstalt, im P, hatten sie zwei Monate Zeit für ein künstlerisches Projekt. Es war ein Experiment. In der Zeitung L'Espresso vom 22.4.1973 formulierte Franco Basaglia seine grundlegende Idee dazu:

> »Sich vor einem Verrückten zu befinden, wißt ihr, was das bedeutet, das bedeutet, sich vor jemandem zu befinden, der all eure Ansichten, eure Konstruktionen fundamental erschüttert – in euch und um euch –, die Logik all eurer Konstruktionen.«

Die Künstler um Scabia, Vitorio Basaglia u.a. richteten den Pavillon für ihre Arbeit ein. Während der ersten Tage kamen nur wenige Patienten. Deshalb zogen die Künstler mit Farben, Fahnen, Trommeln, Puppen, Pappen u.v.a. über das Anstaltsgelände von einem Haus zum anderen.

Die Patienten wurden neugierig. Während der folgenden Tage kamen einige, um den Künstlern bei der Arbeit zuzuschauen. Nun geschahen Dinge, die erstaunlich, fast unglaublich waren. Vitorio Basaglia berichtete z.B. über seine Zusammenarbeit mit Cucu, einem »mongoloiden« Mann, der Bücher schrieb mit Hilfe von Linien, Kreisen und Punkten:

> »Mit Cucu zusammen zu arbeiten hat mich zur Endeckung einer für mich absolut neuen Sprache geführt. Bald habe ich kapiert, daß Cucu mit Hilfe der Zeichnungen und der Gestik eine menschliche Wahrheit ausdrückte, die nicht weniger authentisch, nicht weniger komplex ist, als meine. Nur das unsere beiden Zeichensprachen verschieden waren und wir uns nicht verständigen konnten.«

So entstanden verschiedene Bücher, die die Lebensgeschichten der Insassen darstellten. Die Arbeiten wurden von den Patienten mit Hilfe der Künstler chronologisch geordnet und zusammengefügt.

Verschiedene Insassen begannen, in eigenen Sprachen und Gesängen die Geschichten der Bilder ihres Lebens zu erzählen.

Scabia sagte in L'Espresso vom 22.4.1973:

> »Wir haben erneut den Beweis erhalten, daß mittels der Erfindung und der Imagination es allen ermöglicht wird zu kommunizieren, und daß zusammen eine verblüffende Sache zu erfinden, auch denen eine Stimme gibt, die sonst stumm sind. Die Körper sind entfesselt im improvisierten Theater, in den Tänzen, in den Gesängen, in einem Raum, in dem man jede Fähigkeit, sich auszudrücken, ausbreiten kann. Das ist ein Raum, entgegengesetzt zum Irrenhaus, wo jede Fähigkeit, sich auszudrücken erstickt und ausgelöscht wird.«

Scabia stellte zugleich sein Verhältnis zur therapeutischen Arbeit, bzw. zur Autonomie der künstlerischen Ambition klar:

> »Was ich unterstreichen möchte, ist, daß niemand von uns [Künstlern, F.B.] hierher gekommen ist mit der Ambition oder Illusion, mit Kranken Psychotherapie oder Kunsttherapie zu machen (...) Meiner Ansicht nach kann ich heute sagen, daß der Wahnsinn mir als die äußerste oder höchste Form einer Maskierung vorkommt. Hinter dieser Maske versteckt sich der Kranke, verteidigt sich und schützt sich, aber er bleibt dabei allein. Ihn hinter dieser Maske hervorkommen zu lassen und mit ihm zu reden, kann ein authentisches Moment des Theaters sein, weil es für das Gelingen notwendig ist, ihm die Maske der Theaters entgegenzustellen. Nur wenn jeder von uns gleichzeitig hinter seiner Maske

hervorgekommen ist, nur dann können wir einen konkreten Dialog in Gang bringen.«

Scabia forderte nicht nur die Rehabilitation des psychisch kranken Menschen. Er erfuhr auf neue Weise das Problem der Möglichkeit der sprachlichen Verständigung, des konkreten Dialogs über Lebensgeschichten. Er erlebte Differenzen zwischen den Sprachen der Lebensgeschichten und forderte deshalb eine Rehabilitation aller denkbaren menschlichen Sprachen.

Marco Cavallo

Im Laboratorium entstand ein erstaunliches Bild, eine Vorstellung, aus der eine Idee wurde. Guiseppe dell'Acqua (1980) berichtet:

> »Jeden Tag erscheint ... das triestiner Künstlerkollektiv ›Arcobaleno‹ (Regenbogen) ... Angelina, eine Frau aus Kalabrien, die nach New York ausgewandert war und, wieder nach Italien zurückgekehrt, in San Giovanni eingeliefert wurde, zeichnet ein Pferd, durch vier Linien unterteilt: In jedes Segment seines Körpers zeichnet sie eine Sache – eine Blumenvase, eine Gans, einen Topf, ein Haus, einen Baum und Pinocchio.« (dell' Acqua zit. nach Hartung 1980, S. 97)

Angelinas Bild und die Ideen der Künstler, bzw. die Vorstellungen Basaglias verbinden sich. Hartung schreibt:

> »Die Kritik, traditionell das Vernichtungslager der Wünsche, sollte verwandelt werden in eine Produktionsstätte der Wünsche. Deswegen sollte etwas ›Großes‹ konstruiert werden. Schon in den ersten Besprechungen machte die Patientin Angelina den Vorschlag, ein Pferd zu bauen.« (Hartung 1980, S. 64)

Andere Patienten erinnerten sich an Marco, das Pferd, das bis Ende 1972 die Wäsche auf einem Anhänger von Pavillon zu Pavillon gezogen hatte.

Alle hatten Marco sehr gern gehabt. Während der Gespräche blühte die Erinnerung an das Pferd wieder auf. Jemand erzählte, als Marco alt gewesen sei, hätte man ihn in das Schlachthaus bringen wollen. Viele Patienten, Pfleger und Ärzte hätten dagegen Einspruch erhoben. So sei Marco zu einem Bauern gegeben worden, der ihn weiter versorgt hätte.

Die Erinnerungen an diese Ereignisse, an diese gemeinsame Auflehnung ließen das Pferd Marco zu einem Symbol werden. Angelinas Bild und die Erinnerung an Marco – das war der Boden, auf dem das Symbol Marco

Cavallo, das große, am Ende blau angemalte Pappmaché-Pferd konstruiert wurde und wuchs. Im Bauch des Pferdes wurden die individuellen Wünsche und Vorstellungen der PatientInnen in Form von Puppen, beschriebenen und bemalten Blättern, Stoffen, Flaschen u.a.m. aufbewahrt. Zu den Füßen des Pferdes entstand eine Bühne zur Aufführung von Chorgesängen, Puppenspielen, zum Vortrag von Geschichten. Marco Cavallo wurde zu einem Totem, um das die Kranken sich versammelten, gemeinsam mit den Künstlern, mit den Pflegern und Ärzten. Es gab eine Parole: »Marco Cavallo kämpft für alle Ausgeschlossenen.« In einem Lied hieß es: »Ich will mich vergnügen, indem ich renne, mich bewege auf den freien Wiesen, fliege ...«

Heute, 1998, wissen wir, daß glücklicherweise immer mehr psychiatrieerfahrene, psychoseerfahrene Menschen aus ihren Geschichten berichten. Sie wurden durch einige Publikationen, Menschen, Initiativen ermutigt, ermutigen nun andere, und ihre Berichte erweitern, fordern, vervollständigen psychiatrische Theorie und Praxis. Sie bereichern inzwischen die Möglichkeiten der psychiatrisch Tätigen und stärken das Selbstbewußtsein vieler PatientInnen. Eine der Initialzündungen dieser Entwicklung war Marco Cavallo.

Die Arbeit machte Fortschritte, Marco Cavallo wuchs sozusagen heran, war am Ende so groß, daß er nicht aus dem Pavillon heraus gezogen werden konnte. Das gelang erst, nachdem der Torbogen eingerissen worden war. Dazu Basaglia in der Zeitung Il Giorno: »Es ist wie das Symbol von Troja, mit dem Unterschied, daß es nicht eindringt, sondern hinausgeht.«

Der Auszug des trojanischen Pferdes mit umgekehrter Bedeutung wurde zu einem Fest. Marco Cavallo wurde in einem bunten Umzug, begleitet von Tanz, Musik und Theater durch die Straßen gezogen. Eine sowohl künstlerische als auch politische Manifestation stand am Anfang der Durchsetzung von Veränderungen in der psychiatrischen Anstalt.

Die Öffentlichkeit, die Mitbürger wurden aufmerksam gemacht auf die vergessenen Lebensgeschichten hinter den Mauern der Anstalt. Zuerst in Triest, dann in vielen anderen Städten und Regionen. Marco Cavallo entfaltete eine erstaunlich weitreichende und lang anhaltende Wirkung.

Das Subjekt spricht

Ein bunter Umzug der betroffenen Menschen, der Patienten, engagierter Mitarbeiter, der Künstler stand damals am Anfang. Etwas von einem bunten Umzug hat auch die Zusammenstellung der Beiträge im »Brücken-Schlag«.

Hier finden sich Arbeiten von Wissenschaftlern, Journalisten, Politikern, Künstlern. Und vor allem psychose- und psychiatrieerfahrene Menschen kommen in der Zeitschrift zu Wort.

Psychiatrieerfahrene Menschen sind hier nicht Objekte der Betrachtung und Darstellung. Sie machen sich durch ihre Beiträge zu Subjekten. Etwas aufzuschreiben, das ist schon ein Versuch der Selbstvergewisserung, er kann auch eine Befreiung sein. So haben viele Texte von psychiatrieerfahrenen Menschen den Charakter eines Ausbruchs aus Regelzusammenhängen, der Grenzüberschreitung. Diese Beiträge behaupten nicht den Wert einer authentischen Darstellung von Erfahrung. Sie sind authentisch. Und sie können andere ermutigen, eigene Erfahrungen ernst zu nehmen.

Die Menschen nehmen die sie umgebende Welt nicht einfach hin. Sie denken darüber nach, spielen andere Möglichkeiten durch und bringen diese Gedanken zu Papier, malen oder schreiben.

Martin Walser hat einmal über seinen Schreibantrieb berichtet, daß er nur schreiben könne, wenn er einen Mangel empfinde. Wir denken, daß ein solcher Mangel oder ein Mangelgefühl bei jedem Menschen, der einmal mit Psychiatrie zu tun hatte, vorhanden ist. Die Frage ist nur, wie er damit umgeht. Ob er sich auf sich selbst zurückzieht, den Ärger in sich hineinfrißt, sich abschottet. Oder ob er den Mut faßt, sein Unbehagen aufzuschreiben oder anders zu artikulieren.

Wir haben im Laufe der Jahre auch gelernt, daß nicht wenige Menschen die Auseinandersetzung mit Psychose als Bereicherung und Erweiterung ihres Horizontes erleben. Auch diese wichtige Erfahrung drückt sich in vielen Beiträgen aus. Diesen kulturellen Artikulationsprozeß wollen wir mit dem »BrückenSchlag« fördern, Menschen ermutigen, sich durch Bild oder Text über ihre Lage zu allererst selbst zu vergewissern, den Mangel und die Bereicherung aufzuspüren, vielleicht Ursachen zu begreifen, neue Möglichkeiten zu entwickeln. So entstehen Texte und Bilder, in denen es oft nicht gut organisiert und logisch zugeht.

Wesentlich ist vielen Beiträgen die Suche nach Sinn. Sinn ist dabei nicht etwas Gegebenes, sondern muß von jedem Menschen selbst für sich erschaffen werden. Das Schreiben kann so zu einer spezifischen Umgangsweise mit psychischen Schwierigkeiten werden. Sprache dient dann dem Ausdruck der Psychose, und sie hilft auch bei deren Bewältigung.

Wichtig ist uns der plurale Charakter der Zeitschrift. Wir verstehen Krankheit nicht als Problem des Einzelnen, nicht als Problem, das nur aus einer Perspektive, nur unter einem Aspekt verstanden werden kann. Und so gibt es in einem Krankheitsgeschehen ganz verschiedene Betroffene, die zu Wort kommen sollen, die Angehörigen, die Ärzte und Krankenschwestern, Pädagogen, Psychologen und die Betroffenen im engeren Sinne. Es geht uns um den Dialog. Die, die durch ihre Funktionen getrennt sind, sollen die zwischen ihnen errichteten Mauern überwinden.

Das Ziel dieser Art der Zusammenstellung ist eine sanfte Verschwörung: Unterschiedliche Erfahrungen, Sichtweisen und Ausdrucksformen kommen miteinander ins Gespräch. Die verschiedenen Aspekte eines Themas korrespondieren miteinander und kontrastieren einander.

So sind wir keine Fachzeitschrift für Sozialpsychiatrie, keine Literaturzeitschrift, keine Kunstzeitschrift, keine sozialpolitische oder sozialwissenschaftliche Zeitschrift, sondern eine Zeitschrift, in der all diese Linien zusammengeführt werden.

Vielstimmig sind auch die Formen der Darstellung im »BrückenSchlag«. Wissenschaftler veröffentlichen Abhandlungen und Aufsätze, Betroffene schicken Tagebuchblätter und Notizen. Gedichte erscheinen und Geschichten oder kurze Prosatexte. Auch für die Augen ist gesorgt. Man kann Gedankenbilder anschauen, Reproduktionen von Aquarellen und Zeichnungen. Dabei werden Dominanzen vermieden: Wissenschaft, Literatur und Texte von Betroffenen halten sich die Waage. Es entsteht ein mosaikartiges Bild zu jedem Thema. Die Zeitschrift stellt Bausteine zur Verfügung. Jede Leserin, jeder Leser kann an seinem Bild zum Thema arbeiten. Die gängige Leseerwartung an eine Zeitschrift wird wohl nicht erfüllt. Die jährlich erscheinende Ausgabe hat eher den Charakter eines bunt illustrierten, vielstimmigen Lesebuchs.

Aneignung der Lebensgeschichte

Vier Grundgedanken sind für unsere Arbeit maßgeblich:

1. Veränderung psychiatrischer Institutionen wird nur möglich, wenn alle Beteiligten sich in einem authentischen Bemühen den wirklichen Lebensgeschichten der Insassen zuwenden, wenn die wirklichen Lebensgeschichten weder hinter den Wänden der Institution noch hinter den Begriffen der Krankengeschichten verschwinden. Es geht auch heute noch um das Erzählen der vielen Geschichten, um das Sehen vieler Bilder, das Hören vieler Stimmen, die hinter psychiatrischer Theorie und Praxis fast vergessen waren und sind.
2. Die Geschichten und Bilder müssen publiziert werden. Sie müssen als Teil unserer Kultur unübersehbar sein. Die vielen Stimmen müssen kulturell und politisch für wahr genommen werden – als kulturelle Äußerungen, die bewußter Widerspruch zur repräsentativen Hochkultur sind.

3. Die damaligen Ereignisse in Triest zeigen, wie psychiatrisch Tätige anfangen konnten, sich als Insassen psychiatrischer Instituion zu begreifen. Ein solches Begreifen wäre auch im Zusammenhang gemeindenaher, neuerer Institutionen zu fördern. Kritische Prüfung des eigenen Handelns und das Erzählen der eigenen, unter anderem beruflichen Geschichte würden sicher zu neuen Möglichkeiten der Veränderung führen.
4. Kunsttherapeutische Arbeit und Therapie, die mit literarischen Mitteln arbeitet, muß sich vor allem unter einem Gesichtspunkt prüfen: Trägt sie zur Wiederaneignung lebensgeschichtlicher Erfahrungen bei oder entwickelt sie die Tendenz zur Fortsetzung der Enteigung erfahrener Lebensgeschichte? Jeder, der sich auf die Suche danach begibt, z.B. auf dem Weg durch heftige Krisen, hat ein Recht auf ein authentisches Verhältnis zur eigenen Lebensgeschichte. Jede Lebensgeschichte ist mehr als nur psychiatrische Fall- oder Kranken- oder Therapiegeschichte. Künstlerisch-literarische Arbeit unter nichtenteignenden Bedingungen kann bei der Suche helfen.

Anmerkungen

[1] Diese und weitere Passagen über den »BrückenSchlag« aus: »Ungewöhnliche Erfahrungen – ungewohnte Ausdrucksformen» von Blume/Bremer in der Zeitschrift »Soziale Psychiatrie« Heft 2/97, S. 15 ff.

Literatur

Brückenschlag. Zeitschrift für Sozialpsychiatrie, Literatur und Kunst. Bd. 11 (1995) Arbeit! Was ist unser Arbeitslos? Bd. 12 (1996) Sinn und Wahn. Berichte aus dem Hinterland der Augen. Bd. 13 (1997) Hilflose Gewalt. Gewalttätige Hilfe. Neumünster.

Hartung, Klaus (1980) Die neuen Kleider der Psychiatrie. Berlin.

Mukarovsky, Jan (1970) Kapitel aus der Ästhetik. Frankfurt a.M.

Muschg, Adolf (1981) Literatur als Therapie. Frankfurt a.M.

Navratil, Leo (1994) Schizophrene Dichter. Frankfurt a.M.

Scabia, Giuliano (1979) Das große Theater des Marco Cavallo. Frankfurt a.M.

GISELA SCHMID-KREBS UND ROLF BRÜGGEMANN

Die Betroffenenpresse macht Druck

Von der Arbeit mit Psychiatriezeitschriften. Mit einer Liste der aktuell erscheinenden Psychiatriezeitschriften

Etwa 70 Zeitschriften von und für Patienten, Mitarbeiter(n), Psychoseerfahrene(n), Angehörige(n), Suchtkranke(n), Laienhelfer(n), Psychiatrieinteressierte(n), Beratungsstellen und Selbsthilfegruppen in Deutschland stehen im Dialog mit der Öffentlichkeit. Diese seit ca. drei Jahrzehnten bestehende Bewegung ist im Rahmen sozialpsychiatrischer Selbsthilfeinitiativen zu verstehen. Die Pressearbeit verfolgt eng verknüpft therapeutische und politische Intentionen. Aus persönlicher Betroffenheit wird in der Textgestaltung nach Form, Struktur und Ausdruck gesucht. In der Darstellung gegenüber und in der Auseinandersetzung mit der Öffentlichkeit werden Themen aufgegriffen, die eine aufklärende Wahrnehmungsveränderung bezwecken. Die Mitarbeiter der Redaktionen werden ermutigt und ermächtigt, persönliche Anliegen im gesellschaftlichen Kontext zu begreifen, zu äußern und dadurch handhabbar zu machen. So verstehen wir ressourcenorientiertes Empowerment.

Unserem Beitrag zugrunde liegen die konkrete Erfahrung 15jähriger Zeitungsarbeit in einer psychiatrischen Klinik, von uns mitinitiierte und mitorganisierte überregionale Redaktionstreffen der Betroffenenpresse und eine von uns durchgeführte Erhebung und Dokumentation, die in Buchform herausgegeben wurde (Brüggemann 1988).

Die Unterschiedlichkeit und Vielfalt der Zeitschriften verweist auf sehr diverse Arbeitsbedingungen sowie auf Grenzen der Bedeutungszumessung und Akzeptanz. Der Begriff »Patientenzeitschriften« trifft von der Sache her zu: die Zeitschriften werden im wesentlichen, wenn auch mit institutioneller Unterstützung, durch Patienten gestaltet. Wegen des etikettierenden Aspektes vermeiden wir jedoch diesen Begriff. Außerdem sehen sich die Zeitschriften zunehmend als Forum mehrerer Gruppen (siehe oben), die im weitesten Sinne als Betroffene bezeichnet werden können. Die Betroffenenzeitschriften existieren zudem nicht nur, wenngleich auch überwiegend, »in der Psychiatrie« als Institution, sie sind thematisch sehr offen konzipiert und teilweise organisatorisch auch an Beratungsstellen und Selbsthilfegruppen gebunden.

Sozialpsychiatrischer Kontext

Seit gut drei Jahrzehnten besteht in der BRD eine sozialpsychiatrische Bewegung, welche einer allzu biologisch orientierten Psychiatrie begegnen will. Die Deutsche Gesellschaft für Soziale Psychiatrie (DGSP) und der Mannheimer Kreis stehen als Organisationen für die Bewegung. Auflösung der autoritär-totalitären Institutionen, Gemeindenähe und Subjektorientierung markieren die neuen Perspektiven.

Seit 1990 formiert sich eine Bewegung der Psychoseerfahrenen, die als Selbsthilfegruppe in zunehmendem Selbstbewußtsein aus eigener Sicht die psychiatrischen Krankheiten definiert und mit den Experten in den Dialog tritt.

Sophie Zerchin mit ihrem Buch »Auf der Spur des Morgensterns. Psychose als Selbstfindung« hat hier ein entscheidendes Verdienst. Das Manifest der Bewegung ist nachzulesen in dem von Bock, Deranders und Esterer herausgegebenen Buch »Stimmenreich. Mitteilungen über den Wahnsinn«.

In jüngster Zeit ist nun die Rede vom Trialog und Quatrolog, in dem die verschiedenen Gruppen (Patienten, Angehörige, Experten, Öffentlichkeit) in einem Forum ihre Haltungen und Interessen zur Aussprache bringen. Diese Bewegungen zielen auf die Emanzipation der Betroffenen und deren Selbstwahrnehmung, wodurch es bereits zu diagnostischen und therapeutischen Revisionen gekommen ist, denkt man etwa an die aus England und den Niederlanden kommenden und auch in Deutschland sich ausweitenden Netzwerke der »Stimmenhörer«.

Die Psychiatriezeitschriften, als Presse der Betroffenen, nehmen diese sozialpsychiatrischen Intentionen auf, und sie könnten noch entschiedener hierfür genutzt werden.

Medienkompetenz

Wir leben in einer Medien- oder Informationsgesellschaft (Piktogramme, Video, Multimedia, Telekommunikation, Computer, Internet, Cybertechnik etc.), in welcher ein gesundes, integriertes Leben nur möglich ist, wenn wir mit den Medien umzugehen lernen. Seelische Krankheit reflektiert auch eine Überforderung und Desorientierung angesichts der Informationsflut und Informationsdichte, der suggestiven Werbung, der Sprachverwirrung und der technischen Anforderungen in unserer multikulturellen Gesellschaft.

Eine Tagung des Bundesinnenministeriums im Februar 1996 in Stuttgart wurde von der Stuttgarter Zeitung übertitelt: »Wehrlos in der unaufhaltsamen Flut der Informationen?« (Geiger 1996). Hier werden bedrohliche Aspekte von seiten der Computer- und Fernsehwelt beschrieben. Die Demoskopin Elisabeth Noelle-Neumann spricht aus, daß »nur das Lesen bei der Informationsaufnahme dem Gehirn gemäß« sei.

Der Publizistikprofessor Jürgen Wilke beschreibt den Strukturwandel durch neue Kommunikationstechnologien und mithin die Chancen und Anforderungen für die Menschen unserer Gesellschaft im Aufbruch zum 21. Jahrhundert (Wilke 1996).

Vor diesem Hintergrund ist die Überwindung von Sprachverwirrung und Begrifflosigkeit und die Aneignung eines souveränen Umgangs mit den Medien eine therapeutische Aufgabe, die originär durch Schreiben und Lesen anzugehen ist. Die leider verwaisten Patientenbibliotheken der Psychiatrischen Krankenhäuser müßten unter diesem Aspekt neu belebt werden.

Die journalistische Arbeit mit kritischer Lektüre, Recherche, Schreibwerkstatt, Texterstellung, Arbeit am Computer etc. bietet eine gute Chance, sich konstruktiv Ausdrucksfähigkeit und Verständnis anzueignen, um nicht nur die eigene Lage zu beschreiben, sondern sich auch in der Umwelt besser zu orientieren.

Die journalistische Arbeit

Vor dem bisher beschriebenen gesellschaftlichen Hintergrund (Geschichte, Sozialpsychiatrie, Informationsgesellschaft) ist nun zu erläutern, welche Bedeutung journalistisches Arbeiten für die Betroffenen hat, auch in Begrenzung bzw. Erweiterung zur Schreib- und Lesetherapie (Poesie- und Bibliotherapie).

Die Zeitungsarbeit dient einer vielfältigen Aufgabenstellung. Ihre Besonderheit liegt in einer expliziten Außenorientierung mit politischen Intentionen, es findet eine Auseinandersetzung mit den Medien statt, ein Forum für verschiedenste Meinungen und Stellungnahmen ist gegeben, im Redaktionkollegium wird Gruppenarbeit geleistet. Um es am praktischen Beispiel der Zeitschrift »Seelenpresse«, herausgegeben in der Fachklinik für Neurologie und Psychiatrie in Göppingen, deutlich zu machen: Die Redaktion trifft sich regelmäßig, es werden eigene und fremde Texte gelesen, Nachrichten aus anderen Zeitungen werden aufgenommen, wir haben eine Schreibwerkstatt, Texte werden kritisiert und korrigiert, die nächste Zeitung wird thematisch konzipiert, journalistische Techniken wie Interview und Recherche werden eingesetzt, Anzeigen werden akquiriert, Termine bestätigt, Korrespondenz ist zu erledigen, die formale Gestaltung muß durchdacht sein, das Layout wird gemacht, dann wird gedruckt, zusammengelegt, gefaltet, geheftet, geschnitten, und schließlich beginnt der Verkauf.

Es wird klar, daß hierfür Kontinuität, Disziplin, Aufmerksamkeit, Kritikfähigkeit, Ausdruck, Toleranz, Kreativität, Intelligenz und nicht zuletzt Kollegialität notwendig sind. Diese kommunikativen Fähigkeiten und Arbeitsorientierungen sind therapeutische Ziele, die an bestehenden Ressourcen der Betroffenen anknüpfen. Der darin enthaltene Entwicklungsprozeß wird in einer wachsenden Auseinandersetzung mit den Anforderungen weitergeführt hin zu einer selbstbewußteren und selbstsicheren Darstellung (Empowerment). Damit wird das Gefühl der Hilflosigkeit und des Ausgesetztseins zugunsten eines Selbstbewußseins überwunden, welches aktiv und konstruktiv auf die Gesellschaft einwirkt. Dieser Ermutigungsaspekt kommt auch bei einer anderen Zeitschriftenbewegung zum Tragen: der Obdachlosenpresse. »Hinz und Kunz«, »Trott-War«, »Biss«, »Asphalt«, »Parkbank«, »Platte« werden von Obdachlosen und Arbeitslosen auf der Straße verkauft. Der Effekt ist, außer einer finanziellen Umsatzbeteiligung, selbstbewußteres Auftreten in der Öffentlichkeit und Kontakte (die dann vielleicht sogar zu Arbeit und Wohnung führen). Die Auflagenhöhe dieser Zeitschriften liegt bereits zwischen zehn- und hunderttausend (siehe Rosenke 1997, »Straßenzeitungen«).

Angesichts dieser anspruchsvollen Aufgaben muß auch klar werden, daß dies nur bei fachlich qualifizierter Anleitung auf Dauer zu gewährleisten ist und daß räumliche und materielle Grundbedingungen erfüllt sein müssen.

Ebenso wichtig ist, daß für diese Arbeit ein Freiraum gewährleistet ist, der die emanzipatorische Orientierung nicht einschränkt oder durch Zensur begrenzt. Interessenkonflikte mit den Institutionen (psychiatrische Klinik, Beratungsstelle, Selbsthilfeorganisation etc.), die diese Arbeit ermöglichen und fördern, müssen von vorneherein geklärt sein. Grundsätzlich ist der Rahmen durch das »Gesetz über die Presse« (das jeweilige Landesgesetz) gegeben, das die Meinungsfreiheit und einen fairen Journalismus definiert.

Schreiben als Therapie und Selbsthilfe

Zur journalistischen Arbeit kommt im Schreiben und Lesen ein bewußt psychotherapeutischer Aspekt, der im folgenden anschaulich gemacht werden soll. Zur Palette der psychiatrisch und psychotherapeutisch relevanten Therapien gehören in zunehmendem Maße kreative Disziplinen wie Musiktherapie, Kunsttherapie, Tanztherapie, Theater. Hier wäre auch die Redaktionsarbeit einer psychiatrischen Betroffenenzeitschrift einzuordnen. Fachlich gesprochen wäre diese als Poesietherapie und als Bibliotherapie zu benennen. Dazu erschien von Petzold und Orth (1985): »Poesie und Therapie. Über die Heilkraft der Sprache«. In diesem Buch haben Psychotherapeuten, Schriftsteller, Ärzte und Literaturwissenschaftler ihre Erfahrungen mit Poesie- und Bibliotherapie, mit literarischen Werkstätten und tiefenpsychologischen Textinterpretationen zusammengetragen. Theorie, Methodik und praktische Arbeit werden anschaulich zu einer umfassenden Information über diesen Weg der Therapie verbunden.

Insbesondere in der Schreibwerkstatt erlebt der Teilnehmer, daß er mit Schrift und Sprache ein kreatives Instrumentarium besitzt, das ihm jenseits von ausgestanzten Sprechmustern und Redekonventionen, jenseits von entmündigendem Medizinerlatein Zugang zu sich und der Welt bahnt.

Kurt Tucholsky hat in seinen Sudelbüchern Schreiben auf drei Stufen zwischen Sprechen und Schweigen gesetzt. Das Schreiben (und mithin das Lesen) vermittelt vom in sich gekehrten oder entmündigten Ego zur Ansprache des anderen, zur Aussprache und Mitsprache.

Das Schreiben ist der Akt der Konkretisierung, der Benennung, der Distanzierung, der Ordnung, der Handhabbarmachung zunächst für den Schreibenden selbst und im weiteren für den lesenden Adressaten.

Wir möchten etwas ausführlicher Ellen Zopperitsch, eine Redakteurin der Betroffenenzeitschrift »Seelenpresse«, zu Wort kommen lassen. Sie hat uns nachfolgenden Text für diesen Buchbeitrag zur Verfügung gestellt.

Exkurs Ellen Zopperitsch: Anna gram
Selbsterfahrung mit Anagrammen

Ich beschäftige mich mit Anagrammen und möchte beschreiben, wie es mir damit geht und wie ich dazu gekommen bin.

Meine erste Begegnung mit einem Anagram war im Herbst 94, während einer Redaktionssitzung der ›Seelenpresse‹, einer Patientenzeitschrift für Psychiatrie.

Mein Ausgangssatz war damals ›Ich bin allein‹. Das entsprach meinem Empfinden. Angeregt durch ein Redaktionsmitglied sollte sich jeder etwas suchen, was ihm in diesem Moment nahe war. Wir hatten eine bestimmte Zeit zur Verfügung, in der wir versuchten, aus den vorgegebenen Worten neue zu bilden. Mein Ergebnis:

Ich bin alleine
Helle in CB
Ellen, ach nie

Ich war so verblüfft, meinen Namen in den Buchstaben zu finden sowie CB (steht für Christophsbad), wo ich erst wenige Monate zuvor wegen Depressionen stationär behandelt worden war, und wo auch die ›Seelenpresse‹ tagt. Es erschien mir irgendwie orakelhaft und geheimnisvoll.

Meine zweite Begegnung mit einem Anagramm war mit einem von Unica Zürn:

Ich weiss nicht, wie man die Liebe macht.
Wie ich weiss, ›macht‹ man die Liebe nicht.
Sie weint bei einem Wachslicht im Dach.
Ach, sie wächst im Lichten, im Winde bei
Nacht. Sie wacht im weichen Bilde, im Eis
des Niemals, im Bitten: Wache, wie ich. Ich
weiss, wie ich macht man die Liebe nicht.

Für mich ein wunderschönes Gedicht. Auch Unica Zürn war in der Psychiatrie. Auch ihr Ausgangssatz war ein persönliches Thema. Damit war mein Interesse an Anagrammen endgültig geweckt. Ich begann selber zu schreiben. War es Neugier auf das, was sich hinter den Buchstaben verbirgt? Ich weiß es nicht. Aber ich habe eine weitere Möglichkeit gefunden, mich mit meinen Problemen auseinanderzusetzen. Wenn es mir gelingt, auszudrücken, was ich sagen möchte, gibt mir das ein hohes Maß an Zufriedenheit. Mir geht es gut in solchen Momenten.

Mein erstes Anagramm habe ich dann später ergänzt:

Ich bin alleine
Helle in CB
Ellen, ach nie
Lach in Liebe
Ich? Nein, alle
Bach, eil nie
Ich bin alle

Ein weiteres Anagramm hat meine Diagnose als Ausgangsposition:

Depressionen
Red' nie Possen
Sondern sei
Poesie der
Person deines
Erdenseins.

Warum sind es gerade Anagramme, die ich schreibe, ja schreiben muß? Auf den ersten Blick engt dieses Verfahren ein und erscheint dadurch schwierig. Ich brauche diesen strengen Rahmen und verwende damit die Buchstaben, die sich aus dem Titel ergeben. D.h. die Worte sind eigentlich schon da. Ich muß sie nur finden. Das ist für mich quasi eine Entschuldigung. Ich kann nichts für das, was ich schreibe. Frei schreiben würde ich zu den Themen, die meinen Problemen entsprechen, kein Wort. Ich würde mich viel zu sehr schämen, meine Gefühle zum Ausdruck zu bringen. Ich denke, daß Anagramme eine Randerscheinung in der Literatur sind. Nur wenige wissen etwas damit anzufangen, verstehen, was ich damit sagen will. Trotzdem ist es mir wichtig, so zu schreiben.

Schreiben als Ressource für Veränderung und Wachstum

Das Schreiben ist zunächst ein Monolog des oder der Betroffenen, der aber bereits in diesem Akt einen Dialog eröffnet. Die eigene Gefühlslage tritt der schreibenden Person als veränderbarer Text gegenüber wie eine zweite »Stimme«. Im Vorlesen und im Sprechen darüber konstituiert sich ein sozialer Kontext, in dem Verständnis und Einfühlung möglich werden. Aus dem belastenden Gefühl der Einsamkeit tritt der/die Schreibende heraus in den Dialog, der die Befindlichkeit unmittelbar verändert und handhabbarer macht.

Die Textform wird zu einem Medium im therapeutischen Gespräch, womit sich neue Perspektiven öffnen und die eigene Realität neu bestimmt werden kann. Penn und Frankfurt (1994) bezeichnen dieses Geschehen als »Vielstimmigkeit« in Bezugnahme auf den sozialen Konstruktivismus. Emotionen und Biographie werden in der Narration immer wieder neu konsturiert und interpretiert, so daß positive Veränderungen in der Selbstwahrnehmung ermöglicht werden. Hierauf verweist auch Kotre (1996) in seinem Buch »Weiße Handschuhe. Wie das Gedächtnis Lebensgeschichten schreibt.« Die Arbeit geht also über das Therapeutische hinaus, nicht nur Erkenntnis und Bekenntnis werden gefördert. Die Schreibenden passen sich nicht mehr nur einer veränderten Wirklichkeit an, sondern die

Wirklichkeit wird aktiv gestaltet. Unseres Erachtens liegt diesem selbstbestimmten Prozeß ein erweitertes Therapieverständnis zu Grunde, in dem Behandlung durch schöpferisches Handeln ergänzt wird.

Hierzu George Bernhard Shaw:

> Der vernünfige Mensch
> paßt sich der Umwelt an;
> der unvernünftige besteht darauf zu versuchen,
> die Welt an sich anzupassen.
> Deshalb hängt jeglicher Fortschritt
> von unvernünftigen Menschen ab.

Otto Kruse hat in dem von ihm herausgegebenen Buch »Kreativität als Ressource für Veränderung und Wachstum« (1997) ausführlich die Theorien und Verfahrensweisen der kreativen Methoden in der psychosozialen Arbeit dargestellt:

> »Die Erfahrung, daß Anleitung zum kreativen Verhalten hilfreich ist, auch wenn keine therapeutische Intention dahinter steckt, kommt aus verschiedenen Bereichen der Kunst, des Theaters, der Musik und der Literatur. Viele der traditionellen Therapieformen haben den Wert des Künstlerischen für therapeutische und soziale Arbeit entdeckt. Allein im Feld zwischen Theater und Therapie entstanden in den letzten zehn Jahren neben dem Psychodrama, unter anderm die Dramatherapie, Psychomotortherapie, das Playback-Theater, das Imagotheater, der Theatersport und das authentische Theater, und ein Ende der Entwicklung ist nicht abzusehen.
>
> Gewohnte Arbeitsformen und Selbstverständnisse der helfenden Berufe verändern sich deutlich, wenn sie mit Kunst und Kreativitätstechniken in Berührung kommen. So werden aus traditionellen Helfern beispielsweise Regisseure von Lebensdramen, Mitherausgeber neugeschaffener Lebensgeschichten, Partner im musikalischen Improvisieren und Mentoren in einem künstlerischen Prozeß. Ähnliches geschieht in der Sozialarbeit, wenn Helfer nicht allein mit gutem Rat zu ihren Klienten kommen, sondern mit einem Bus Musikinstrumente als Medium für gemeinsame Arbeit. Zwischen Helfer/in und Klient/in tritt eine dritte Größe, die Kunst, an deren ästhetischen Gesetzen und technischen Anforderungen beide ihr Handeln auszurichten haben. Das Medium verlangt von beiden neue Fähigkeiten, aber es vereinfacht auch ihre Beziehung, wenn sie sich auf einem etablierten Feld der Kultur, gewissermaßen auf neutralem Boden, begegnen können.«

Bestand und Ausblick

Derzeit bestehen ca. 70 Betroffenenzeitschriften. Schon die Namen der Zeitschriften symbolisieren ihr Anliegen: »Blaulicht«, »Signale«, »das Fenster«, »Das Guckloch«, »Die Leuchte« wollen Licht in die für die meisten Menschen obskuren Verhältnisse psychiatrischer Institutionen bringen; »Sprachrohr«, »Flüstertüte«, »Echo«, »Die Glocke« betonen die kommunikativen Bedürfnisse; »Forum«, »die Klinke«, »Treffpunkt«, »Kontakt-Linse« stellen die Begegnung als vorrangig heraus. Andere Titel wie »Nervensäge« »Heller Wahn«, »Klapse«, »Gesprengte Ketten«, »Kuckucksnest« verweisen auf die gesellschaftskritischen Aspekte. Baun (1992) hat in ihrer Diplomarbeit eine Einteilung in therapeutische, emanzipatorische und informative Zeitschriften vorgenommen. Die Zeitschriften unterscheiden sich demnach in Inhalt und Zielsetzung beträchtlich. Auch die Arbeitsbedingungen der Redaktionen und ihre Akzeptanz sind außerordentlich unterschiedlich. Manche Betroffenenzeitschriften fristen ein Schattendasein ganz am Rande des etablierten psychiatrischen Geschehens. Ideal wären ein fester Redaktionsraum; spezifisch fortgebildete Mitarbeiter; Kopiertechnik und Computer sowie eine moderne Drucktechnik wären hilfreich. Die Zustände können sicher nur erreicht werden, wenn die Betroffenenzeitschriften als therapeutisch wirksam, als für die Institution informativ und werbend, als für die Gesellschaft aufklärend anerkannt und gewürdigt werden.

Dazu dienten auch die bisherigen Tagungen, die der Begegnung der verschiedenen Redaktionen gewidmet waren. So erstmals 1985 in Göppingen im Christophsbad, dann mehrere Male mit Hilfe der Evangelischen Akademie in Tübingen und in Bad Boll. 1995 fand das bundesweite Treffen in der Westfälischen Klinik Schloß Haldem in Stemwede-Haldem, im Juni 1996 ein Treffen in Berlin und im Dezember 1997 in Rostock statt. Die Treffen sind sehr ermutigend und zeigen Perspektiven auf. Die dort erarbeiteten Verbesserungsvorschläge sind zu zahlreich und detailliert, um sie hier ausführen zu können.

Die Westfälische Wilhelms-Universität in Münster, Dokumentationsstelle Randgruppenkultur/literatur am Institut für Deutsche Sprache und Literatur, hat ein Archiv eingerichtet, in der die Bewegung der Psychiatriezeitschriften dokumentiert wird. Im November 1996 initiierte dieses Institut eine Kulturwoche mit dem Titel »Grenzgänge – Normalität und Irrsinn in Literatur und Künsten«. Während der Kulturwoche und in einem abschließenden Symposium wurde die Schreibbewegung in vielen Aspekten dargestellt und eine wissenschaftliche Analyse begonnen. Dieses einzigartige Projekt wertet die Bemühungen der vereinzelten Initiativen enorm auf.

In der Tagung im Februar 1997 in der Evangelischen Akademie in Bad Boll zum Thema »Sprache und Psychiatrie« wurden psychiatriespezifische Kommunikationsmuster, Sprachbarrieren, Mißverständnisse und Dialogmöglichkeiten aufgezeigt.

Zur theoretischen Vertiefung der Zusammenhänge empfehlen wir auch den Artikel von Arnod Retzer (1995) zu Sprache und Psychotherapie, in welchem ausführlich die Arbeit mit sprachlichen Metaphern und kommunikativen Ritualen dargestellt wird.

In der Zeitschrift »Idiolekta, Journal der Gesellschaft für Idiolektische Gesprächsführung«, wird die Eigensprache in Forschung und Paxis unter verschiedenen Aspekten betrachtet.

Aus unserer Sicht ist es für die Betroffenen sowie für die »Psychiatrische Kultur« dringend notwendig, die Bewegung der Zeitschriften theoretisch zu vertiefen und in den praktischen Anwendungsfeldern zu fördern. Eine Lobby und auch eine Institution, die dieses Anliegen komplementär zu den vielen Basisinitiativen vorantreibt, wäre hilfreich.

Literatur

Baun, Sabine (1992) Patientenpresse in psychiatrischen Kliniken der BRD – eine Bestandsaufnahme. Magisterarbeit Uni Münster. Philosophische Fakultät.

Bock, Thomas/Deranders, J.E./Esterer, Ingeborg (1992) Stimmenreich. Mitteilungen über den Wahnsinn. Bonn.

Brüggemann, Rolf (1988) Seelenpresse. Patientenzeitungen in der Psychiatrie. München.

Döll, Hermann K.A. (1981) Philosoph in Haar. Frankfurt.

Frame, Janet (1996) Ein Engel an meiner Tafel. München.

F., Christiane (1980) Wir Kinder vom Bahnhof Zoo. Hamburg.

Geiger, Stefan (1996) Wehrlos in der unaufhaltsamen Flut der Informationen? Stuttgarter Zeitung. 13. Februar.

Gräser, Silke (1985) Betroffenenpresse in der Psychiatrie und im psychiatrischen Umfeld – eine empirische Untersuchung zum Empowermentkonzept. Diplomarbeit Uni Oldenburg. Psychologisches Institut.

Herbeck, Ernst (1992) Im Herbst da reiht der Feenwind. Gesammelte Texte. Salzburg.

Idiolekta (1996) Die Eigensprache in Forschung und Praxis. 2. Jahrg.

Jadi, Inge (Hrsg.) (1985) Lebe wohl sagt mein Genie. Ordugele muß sein. Texte aus der Prinzhornsammlung. Heidelberg.

Kempker, Kerstin (1991) Teure Verständnislosigkeit. Die Sprache der Verrückten und die Entgegnung der Psychiatrie. Berlin.

Kotre, Jan (1996) Weiße Handschuhe. Wie das Gedächtnis Lebensgeschichten schreibt. München.

Kruse, Otto (Hrsg.) (1997) Kreativität als Ressource für Veränderung und Wachstum. Tübingen.

Navratil, Leo (1986) Schizophrenie und Dichtkunst. München.

Paris, Reine-Marie (1989) Camille Claudel 1864-1943. Frankfurt.

Penn, Peggy; Frankfürt, Marylin (1996) Dialogische Räume. Familiendynamik, 2 (21), 183.

Petzold, Hilarion; Orth, Ilse (Hrsg.) (1985) Poesie und Therapie. Über die heilende Kraft der Sprache. Paderborn.

Retzer, Arnod (1995) Sprache und Psychotherapie. Psychotherapeut.

Rosenbrock, Cornelia (Hrsg.) (1995) Lesen im Medienzeitalter. Weinheim.

Schmid-Krebs, Gisela; Brüggemann, Rolf (1997) Straßenzeitungen. In: Kruse (Hrsg.) (1997). Tübingen.

Wilke, Jürgen (1996) Information zur Mediengesellschaft. Aus Politik und Zeitgeschichte, 32.

Wölfli, Adolf (1986) Ausstellungskatalog. Kunstmuseum Bern.

Zerchin, Sophie (1990). Auf der Spur des Morgensterns. Psychose als Selbstfindung. München.

Zürn, Unica (1988-90) Gesamtausgabe in 5 Bänden. Berlin.

Aktuell erscheinende Psychiatriezeitschriften (Stand 1998)

Bisch narrisch, Psych. Krankenhaus des Landes Tirol, Thunfeldgasse 14, A-6060 Halle i.T.

Kuckucksnest, UPD Waldau, Bollingerstraße 11, Ch-3027 Ostermundingen

Nicht ohne uns, c/o Christine Theml, Dornburgerstr. 59, 07743 Jena

Die Irren-Offensive, Werner-Fuß-Zentrum, Scharnweberstr. 29, 10247 Berlin

Platanenblätter, c/o Fr. Terpoten, Platanenallee 19, 14050 Berlin

Lebenswelten, Rundbrief Psychosozialer Hilfsverein, E.-Weinert-Str. 45, 15711 Königswusterhausen

Lichtblick, Alte Warnemünder Chaussee 42, 18109 Rostock

NARRENSPIEGEL, c/o Fachhochschule Nordostniedersachsen, FB Sozialwesen: Prof. Dr. K. Bader, Postfach 1580, 21305 Lüneburg

SIGNALE, Bundesstr. 30, 20146 Hamburg

DURCHBLICK, AK Ochsenzoll; Sozialtherapiezentrum, Langenhorner Chaussee 560, 22419 Hamburg

ZEITSCHRIFT FÜR PSYCHIATRIEERFAHRENE, c/o W. Heuer, Odenburerstr. 63, 22527 Hamburg

DER LICHTBLICK, Landesverband der Angehörigen und Freunde psych. Kranker e.V., Altböterstraße 12, 23966 Wismar

STATIONSBLATT 13/1, Fachklinik für Psychiatrie, Neurologie und Rehabilitation Schleswig, Postfach 1309, 24823 Schleswig

BRÜCKENSCHLAG, Die Brücke Neumünster e.V., Postfach 1264, 24502 Neumünster

DER IGEL, PKH d. Landesv. f. Innere Mission, Daldorfer Straße, 24635 Ricklingen

DER EPPENDORFER, Kooghaus-Press, Koogstraße 31, 25541 Brunsbüttel

WO SUCHT UT, Hans-Susemühl-Krankenhaus, Bolardusstraße 20, 26721 Emden

MEERESSPIEGEL, Hauptstr. 6, 26723 Emden-Larrelt

IRRTU(R)M, Vegesacker Str. 174, 28219 Bremen

HELLER WAHN, Med. Hochschule Hannover, Abt. für Psychiatrie, Konstanty-Gutschow-Str. 8, 30625 Hannover

GLASKLAR, Fachabteilung für Suchtkranke, Friedrich-Stollberg-Allee 5, 31547 Bad Rehburg

DRUCKREIF, Nds. LKH Fachkrankenhaus f. Psychiatrie; Kinder- und Jugendpsychiatrie, Südstraße 25, 31515 Wunstorf

WAHRENDORFF-BOTE, Klinikum Wahrendorff, Postfach 2040, 31315 Sehnde

SCHLOß GEISTER, Westf. Klinik Haldem, Haldemer Str. 79, 32351 Stemwede-Haldem

DIE BRÜCKE, Westf. Klinik für Psychiatrie Paderborn, Agathastraße1, 33089 Paderborn

FLASCHENPOST, Kontaktzentrum Sucht, Verler Str. 88, 33689 Bielefeld

AUSBLICK, Kampstraße 53, 33659 Bielefeld

DAS GUCKLOCH, Quellenhof Bethel, Quellenhofweg 100, 33617 Bielefeld

REHOBOT(H)E, Haus Rehoboth, Fliednerweg 10, 33689 Bielefeld

ROSDORFER KREISEL, Nds. LHK Göttingen, Sozialzentrum, Rosdorfer Weg 70, 37081 Göttingen

MAUERSEGLER, LKH Moringen, Mannestr. 29, 37186 Moringen-Sollingen

KLAPSE, Kinder- und Jugendpsychiatrie Düsseldorf, Martin-Luther-King-Schule, Dependance Bergische Landstr.2, 40629 Düsseldorf

Im Brennpunkt, RLK Mönchengladbach, Heinrich-Pesch-Str. 39-41, 41239 Mönchengladbach

Die Klinke, Psychosoziales Zentrum, Paulstraße19, 48151 Münster

Wir, Bonner Verein f. Gemeindenahe Psychiatrie, Bonner Talweg 33, 53113 Bonn

Der kleine Prinz, Hans-Prinzhorn-Klinik, Fachklinik für Psychiatrie, Postfach 1765, 58675 Hemer

Treffpunkt, Westf. Kliniken Warstein und Stillenberg, Franz-Hegemann-Str. 23, 59581 Warstein

Nervensäge, Westf. Zentrum f. Forensische Psychiatrie, Eickelbornerstraße 21, 59556 Lippstadt

Paletti, Westf. Klinik f. Psychiatrie Benninghausen, Im Hofholz 6, 59556 Lippstadt

Treffpunkte, Sozialpsychiatrie Bamberger Hof, Kesterbacher Str. 14, 60528 Frankfurt/M.

Salu, Salus-Kliniken, Friedrichsdorfer Kliniken Psychosomatik und Sucht, Landgrafenplatz 21, 61381 Friedrichsdorf/Ts.

Was uns bewegt, Wichern Institut, Wingertstr. 5, 67071 Ludwighafen

Der Pelikan, Zentrum für Psychiatrie Wiesloch, Heidelberger Str. 1a, 69168 Wiesloch

Dynamo, Rudolf-Sophien-Stift, Kolbstr. 4b, 70178 Stuttgart

Seelenpresse, Christophsbad, Fachklinik f. Psychiatrie und Neurologie, Postfach 840, 73008 Göppingen

Bodenseemöve, Zentrum f. Psychiatrie Reichenau, Postfach 300, 78477 Reichenau

Brettenbach-Bote, Zentrum f. Psychiatrie Emmendingen, Neubronnstr. 25, 79312 Emmendingen

Zasius, Zeitung des Club 55, Brombergstr. 17c, 79102 Freiburg

Die Gaberseele, Bezirkskrankenhaus Gabersee, Postfach 20, 83513 Reitmehring

Haarer Spiegelchen, Bezirkskrankenhaus Haar, Postfach 111, 85540 Haar

Alle in einem Boot, Inneres Pfaffengäßchen 12, 86152 Augsburg

Die Glocke, Zentrum f. Psychiatrie Weißenau, 88214 Ravensburg-Weißenau

Nervenkitzel, Fachklinik f. Psychiatrie und Psychotherapie, Postfach 45, 97438 Werneck

Lesen

MATTHIAS MARSCHIK

Das eigene und das andere Denken

Anmerkungen zur Bibliotherapie

Allerorten wird heute das Ende oder zumindest eine Krise der Literarität beschworen (Sanders 1995): Angesichts der bilderdominierten Kultur der ›Neuen Medien‹ und des ›Cyberspace‹ wird ein allmähliches Verschwinden der Gutenberg-Galaxis und eine neue Art der Aneignung der Wirklichkeit in Aussicht gestellt (Bolz 1993). Doch selbst wenn das Lesen und Schreiben ihre bestimmende Rolle in einer ›postmodernen‹ Gesellschaft einbüßen, verschwinden werden sie vorerst nicht, auch wenn sich ihre Bedeutung ändern mag (Flusser 1989). Denn es besteht ja weiterhin die Notwendigkeit, sich, sei es in der Nachrichtenübermittlung oder im Computer, der Schriftlichkeit zu bedienen. Auch wer seine Kommunikation auf E-mails beschränkt, der schreibt, und wer seine zwischenmenschlichen Kontakte auf das ›chatten‹ im Internet beschränkt, der liest (Morley 1980; Tabbi 1997).

Die Literarität hat über Jahrhunderte hinweg das Leben der westlichen Industriegesellschaften in der Form bestimmt, daß dem geschriebenen Wort höchste Autorität zukam (Graff 1991). Aber auch wenn diese Hegemonie der Literarität durch die zunehmende Bedeutung der digitalen Codes und der Bilder schwindet, wird die Schrift, das Abfassen und das Lesen von Texten, eine wichtige Rolle in unserer Gesellschaft behalten (Luhmann 1993). Das Verschwinden der Literarität hätte ein massives ›kulturelles Defizit‹ zur Folge (Domsich 1991), also wird sich die Literarität in neuen Formen erhalten und sich neue Einsatzgebiete erschließen. Gerade wenn sich die Schrift aus ihrer bestimmenden Rolle der einzig akzeptierten ›Fest-Schreibung‹ von gesellschaftlichen, politischen und ökonomischen Rahmenbedingungen löst, wird sie noch vermehrt imstande sein, Möglichkeiten anzubieten, »kreativ und bewußt mit medialen Inhalten unzugehen bzw. über diese zu reflektieren« (Marschik 1996, S. 20).

Gerade diese Fähigkeit der Schrift, ›objektive‹ Sachverhalte wie subjektive Einschätzungen und Gefühle zu reflektieren, macht sich die Therapie durch Schrift zunutze: Gleichgültig, ob es um Schreibtherapie (Marschik 1993), Schreibpädagogik und ›kreatives Schreiben‹ (von Werder 1990; Scheidt 1989) oder um Lese- und Bibliotherapie geht: stets steht der durch die Schrift ermöglichte Reflexionsprozeß im Mittelpunkt. Gerade wenn die Schriftlichkeit ihre primäre Aufgabe der »Strukturierung der Welt« verliert (Wild 1991), wird dieses Faktum die Bedeutung der Schrift als Medium der Reflexion nicht vermindern, sondern im Gegenteil steigern, wenn wir lernen, ihre neuen Möglichkeiten in diesem Sinn zu nutzen. Raymond Williams hat schon 1983 (S. 146) darauf hingewiesen: »The moment of any new technology is a moment of choice«.

Therapien, die sich der Hilfe des Lesens und des Schreibens bedienen, haben im Zuge des Aufkommens der ›Kulturtherapien‹ stark an Bedeutung gewonnen, dennoch ist die Therapie oder auch die Lebenshilfe auf der Basis von Literarität im Vergleich zu Musik-, Mal- und Zeichentherapien ins Hintertreffen geraten. Doch scheint es, ab ob die veränderte Rolle und Bedeutung der Schrift im Zeitalter der ›Neuen Medien‹ und der ›Postmoderne‹ der Anstoß dazu sein könnten, auch dem Lesen und Schreiben einen gesteigerten Stellenwert im therapeutischen Feld zu eröffnen. Schreibtherapie und Schreibpädagogik sind dabei gegenüber einer Therapie mittels der Rezeption von Texten zumindest hinsichtlich der Institutionalisierung schon weiter fortgeschritten, vor allem deshalb, weil dem Schreiben eine größere kreative Potenz zugeschrieben wird. Daß dies jedoch nur zum Teil stimmt, weil das Lesen sich nicht auf rezeptive Akte beschränkt, sondern in Gestalt der »unterschiedlichen Lesarten von Texten sehr wohl kreative Aneignungsformen und aktives Eingreifen und Gestalten erlaubt« (Moores 1993), darauf soll im folgenden näher eingegangen werden.

Die institutionalisierte Bibliotherapie

Der Begriff Bibliotherapie umschreibt grundsätzlich jede »Nutzbarmachung des Lesens zu therapeutischen Zwecken« (Wilson 1971, S. 281), doch wird diese Bezeichnung zum Teil recht undifferenziert verwendet: so wird in Europa zwischen therapeutischem Schreiben – ›Posietherapie‹ und ›Schreibpädagogik‹ – und dem ›helfenden Lesen‹ differenziert, während im angloamerikanischen Raum Bibliotherapie als Bezeichnung jeder Form therapeutischen Arbeitens mittels Literatur und Poesie Verwendung findet (von Werder 1986, S. 81). Im engeren Sinne wird der Begriff auf den passiven therapeutischen Einsatz literarischer Werke reduziert, als »Programm für die Aktivitäten auf der Basis des Interaktionsprozesses zwischen

Medien und ihren Konsumenten« (Rubin 1985, S. 103). Zu differenzieren ist Bibliotherapie einerseits von prinzipiell therapeutischen Wirkungen, die jede/r einzelne bei der Lektüre eines Textes erleben kann, andererseits von »der nicht so straff steuerbaren und auch noch anderen Zwecken dienenden Bibliotheksarbeit« (Böttcher 1981, S. 96), z.B. in Strafanstalten.

»Die institutionelle Bibliotherapie richtet sich an medizinisch oder psychotherapeutisch betreute Menschen, die ambulant oder stationär betreut werden« (Amberg 1987, S. 10). Sie stellt also eine therapeutische Methode dar. Bibliotherapie dient dabei der Wissensvermittlung mit dem Ziel der Verhaltensänderung. Im klinischen Bereich arbeitet Bibliotherapie vorwiegend mit imaginativer Literatur, meist in Form einer Gruppentherapie für emotional oder in ihrem Verhalten gestörte Klienten. Entwicklungsfördernde Bibliotherapie hingegen steht außerhalb institutioneller Kontexte; sie will den individuellen Selbstfindungsprozeß unterstützen, ihr Ziel ist nicht Heilung, sondern ›Aufklärung‹ (vgl. Rubin 1985, S. 106) und wäre daher eher mit dem Begriff der Bibliopädagogik zu umschreiben.

Erstmalig wurde Bibliotherapie in einem (vermutlich fiktiven) Bericht von S. McChord Crothers über ein bibliotherapeutisches Krankenhaus erwähnt (vgl. Amberg 1987, S. 11), wobei vor allem die affektive Komponente der Bücher im Mittelpunkt stand. Eine theoretische Fundierung anhand klinisch-experimenteller Studien erfolgte 1949 durch C. Shrodes (vgl. Monroe 1975, S. 54). Größere Verbreitung fand die Bibliotherapie anfangs der sechziger Jahre durch die Einrichtung von Krankenhausbibliotheken und die Gründung lesetherapeutischer Institute in den USA, von wo sich der Einsatz literarischen Lesens auch nach Großbritannien und Skandinavien ausdehnte, während er in Mitteleuropa eine eher singuläre Erscheinung blieb (vgl. Amberg 1987, S. 11).

Eine therapeutische Wirkung des Lesens ist hingegen schon sehr lange bekannt. Schon vor Jahrhunderten setzten Medizinmänner das geschriebene Wort als Heilmittel ein. »Außerdem enthalten die religiösen Schriften aller Gesellschaften poetische Formulierungen und dichterische Werke, die als heilende/ratstiftende/therapeutische Stützen fungieren« (Lerner 1983, S. 901). Auch die griechische Kultur schrieb den Tragödien kathartische Wirkung zu. Aristoteles erstellte das Konzept der ›psychagogia‹, worin er die Chance der Befreiung der Seele durch die Wirkung der Kunst postulierte: »Dichtung sei eine Form des Wissens mit einer positiven moralischen Wirkung auf die Psyche« (Lerner 1983, S. 902). In der christlichen Lehre hingegen beruhte die intendierte Wirkung des Lesens eher auf Versuchen der Disziplinierung. Die Praxis der Selbstbekenntnisse wurde von Augustinus in seinen ›Confessiones‹ zum Geständniszwang in der christlichen Beichtpraxis gesteigert, eine Tradition mit eminenter Bedeutung für das christliche Abendland, die bis heute (vgl. Foucault 1977, S. 77) wirksam ist. Als ›Geständnistier‹ ist »der abendländische Mensch in den verschiedensten sozialen Bereichen der Verpflichtung zur Selbstprüfung unterworfen: in Justiz, Medizin, Pädagogik, Literatur, Philosophie und Alltagsleben« (Kammler 1986, S. 172).

Neben oder im Zusammenhang mit der christlichen Beichtpraxis entstanden im Mittelalter und zu Beginn der Neuzeit weitere und ergänzende ›therapeutische‹ Bezüge von Literatur. So spielt etwa das Faktum wie der Vorgang der Selbstanalyse eine wesentliche Rolle im Denken von Descartes über Kant bis Hegel, auch werden Erbauung und Belehrung als Aufgaben der Literatur im höfischen Epos (vgl. Ruh 1981, S. 7), besonders im Humanismus und in der Reformation, angesehen. Die weitere Entwicklung des Schreibens läßt gleichfalls enge Bezüge zu therapeutischen Intentionen erkennen, doch tritt neben die disziplinierenden Elemente zunehmend auch ein aufklärerisches Moment des erwachenden Selbstbewußtseins des Individuums, im Sturm und Drang etwa die »Idee der ästhetischen Selbstverwirklichung, der Erlösung und Transzendenz mittels der Kunst« (Völker 1978, S. 20).

Selbstbewußtsein und Selbstdisziplinierung, also aufklärerischer und christlicher Diskurs, laufen in der Folge parallel und wirken bis heute fort. Literatur und Lesen haben befreiende ebenso wie unterdrückende Wirkungen (Baecker 1993), sie unterliegen einer »Verknüpfung von moralerzieherischer Intention mit dem Prinzip rationaler Kritik« (Bürger 1983, S. 17). Die Vorstellung einer »Autonomieästhetik, die die Kunst allen theoretischen und moralisch-praktischen Rationalitätsforderungen entzieht und für das Kunstwerk einen Freiraum innerhalb der Gesellschaft indiziert« (Bürger 1983, S. 20), wurde von poststrukturalistischen und postmodernen Konzepten abgelöst, die aber die grundlegende Dialektik von Literatur zwischen Unterdrückung und Emanzipation nicht beseitigen (Barthes 1978; Bourdieu 1987, S. 53), wobei gerade in den Kulturwissenschaften immer deutlicher wird, daß ein Werk, wie jeder andere gesellschaftliche Text, durchaus sehr unterschiedliche Aneignungsformen und Rezeptionsmuster auslösen kann (Gledhill 1997, S. 374).

Im Kontext eines therapeutischen Einsatzes von Literatur läßt sich jedenfalls konstatieren, daß »die Welt der Kunst« allemal über »die Welt der Medizin« hinausreicht und »therapeutische Potenzen« besitzt, »deren Bedeutung in der Gegenwart zunehmend wahrgenommen und in die Praxis umgesetzt« wird (Engelhardt 1982, S. 90). Andererseits müssen immer öfter Versuche festgestellt werden, Kunst zu institutionalisierten Behandlungsversuchen umzugestalten. Einen über singuläre Erscheinungen hinausgehenden Einsatz findet man erstmals gegen Ende des 1. Weltkrieges durch die Errichtung von Bibliotheken in Militärkrankenhäusern. Ein weiterer Schritt zeigt sich in der Verwissenschaftlichung, etwa bei C. Shrodes: sie »identifizierte fünf emotionale Schritte, die der ästhetischen Erfahrung und der Psychoanalyse gemeinsam sind: Identifikation, Übertragung, Catharsis, Einsicht und das Ich im Verhältnis mit anderen« (Monroe 1975, S. 54).

Einen starken Aufschwung erlebte die institutionalisierte Bibliotherapie seit den fünfziger Jahren zunächst in den USA. Es entstanden Krankenhausbibliotheken mit speziell geschulten BibliothekarInnen (vgl. Anderson 1975, S. 9 f.) und einem auf die PatientInnen abgestimmten Angebot, was die Auswahl der literarischen Werke und die Differenzierung der Therapieangebote betraf. Es wurden aber auch bibliotherapeutische Institute gegründet, Symposien und Kongresse abgehalten, Bücherkataloge und auch anwendungsspezifische Tests erstellt (vgl. Moody 1971), es entstand ein reichhaltiges Ausbildungsangebot, vom Workshop bis zur mehrjährigen Schulung zu PoesietherapeutInnen (vgl. Lerner 1983, S. 903). Im deutschsprachigen Raum hingegen waren Schreib- und Lesetherapie Teil der in den siebziger Jahren aufkommenden Kulturtherapien, die sich erst langsam gegenüber dem traditionellen Therapieangebot emanzipierten. In erster Linie konnte sich aus der breiten Palette künstlerischer Heilverfahren die Therapie mittels bildnerischen Gestaltens etablieren, während Therapie durch Literatur vielfach privaten Initiativen vorbehalten bleibt.

Das liegt auch daran, daß der Einsatz von institutionalisierter Bibliotherapie lange Zeit dem Modell der »Anthropologie des Krankseins« (Engelhardt 1982, S. 91) folgte: Rezeption und Wirkung literarischer Werke wurden oft mit der allgemeinen Natur des Krankseins in Beziehung gesetzt, mit dem Umgang der Kranken mit Leid und Schmerz, mit körperlichen und physischen Einschränkungen. Der Bibliotherapie wurden zwei grundlegende Funktionsmöglichkeiten zugeschrieben, Ablenkung und Sinnfindung, wobei eine Grenzziehung zwischen diesen Anwendungsbereichen nicht möglich erscheint, bedingt doch einerseits auch das Lesen als Zeitvertreib Identifikationen, andererseits evoziert gerade heilende Einsicht ein gesteigertes Lesevergnügen.

Das sinnstiftende Lesen als eigentlich therapeutische Intention der Bibliotherapie wurde durch folgende Wirkungsbereiche näher bestimmt: Zum einen durch den Ausgleich der krankheitsbedingten Beschränkungen, zum anderen durch die Vermittlung von Informationen und Antworten über

Krankheit und den Umgang mit ihr, weiter durch die Schaffung eines Freiraumes für Überlegungen, die nicht sofort an der Realität zerschellten. Lesen bedeutete so Identifizierung und Distanz durch die »heilsame Kraft der Symbole und Ideale« und die Erweiterung der Selbstwahrnehmung bis zur Auslösung von »Primärprozessen, [die] Phantasien und archetypische Vorstellungen aktivieren« (Lerner 1983, S. 906).

Indem so die Inhalte von Bibliotherapie auf unmittelbare Krankheitserfahrungen beschränkt sind, werden viele Wirkungen von Texten ausgeschlossen. Therapeutisches Lesen dient dann vorwiegend der Anpassung und Normalisierung und wird Teil der Ideologisierung durch Medizin und Kulturindustrie: »Anpassung tritt kraft der Ideologie der Kulturindustrie anstelle von Bewußtsein« (Adorno 1967, S. 67). Wenn eine so verstandene Bibliotherapie zudem mit Texten arbeitet, die sich mit Krankheit beschäftigen, besteht die Gefahr, daß sich die LeserInnen in die Krankheit flüchten: Identifikation allein »untergräbt die ›Realität‹ einer Krankheit« und bringt nur selten eine Lösung der Probleme, sondern bedingt deren Stilisierung. Nicht Veränderung ist dann das Ziel, sondern ein Einrichten in der Krankheit (Sontag 1978, S. 60 f.) im Sinne eines sekundären Krankheitsgewinnes.

Seit den achtziger Jahren hat sich daher die Basis der Bibliotherapie wesentlich verbreitert. Neben die Therapie durch das Lesen krankheitsbezogener Texte ist ein breitgefächerter Einsatz helfender und heilender Lektüre getreten, der nunmehr die Forderung nach einer Auseinandersetzung mit der Krankheit ebenso wie nach neuer Sinnfindung erfüllen kann, der Identifikation und Distanzierung gleichermaßen ermöglicht. Die Folge ist eine zunehmende Verwischung der Grenzen zwischen therapeutischem, pädagogischem und privatem Einsatz von Literatur, zwischen Schreib- und Lesetherapien und der Intensität des therapeutischen Lesens. Es entstanden verschiedene Praxen von Bibliotherapie, die sich hinsichtlich des Umganges der Individuen mit ihrer Erkrankung/Belastung, hinsichtlich ihrer Gefühle, aber auch bezüglich ihrer Erwartungshaltung auswirken. Eine Bibliotherapie im engeren Sinn läßt sich in Einzel- wie in Gruppentherapie, privat oder mit therapeutischer Unterstützung durchführen. Wo Bibliotherapie ein »zusätzliches Hilfsmittel« (Lerner 1983, S. 904) darstellt, ist ihre Wirkungsmöglichkeit von der primären Therapie abhängig. Arthur Lerner hat versucht, Verfahrensrichtlinien einer Bibliotherapie zu erstellen: danach stellt Dichtung im therapeutischen Setting vorwiegend ein Hilfsinstrument dar, dessen Schwergewicht auf den Reaktionen der Personen liegt. Die Texte dienen als Katalysatoren zur Filterung von Emotionen, als Lieferanten für Interpretationen, als projektive Instrumente. Wesentliche Wirkfaktoren sind Metapher und Gleichnis, am wirksamsten werden die Texte, wenn sie die Gefühls- und Verständnisebene eines Menschen ansprechen. Literatur kann dem Individuum helfen, ein besseres Verständnis seiner Gefühle, seines Lebensstils und seiner Neigungen zu gewinnen (vgl. Lerner 1983, S. 905).

Dennoch sind auch innerhalb spezifischer Settings die Anwendungen therapeutischen Lesens höchst unterschiedlich. Selbst spezifische Krankheitsarten und Lebensumstände werden von den Menschen keineswegs in gleicher Weise akzeptiert (Engelhardt 1982, S. 92) und die Rezeption literarischer Werke wird von diesen Differenzen wesentlich beeinflußt: Also müssen direkte Verknüpfungen von Krankheit oder Gemütszustand zur Lektüre vermieden werden; allenfalls lassen sich Tendenzen feststellen, daß bei bestimmten Belastungen bestimmte literarische Texte oder affektbesetzte Themen vielversprechend sind; empirische Ergebnisse zu dieser Frage haben sich allerdings seit den siebziger Jahren (Moody 1975, S. 47 ff.) kaum vermehrt.

Die Diversifizierung der institutionalisierten Bibliotherapie seit den siebziger Jahre hat sich allerdings auch dahingehend ausgewirkt, daß viele Elemente des damaligen Umfeldes heute fast verschwunden sind. So wird der diagnostische Einsatz von Bibliotherapie, der auf der Annahme basiert, »daß imaginative Literatur als projektives Instrument Informationen über psychische Problembereiche liefern kann« (Amberg 1987, S. 12), heute kaum mehr praktiziert. Ein zu wenig berücksichtigtes Einsatzgebiet der Bibliotherapie liegt auch in der Ausbildung von ÄrztInnen, welche anhand literarischer Texte sich erstmals mit Sachverhalten des ›Andersseins‹ konfrontieren können (vgl. Gorelick 1975, S. 17 ff.). Zu wenig Beachtung findet aber auch der präventive Aspekt des Lesens, der unter dem Begriff der Biblioprophylaxe zusammengefaßt wird (vgl. Rubin 1985, S. 104).

Aber auch in der therapeutischen Praxis im engeren Sinn hat Bibliotherapie bislang nicht wirklich Fuß fassen können. Das mag darin begründet sein, daß viele TherapeutInnen darin eine Gefahr sehen, daß ihre KlientInnen durch die Lektüre leicht ins Intellektuelle ausweichen; andere TherapeutInnen haben »den Grad des Interesses an der Literatur zum Grad der Gesundung erhoben; das ›Versenken in ein Buch‹ erscheint in dieser Perspektive als Beginn der heilenden Regression« (Engelhardt 1982, S. 94). Bibliotherapie ist bis heute nicht wieder zu einer einheitlichen Methode geworden. Also sind BibliotherapeutInnen in besonderem Maße gefordert, müssen sie sich doch nicht nur mit der spezifischen Störung ihrer KlientInnen, sondern auch mit Literatur in Theorie und Praxis, mit Ergebnissen der Leseforschung und mit der Rolle der Literarität auseinandersetzen. Externe Hilfestellungen existieren kaum, gibt es doch derzeit nur wenige Möglichkeiten der Ausbildung zum Bibliotherapeuten, etwa jene des Fritz-Perls-Instituts, in dessen Programm »der gestalttherapeutische Grundsatz, die Methode durch Selbsterfahrung zu lehren, vermittelt wird« (Amberg 1987, S. 16). Gegenwärtig wird die bibliotherapeutische Tätigkeit von PsychologInnen, ÄrztInnen, KrankenpflegerInnen, PsychotherapeutInnen, SeelsorgerInnen, BibliothekarInnen, vor allem aber von ›Laien‹ durchgeführt.

Die Entscheidung über den Lesestoff der Wahl fällt also zumeist am konkreten ›Fall‹, denn der Einsatz der Texte unterliegt keiner Beschränkung: jeder schriftlich vorliegende Text, egal ob Fach- oder Sachbuch, Belletristik und Lyrik, kann unbeschadet der literarischen Güte als Grundlage therapeutischen Lesens dienen. Dabei kann die konkrete Auswahl auch die Beziehung zwischen TherapeutIn und KlientIn belasten. Während sich PatientInnen gegen ›Zensur‹-Maßnahmen aussprechen, werden diese von TherapeutInnenseite als wesentliche Instrumente der Lenkung und Intervention gesehen. Auch die Anwendung von Bibliotherapie kann »die Reihe der sozialen, indirekt kontrollierenden Techniken in hochkomplexen Gesellschaften mit Konsequenz« fortsetzen (Rech 1983, S. 103). In der gegenwärtigen Praxis orientiert sich die Auswahl der Literatur besonders am Umgang der KlientInnen mit ihren Problemen (ihrer Krankheit), also mit ihren Coping-Mechanismen. Bibliotherapie setzt empirisches Wissen und praktische Fähigkeiten voraus, verlangt literarische, psychologische und medizinische Kenntnisse und ist auf die Bereitschaft angewiesen, sich auf die Begegnung mit den KlientInnen einzulassen (vgl. Engelhardt 1982, S. 95).

Erschwert wird die Praxis einer Therapie mittels Lesen dadurch, daß die Ansätze aus den verschiedensten Wissensgebieten stammen und einen interdisziplinären Charakter der Bibliotherapie manifestieren. Insofern ist es auch schwierig, aus den verschiedenen Modellen ein einheitliches Bild von Bibliotherapie zu abstrahieren, das etwa so aussehen könnte: Einer Phase der Textselektion, in welcher die KlientInnen ihr Problem beschreiben und der Therapeut bzw. die Therapeutin darauf das Angebot einer geeignet erscheinenden Literatur aufbaut, folgt eine Phase der Internalisierung. Die Ratsuchenden müssen die Bereitschaft aufbringen, sich auf eine solche Therapieform einzulassen, dies erst ermöglicht die Verinnerlichung der Schilderung eines positiven Vorbildes und das Akzeptieren von Lösungsmöglichkeiten. In der Stufe der Identifikation setzen sich die KlientInnen emotional mit der Figur der literarischen ProtagonistInnen auseinander, d.h. sie identifizieren sich, kritisieren aber auch. In einer Phase der Projektion erfolgt schließlich die Überlagerung des Gelesenen mit der eigenen Lebensgeschichte; Gefühle, Einstellungen, Affekte werden auf das textuale Geschehen projektiert. Der Phase der Katharsis, in welcher die KlientInnen ihre Erfahrungen verbalisieren und lernen, zwischen realen und symbolischen Erfahrungen zu differenzieren, folgt die Stufe der Einsicht: mittels der Auseinandersetzung mit dem Text werden die kognitiven Schritte eingelernt, die bisherigen Erfahrungen der KlientInnen werden enttäuscht, korrigiert; neue Werte und Zielvorstellungen werden integriert, womit zugleich auch bisher Unbewußtes bewußt werden kann (vgl. Kittler 1988, S. 23 f.).

Dennoch ist der Bibliotherapie eine positive Zukunft zu prophezeien, denn sie stellt einen Versuch dar, aus der Beschränktheit einer ausschließlich naturwissenschaftlichen Medizin und einer inzwischen mehr und mehr institutionalisierten Psychotherapie-Szene auszubrechen. Gleichzeitig ist durch dieses komplementäre Verhältnis auch die Grenze der Therapie durch Lesen in zweifacher Weise bestimmt: einerseits kann Bibliotherapie die meisten medizinisch oder psychotherapeutisch indizierten Eingriffe nicht ersetzen, andererseits endet zumindest gegenwärtig ihre Akzeptanz an den Grenzen des von der Medizin und den etablierten Therapieschulen okkupierten Territoriums, am ärztlichen und psychotherapeutischen Monopol der Behandlung menschlichen Leids. Dieses Schicksal teilt die Lesetherapie mit allen nicht etablierten Therapieformen, besonders den verschiedenen Arten der Kulturtherapien.

Lesekulturen und Psychologie der Leser/innen

Jeder konkrete Einsatz von Lesen und Lektüre als therapeutische Maßnahme muß grundsätzliche Ergebnisse der Leseforschung und LeserInnenforschung berücksichtigen, um nicht Gefahr zu laufen, auf anachronistischen Annahmen über das Lesen oder auf subjektiven Vorstellungen über Literarität aufzubauen. So demonstrieren etwa auch die aktuellen Ergebnisse der Leseforschung (Böck/Langenbucher 1997, Böck 1998) die Abhängigkeit der Wirksamkeit und der Einsatzchancen von Bibliotherapie von Alter, Herkunft und Persönlichkeit. Signifikante Beziehungen zwischen Leseverhalten und Lesemotivation einerseits und den Faktoren Alter, Tätigkeit, Bildungsstand und Geschlecht andererseits, wie sie Anfang der 80er Jahre festgestellt wurden (Walter 1983, S. 69), sind bis heute aktuell. Das Bildungsniveau übt wesentlichen Einfluß auf Quantität und Qualität des Leseverhaltens und der Rezeptionsmuster aus (Bonfadelli 1992), Tätigkeit und Geschlecht beeinflussen vor allem die Wahl des Lesestoffes.

Daneben werden auch Faktoren wirksam, die als Elemente oder Bedingungen der individuell differenzierten und zugleich gebrochenen Lebensweise anzusprechen sind. Hierzu gehört einmal das literarische Klima in Arbeit, Familie und Freundeskreis, aber auch die von der Persönlichkeitsstruktur und den subjektiven Leseerfahrungen dependenten Fähigkeiten zu literarischer Rezeption. Mit zunehmendem Alter nimmt sowohl die Leseintensität als auch die Komplexität des Lesestoffes ab, während sich zwischen 25 und 50 kaum signifikante Differenzen eruieren lassen. Besonders krasse Unterschiede in den Medienerfahrungen und konkret auch in den Lesegewohnheiten lassen sich bei jugendlichen RezipientInnen feststellen. Für die Bibliotherapie bedeutet die Kenntnis dieser und vieler anderer Ergebnisse der Lese- und auch der Medienrezeptionsforschung zwar keine Vorwegnahme konkreter Entscheidungen, wohl aber eine unabdingbare Hilfe zur Entscheidungsfindung.

Als besonders bedeutsam erweisen sich dabei die Erkenntnisse der psychologischen Leseforschung. Diese beschäftigt sich, ausgehend von der Definition, daß Lesen gleichbedeutend ist mit der Entnahme von Information aus Texten (vgl. Gibson 1980, S. 17), mit Fragen des Erstleseunterrichts (Klicpera/Gasteiger-Klicpera 1993), mit Methoden des Lesenlernens, mit Leseschwächen (Klicpera/Gasteiger-Klicpera 1995) und mit Analysen des Leseprozesses. Dabei erweist es sich als wesentlich, zwischen den Fähigkeiten des korrekten Lesens und dem Leseverständnis, also der Fertigkeit, das Gelesene zu verstehen und zu verarbeiten, zu differenzieren (Marschik/Klicpera 1993). Ziel ist einerseits die Erstellung psychologischer und sprachwissenschaftlicher Grundlagen zum Verständnis des Lese- und Schreibprozesses, andererseits die Untersuchung des Erwerbs von Lesefähigkeit und die Erarbeitung von Lesemodellen sowie das Angebot von Vorschlägen zur praktischen Umsetzung im Alltag. Aber auch die Resultate der Kreativitätsforschung, der Produktivitätsforschung sowie diverse linguistisch orientierte Studien zur Textanalyse und Poetizität stellen Voraussetzungen lesetherapeutischer Arbeit dar.

Von Relevanz für die Bibliotherapie sind auch die Ergebnisse der empirischen Literaturpsychologie, die sich außer mit der Psychologie von AutorInnen besonders mit Untersuchungen der LeserInnen bzw. der Rezeption (literarischer) Texte auseinandersetzt. Aufbauend auf die soziologischen und kommunikationswissenschaftlichen Studien zur Leseforschung, insbesondere auf deren an sehr unterschiedlichen Stichproben gesichertes und »damit ökonomisch hoch valide[s] Ergebnis der Schichtspezifität des Lesens« (Groeben 1986, S. 121), werden einerseits empirische Grundlagen, wie Leseakt, Textsorte, Freizeit, Ort des Lesens oder Lesemotive und

Leseintensität untersucht, andererseits psychologische Zusammenhänge dieser Fakten gesucht, darüber hinaus soll durch eine spezielle psychologische Rezeptionsforschung bezüglich literarischer Werke ein Beitrag zu einer Theorie literarischer Wirkung geleistet werden (vgl. Willenberg 1978, S. 13). Dabei werden nicht nur unterschiedliche Leseverhalten konstatiert, sondern diese werden meist als Manifestationen des ihm zugrundeliegenden Lesemotives interpretiert: Lesen RezipientInnen eher aus dem Bedürfnis nach Entspannung und Zeitvertreib, ist ihr Leseverhalten eher situativ bestimmt und daher leichter substituierbar, z.B. durch Fernsehen. Allerdings hat sich dieser Vorgang als irreversibel herausgestellt (vgl. Frank 1985, S. 162). Ist das Lesen hingegen stärker durch das Streben nach Wissen und Weiterbildung bedingt, erscheint es stärker als Wert an sich (vgl. Faulstich 1978, S. 78). Wird die Untersuchung von Lesemotiven oft mit Erklärungsmustern der Schichtspezifität in Einklang gebracht, verbleiben Untersuchungen zur LeserInnentypologie, die etwa in ›ablenkende‹ und ›hinlenkende‹ Lesemotivation differenzieren, auf eher deskriptivem Niveau (Groeben 1986, S. 125). Passives und ablenkendes Lesen hat dabei eskapistische bzw. kompensatorische Funktion und dient in erster Linie der Flucht aus persönlichen Krisen oder langfristigen psychischen Belastungen. Aktiv hinlenkende Lektüre dagegen weist literarische, kognitive oder informatorische Motive auf, Ziele sind persönliche Auseinandersetzung, Meinungs- oder Weiterbildung oder Information. Lesen als Unterhaltung fällt dabei beiden Bereichen zu.

Sozialisationstheoretische Ansätze konzentrieren sich auf Einflußfaktoren, die aus der sozialen Umwelt auf das Individuum wirken: frühe Ansätze zum Perpetuierungszirkel, d.h. zur Reproduktion sozialer Ungleichheit, vernachlässigten jedoch die Multidimensionalität der Einflußvariablen sowie die Vorstellung eines kognitiv-konstruktiven Subjekts, das die angebotenen Erfahrungen produktiv umzusetzen vermag. Unter Berücksichtigung vermittelnder Variablen, wie etwa schicht-, geschlechts- oder kulturspezifischer Orientierungsmuster, scheint somit die Annahme haltbar, daß mit der Zugehörigkeit zur sozialen Unterschicht die meisten ungünstigen Bedingungen für die Sozialisationsumwelt verbunden sind und daß vermittelnde Einflüsse diesen Haupteffekt nur vereinzelt überdecken können. Die Vermittlung weitgehend verbindlicher Norm- und Zielvorstellungen läßt sich auf allen Gebieten der Sozialisation, vielfach interferierend, nachweisen. Besonders bei Jugendlichen haben diverse Studien ergeben, daß »das Buch als unbekanntes Wesen und wenig attraktives Medium gilt. Mehr als die Hälfte der Jugendlichen ohne Berufsausbildung verfügt praktisch über keinen Buchbesitz.« (Luger 1985, S. 56 f.)

Für die Praxis der Bibliotherapie scheint jedoch die Überwindung dichotomer Modelle notwendig, wie dies etwa im literaturdidaktischen Ansatz versucht wird. Dieser ist vor allem an der kritischen Analyse von Texten, besonders aus dem Bereich der Trivialliteratur, und ihrem Bezug zu Lesemotiven interessiert, etwa an der Charakterisierung der Literatur durch medienimmanente Strategien zur Reproduktion von Lesegewohnheiten und -einstellungen, wobei in Strategien der Wahrnehmungserleichterung (z.B. durch Verzicht auf die Vermittlung komplexer Zusammenhänge, Hecken 1997), Strategien der Normanpassung (z.B. durch Bestätigung der Einstellung des RezipientInnen) und Strategien der Auslösung emotionaler Reaktionen (z.B. durch Diffamierung von Feindbildern) differenziert wird. Von diesen Strategien wird ein Konnex zu prototypischen Leseerwartungen hergestellt, die Motive entstammen dabei größtenteils sozialisationstheoretischen Resultaten (Transparentmachung und Kontrolle der Realität, Streben nach Sicherheit und Freiheit; Bedürfnis nach Entlastung und Entspannung, nach Wiedererkennen statt Lernen; Ablenkung von gesellschaftlichen und persönlichen Problemen, Glaube an die Dominanz des Schicksals).

Wird versucht, die allgemein formulierten Ergebnisse der Leseforschung auf die spezielle Problematik literarischen Lesens anzuwenden, bilden die als gesichert geltenden Resultate der LeserInnentypologie die Grundlage: Behalten, Verarbeiten und langfristiges Akzeptieren von Texten hängt, außer von der Qualität des Textes, besonders von Eigenart und Situation des Individuums ab, wobei aber die Frage nach der Konstanz transsituativer Faktoren bestehen bleibt. Ein möglicher Ausweg aus dieser Kategorisierung findet sich in der Rezeptionsforschung, die Rückschlüsse auf den Grad der Textverarbeitung zuläßt: wahrscheinlich fußt die Textwahrnehmung auf spontaner Zustimmung, von wo aus sie sich zu höheren intellektuellen Kategorien fortentwickelt (vgl. Willenberg 1978, S. 13). Genauere Untersuchungen dieses Prozesses (Stufen im Leseprozeß) erbrachten kaum allgemeingültige Ergebnisse, es läßt sich lediglich konstatieren, daß »einen Text aufzunehmen bedeutet, sich ihm in einem Prozeß anzunähern und langsam in ihn hineinzugehen« (Willenberg 1978, S. 21).

Die wesentlichsten Ergebnisse für die bibliotherapeutische Arbeit entstammen aber wohl den linguistisch orientierten Kulturwissenschaften. Ausgehend von der Annahme, daß die ganze Welt aus ›Texten‹ besteht, die unterschiedlich rezipiert werden können, wird das Modell des ›Lesens‹ auf die gesamte ›Aneignung von Welt‹ übertragen, oder umgekehrt wird das Lesen von Büchern zu einem ›Spezialfall‹ unseres Umganges mit der Welt. Das Buch wird zum Exempel des Informationsangebotes, das den Individuen permanent angeboten wird (Marschik/Schabmann/Klicpera 1997, S. 128 ff.). Ohne hier auf die Grundannahmen des Modells einer Medienkultur (Kellner 1995), des Konsums von Information (Mackay 1997; Fiske 1994) und der darin ablaufenden Prozesse des Codierens und Decodierens (Fiske 1989; du Gay 1997) eingehen zu können, läßt sich im Hinblick auf die Bibliotherapie feststellen:

Lesen ist ein Teil der Alltagspraxis und wirkt auf diese zurück. Das Lesen ist ein Aspekt einer immer weiter expandierenden Informations- und Mediengesellschaft, wobei die technischen Aspekte der Information (im Falle des Buches also die Druckverfahren und die Möglichkeit, Texte privat auf einfachstem Weg zu vervielfältigen, weiter der Verlagsmarkt und der Buchhandel) ebenso für die kulturelle Rolle des Lesens Bedeutung haben wie der in bestimmten gesellschaftlichen Gruppen gepflegte Umgang mit Büchern, der stets als kultur- und sozialdeterminiert verstanden werden muß (Ang 1991, S. 61). Lesen steht also immer unter dem Einfluß des politischen und sozioökonomischen Makrokontextes und eines konkreten privaten Mikrokontextes (Morley 1992).

Wesentlich dabei ist, daß die kapitalistische Informationsgesellschaft ihren RezipientInnen bestimmte Nutzungsmöglichkeiten von Information nahelegt; so haben sich auch für geschriebene Texte Modelle entwikkelt, wie, wann und wozu diese genutzt werden sollen. Jeder Text kann in dieser oktroyierten Art gelesen werden (›preferred reading‹), doch er stellt es prinzipiell frei, ihn auch in anderer Weise zu rezipieren (›resistant reading‹, Brown 1994) und seine Lesart an die individuelle und aktuelle Alltagspraxis und -erfahrung anzupassen (Angerer/Dorer 1994). Genau in dieser Textoffenheit (›Polysemie‹) der Rezeption finden sich die Chancen einer Therapie durch Lesen oder eines helfenden Lesens.

Stuart Hall (1980) hat in einem inzwischen vielfach überprüften Modell die Lesarten von Texten herausgearbeitet: die ›dominante‹ bzw. ›bevorzugte‹ Lesart bedeutet, die Intentionen des dominierenden Codes zu übernehmen, also den Text so zu lesen, wie ihn das herrschende ideologische System verstanden wissen will; die ›negotiierende‹ Lesart bzw. das Rezeptionsmuster des ›Aushandelns‹ bedeutet, daß der dominante Code zwar akzeptiert wird, daß bestimmte Aspekte jedoch in Frage gestellt oder oppositionell interpretiert werden; die ›oppositionelle‹ Lesart schließlich heißt, daß die Encodierung entgegengesetzt der Decodierung erfolgt, daß der Botschaft also eine völlig andere Bedeutung zugeschrieben wird.

Für die Bibliotherapie bedeuten diese Einsichten zwei wesentliche Erweiterungen: Einerseits wird die Kluft zwischen verschiedenen Textsorten und Textqualitäten aufgehoben, es kann also jeder Text, der einem Klienten oder einer Klientin nahesteht, zur Lesetherapie verwendet werden. Und jede Lesart des Textes kann neue Einsichten vermitteln, gleichgültig, ob nun Anpassung an bestehende Normen, das Aushandeln eines Kompromisses oder die Ablehnung im Vordergrund steht. Andererseits kann Bibliotherapie zwar nicht die Rezeptionsweisen der KlientInnen steuern oder beeinflussen, aber eine Therapie durch Lesen bedeutet nun, diese verschiedenen Lesemodelle reflektieren und durcharbeiten zu können.

Was nun die Lesekultur und die Psychologie des Lesens betrifft, kann zusammenfassend formuliert werden: Es existieren Zusammenhänge zwischen der Wahrnehmungspräferenz der LeserInnen und ihrer Vorliebe für bestimmte Texte, diese Neigungen können optischer, identifikatorischer oder begriffsbildender Art sein. Erlangen LeserInnen Interesse an der angebotenen imaginativen Szenerie, erregt dies Anerkennung oder Sympathie für den Text, die RezipientInnen nähern sich ihm dann stufenweise an. Die sprachliche und gedankliche Komplexität der LeserInnen sucht ein vergleichbares Niveau in dem, was sie lesen. Zu unterscheiden ist eine oberflächliche und eine tiefergehende Aufnahme von Literatur: Die tiefergehende Rezeption läuft über subjektive, emotionale und imaginative Strukturen der Person. Wenn die LeserInnen Aussagen imaginativ aufnehmen, sind sie auch fähig, sie in ihren eigenen Sprach- und Wertbereich zu übertragen, durch diese Transformation sind die vom Text angebotenen Einsichten auf die Wahrnehmung der realen Lebenswelt anwendbar.

Versuchen wir abschließend, den Stellenwert einer Therapie durch Lesen einzuschätzen, so ergibt sich ein eher ernüchterndes Bild der Gegenwart, aber ein durchaus nicht negatives Zukunftsszenario: Die Chancen von Bibliotherapie sind positiv zu bewerten, wenn sie sich den Herausforderungen einer ›postmodernen Gesellschaft‹ und der ›Neuen Kommunikationstechnologien‹ stellt, und gleichzeitig auf die Vorzüge des Lesens, wie sie bereits festgestellt wurden, aufbaut. Das Lesen hat seinen fixen Platz in der heutigen Kultur und wird diesen Platz trotz aller absehbaren Veränderungen auch nicht so rasch verlieren. Was einer erfolgreichen Bibliotherapie allerdings fehlt, sind Reflektionen ihres eigenen Wirkungspotentials. Ist eine solche Leistung erst einmal erbracht, wird sich die Bibliotherapie, wenn auch nicht als eigenständige Therapieform, so doch als wesentliche akzessorische Methode in verschiedenen therapeutischen Schulen ihren Platz erobern können.

Literatur

Adorno, Theodor W. (1967) Résumé über Kulturindustrie. In: Ders.: Ohne Leitbild. Frankfurt/M.: Suhrkamp.

Amberg, Susanne (1987) Bibliotherapie – Lesen als Heilmittel. In: Bertelsmann Briefe, Heft 122/Sept. 1987.

Anderson, Catherine C. (1975) Therapie durch Dichtkunst in der psychiatrischen Krankenpflege. In: Bibliotherapie und Krankenhausbibliothek. 5 Referate der IFLA-Konferenz/Subsection Krankenhausbibliotheken, Washington, D.C., Nov. 74; Deutscher Bibliotheksverband, Arbeitsstelle für das Bibliothekenwesen. Berlin (=Bibliotheksdienst, Beiheft 107).

Ang, Ien (1991) Desperately Seeking the Audience. London & New York: Routledge.

Angerer, Marie-Luise/Dorer, Johanna (1994) Auf dem Weg zu einer feministischen Kommunikations- und Medientheorie. In: Angerer, Marie-Luise, Johanna Dorer (Hg.): Gender und Medien. Theoretische Ansätze, empirische Befunde und Praxis der Massenkommunikation. Ein Textbuch zur Einführung. Wien: Braumüller.

Baecker, Dirk (1993) Die Schrift des Kapitals. In: Gumbrecht, Hans U., K. Ludwig Pfeiffer (Hg.:): Schrift. München: Fink.

Barthes, Roland (1978) Leçon/Lektion. Französisch und Deutsch. Antrittsvorlesung im Collège de France. Frankfurt/M.: Suhrkamp.

Böck, Margit/Langenbucher, Wolfgang R. (1997) Der kompetente Leser – die kompetente Leserin. Vortrag am Symposion »Lesen im Umbruch – Forschungsperspektiven im Zeitalter von Multimedia«, Frankfurt/M., 27.-28.6.1997.

Böck, Margit (unter Mitarbeit von Lilo Stalzer) (1998) Leseförderung als Kommunikationspolitik. Eine Untersuchung des Mediennutzungsverhaltens der Österreicher und Österreicherinnen mit Schwerpunkt Lesen. Wien (unveröff. Forschungsbericht).

Böll, Heinrich (o.J.) Werke. Interviews 1. 1961-1978. Köln: Kiepenheuer & Witsch.

Bolz, Norbert (1993) Am Ende der Gutenberg-Galaxis. Die neuen Kommunikationsverhältnisse. München: Fink.

Bonfadelli, Heinz (1992) Homo informaticus. Erkenntnisse aus der Wissenskluftforschung. In: Media Spectrum, Heft 11.

Böttcher, Hans R. (1981) Bibliotherapie. In: Wörterbuch der Psychologie, hrsg. v. Günter Clauß et al. Leipzig: VEB Bibl. Institut.

Bourdieu, Pierre (1987) Die feinen Unterschiede. Kritik der gesellschaftlichen Urteilskraft. Frankfurt/M.: Suhrkamp.

Brown, Mary Ellen (1994) Soap Opera and Women's Talk. The Pleasure of Resistance. Thousand Oaks, London & New Dehli: Sage.

Bürger, Peter (1983) Institution Literatur und Modernisierungsprozeß. In: Ders. (Hg.): Zum Funktionswandel von Literatur. Frankfurt/M.: Suhrkamp.

Domsich, Johannes (1991) Visualisierung. Ein kulturelles Defizit. Der Konflikt von Sprache, Schrift und Bild. Wien, Köln, Weimar: Böhlau.

Du Gay, Paul (Hg.) (1997) Production of Culture/Cultures of Production. London, Thousand Oaks & New Dehli: Sage.

Engelhardt, Dietrich v. (1982) Grundzüge der Bibliotherapie. In: Kunst & Therapie, Heft 2/1982.

Faulstich, Werner (1978) Buch. In: Ders. (Hg.): Kritische Stichworte zur Medienwissenschaft. München: Fink.

Fiske, John (1989) Reading the Popular. London & New York: Routledge.

Fiske, John (1994) Media Matters. Everyday Culture and Political Change. Minneapolis & London: Univ. of Minnesota Press.

Foucault, Michel (1977) Sexualität und Wahrheit. Bd.I: Der Wille zum Wissen. Frankfurt/M.: Suhrkamp.

Flusser, Vilém (1989) Die Schrift. Hat Schreiben Zukunft? Göttingen: Immatrix.

Frank, Bernward (1985) Fernsehen: Zuschauerverhalten und Zuschauerinteressen. Ergebnisse und Überlegungen aus der Forschungsarbeit der Rundfunkanstalten. In: Prokop, Dieter (Hg.): Medienforschung. Bd. 2: Wünsche, Zielgruppen, Wirkungen. Frankfurt/M.: Fischer.

Gibson, Eleanor J./Lewin, Harry (1980) Die Psychologie des Lesens. Stuttgart: Klett-Cotta.

Gledhill, Christine (1997) Genre and Gender. The Case of Soap Opera. In: Hall, Stuart (Hg.): Representation. Cultural Representations and Signifying Practices. London, Thousand Oaks & New Dehli: Sage.

Gorelick, Kenneth (1975) Große Literatur als Unterrichtsmittel bei der Ausbildung von Nervenheilfachkräften. In: Bibliotherapie und Krankenhausbibliothek. 5 Referate der IFLA-Konferenz/Subsection Krankenhausbibliotheken, Washington, D.C., Nov. 74; Deutscher Bibliotheksverband, Arbeitsstelle für das Bibliothekenwesen. Berlin (=Bibliotheksdienst, Beiheft 107).

Graff, Harvey J. (1991) Überlegungen zur Geschichte der Literarität. Übersicht, Kritik und Vorschläge. In: Stagl, Gitta, Josef Dvorak,

Manfred Jochum (Hg.): Literatur/Lektüre/Literarität. Vom Umgang mit Lesen und Schreiben. Wien: Österr. Bundesverlag.

Groeben Norbert/Vorderer, Peter (1986) Empirische Literaturpsychologie. In: Langner, Ralph (Hg.): Psychologie der Literatur. Theorien, Methoden, Ergebnisse. Weinheim & München: Psychologie Verlags Union.

Hall, Stuart (1980) Encoding/Decoding. In: Hall, Stuart, Dorothy Hobson, Andrew Lowe & Paul Willis (Hg.):Culture, Media, Language. London: Hutchinson.

Hecken, Thomas (1997) Der Reiz des Trivialen. Idealistische Ästhetik, Trivialliteraturforschung, Geschmackssoziologie und die Aufnahme populärer Kultur. In: H., Th. (Hg.): Der Reiz des Trivialen. Künstler, Intellektuelle und die Popkultur. Opladen: Westdeutscher Verlag.

Kammler, Klemens (1986) Michel Foucault: eine kritische Analyse seines Werks. Bonn: Bouvier.

Kellner, Douglas (1995) Media Culture. Cultural studies, identity and politics between the modern and the postmodern. London & New York: Routledge.

Kittler, Udo (1988) Für Peter – oder: Was ist Bibliotherapie. In: Raab, Peter (Hg.): Heilkraft des Lesens. Erfahrungen mit der Bibliotherapie. Freiburg, Basel &Wien: Herder.

Klicpera, Christian/Gasteiger-Klicpera, Barbara(1993) Lesen und Schreiben. Entwicklung und Schwierigkeiten. Bern, Göttingen, Toronto & Seattle: Huber.

Klicpera, Christian/Gasteiger-Klicpera, Barbara (1995) Psychologie der Lese- und Schreibschwierigkeiten. Weinheim: Beltz.

Lerner, Arthur (1983) Poesietherapie. In: R.J. Corsini (Hg.): Handbuch der Psychotherapie. Weinheim u. Basel: Beltz.

Luger, Kurt (1985) Medien im Jugendalltag. Wie gehen die Jugendlichen mit Medien um – Was machen die Medien mit den Jugendlichen. Wien, Köln & Graz: Böhlau.

Luhmann, Niklas (1993) Die Form der Schrift. In: Gumbrecht, Hans U., K. Ludwig Pfeiffer (Hg:): Schrift. München: Fink.

Mackay, Hugh (Hg.) (1997) Consumption and Everyday Life. London, Thousand Oaks & New Dehli: Sage.

Marschik, Matthias (1993) Poesietherapie. Therapie durch Schreiben? Wien: Turia & Kant.

Marschik, Matthias/Klicpera, Christian (1993) Kinder lernen lesen und schreiben. Ein Ratgeber für Eltern und LehrerInnen. Dortmund: borgmann.

Marschik, Matthias (1996) Das Selbst und die Schrift. Analphabetismus in der neuen ›Medienwirklichkeit‹. In: Störfaktor, 9. Jg., Heft 2.

Marschik, Matthias/Schabmann, Alfred/Klicpera, Christian (1997) Schreiben – vermitteln und verstehen. Eine Einführung in die schriftliche Ausdrucksfähigkeit von Jugendlichen; unter Mitarbeit von Patricia Brandtner-Christodoulides. Wien: hpt.

Monroe, Margaret/Rubin, Rhea (1975) Bibliotherapie – Tendenzen in den Vereinigten Staaten. In: Bibliotherapie und Krankenhausbibliothek. 5 Referate der IFLA-Konferenz/Subsection Krankenhausbibliotheken, Washington, D.C., Nov. 74; Deutscher Bibliotheksverband, Arbeitsstelle für das Bibliothekenwesen. Berlin (=Bibliotheksdienst, Beiheft 107).

Morley, David (1980) The 'Nationwide' Audience. Structure and Decoding. London: BFI.

Morley, David (1992) Television, Audiences and Cultural Studies. London & New York: Routledge.

Moody, Mildred T./Limper, Hilder K./Association of Hospital and Institution Libraries (1971) Bibliotherapy. Methods and Materials. Chicago: American Library Association.

Moores, Shaun (1993) Interpreting Audiences. The Ethnography of Media Consumption. London, Thousand Oaks & New Dehli: Sage.

Rech, Peter W. (1983) Soziologie der Therapie. In: Kunst & Therapie, Bd.4/1983: Therapeutische Konzepte in Kunst und Pädagogik.

Rubin, Rhea (1985) Bibliotherapie – Geschichte und Methoden. In: Petzold, Hilarion, Ilse Orth (Hg.): Poesie und Therapie. Über die Heilkraft der Sprache. Poesietherapie, Bibliotherapie, Literarische Werkstätten. Paderborn: Junfermann.

Ruh, Kurt (1977) Höfische Epik des deutschen Mittelalters. I.: Von den Anfängen bis zu Hartmann v. Aue. Berlin: E. Schmidt.

Sanders, Barry (1995) Der Verlust der Sprachkultur. Frankfurt/M.: Fischer.

Scheidt, Jürgen vom (1989) Kreatives Schreiben. Texte als Wege zu sich selbst und zu anderen. FrankfurtM.: Fischer.

Sontag, Susan (1978) Krankheit als Metapher. München & Wien: Hanser.

Tabbi, Joseph (1997) Reading, Writing, Hypertext: Democratic Politics in the Virtual Classroom. In: Porter, David: Internet Culture. New York & London: Routledge.

Walter, Achim (1983) Soziale Determinanten des Leserverhaltens. In: Leseerfahrung Lebenserfahrung. Literatursoziologische Untersuchungen. Berlin & Weimar: Aufbau.

Werder, Lutz von (1986)... triffst Du nur das Zauberwort. Eine Einführung in die Schreib- und Poesietherapie und in die Arbeit literarischer Werkstätten. München & Weinheim: PVU/Urban& Schwarzenberg.

Werder, Lutz von (1990) Lehrbuch des kreativen Schreibens. Berlin: Institut für Kreatives Schreiben.

Wild, Erentraud (1991) Die Problematik der schriftlichen Sprachverwendung. In: Stagl, Gitta, Josef Dvorak, Manfred Jochum (Hg.): Literatur/Lektüre/Literarität. Vom Umgang mit Lesen und Schreiben. Wien: Österr. Bundesverlag.

Willenberg, Heiner (1978) Zur Psychologie literarischen Lesens. Wahrnehmung, Sprache und Gefühle. Paderborn: Schöningh.

Williams, Raymond (1983) Towards 2000. London: Chatto & Windus/ The Hogarth Press.

Wilson, G.D. (1971) Bibliotherapie. In: Lexikon der Psychologie, hrsg. v. Wilhelm Arnold et al. Freiburg, Basel & Wien: Herder.

MARIANNE WEINMANN

Kommunikation zwischen Text und Leser

Wer war mein Vater?

Das Familiengedächtnis funktioniert nicht mehr. Es hat eine Störung in der Leitung: Nazizeit, Krieg, Zusammenbruch. Wie überliefert man Väter, die weder Naziverbrecher noch Widerstandskämpfer waren? Wie bringt man sie einzeln und lebendig durch die Mühle der Pauschalvorstellungen und -urteile? Wie schützt man sie vor der Verzerrung durch Schreckens- oder Wunschbilder?
Ruth Rehmann

Ruth Rehmann formuliert stellvertretend für zahlreiche andere Autoren den Schreibanlaß für ihre Vaterbiographie, und unter eben dieser Fragestellung habe ich in den Jahren 1984/85 Literaturkurse an verschiedenen Volkshochschulen durchgeführt, bei denen vorwiegend autobiographische Texte aus den siebziger Jahren Gegenstand des Gespräches und der Interpretation waren. Es handelte sich um Texte von Peter Härtling, Christoph Meckel, Ruth Rehmann, Brigitte Schwaiger, Bernward Vesper u.a. (Titel siehe Literaturangaben), also von Autoren, deren Väter das Dritte Reich als erwachsene und voll verantwortliche Menschen erlebt hatten. Daher enthalten die Texte nicht nur die üblichen privaten Erfahrungen und Konflikte, sondern die Verfasser befragen diese Väter nach ihrer politischen Einstellung und dem daraus resultierenden Handeln während der Hitler-Diktatur.

Mittlerweile liegen diese Kurse einige Jahre zurück, und die Brisanz der Fragestellung hat sich seitdem eher gesteigert: Der Historikerstreit, Auseinandersetzungen über die politische Einstellung Martin Heideggers, die Waldheim-Affäre oder neuere Publikationen wie »Die zweite Schuld« von Ralph Giordano zeigen deutlich eine zunehmende Sensibilisierung und Polarisierung im Umgang mit der NS-Vergangenheit und ihren Auswirkungen bis in die Gegenwart (Giordano 1987).

Gerade an der Reaktion von Lesern auf Texte, die diesen Problembereich betreffen, werden Einstellungen, Wertvorstellungen und Verhaltensweisen besonders deutlich, die zum einen Textverständnis konstituieren und zum anderen Alltagshandlungen bestimmen. Mein didaktisches Ziel für diese Kurse war, durch Textauswahl sowie Zusatz- und Kontrasttexte bei den Lesern die Erkenntnis vorzubereiten, daß Vater-Kind-Beziehungen generell, insbesondere aber bei der Kriegs- und Nachkriegsgeneration, mitgeprägt sind von Gegebenheiten und Ereignissen, die außerhalb des privaten Bereichs im gesellschaftlichen Umfeld, in ideologischen Strömungen und zeitgeschichtlichen Ereignissen liegen.

Aus diesem heuristischen Konzept ergab sich ein Forschungsinteresse hinsichtlich des Rezeptionsverhaltens der Teilnehmer der Kurse, das in folgenden Fragestellungen zum Ausdruck kommt:

1. Wie verstehen erwachsene Leser, die selbst der Generation der jeweiligen Autoren und meist auch derselben sozialen Schicht angehören, Texte, die Vater-Kind-Beziehungen vor dem Hintergrund des Nationalismus schildern?
2. Welchen Charakter haben Rezeptionsäußerungen, die in einer wenig strukturierten, der Alltagskommunikation ähnlichen Gesprächssituation gemacht werden?
3. Welche Schlußfolgerungen für ein textadäquates und teilnehmerorientiertes Arbeiten mit literarischen Texten in der Erwachsenenbildung sind daraus zu ziehen?

Identifikatorisches Lesen

Die Gesprächssituation in den Literaturkursen hatte den Charakter einer Gruppendiskussion und glich dem alltäglichen informellen Gespräch zwischen Menschen wesentlich gleicher Situation, in dem sich ein Prozeß der Meinungsbildung vollzieht und das daher Einsichten in Struktur und Prozeß der individuellen und kollektiven Stellungnahmen zu sozialen, politischen oder familiären Ereignissen ermöglicht. Dabei wurden tieferliegende Meinungen aktualisiert, spontane Reaktionen provoziert und Einstellungsdispositionen im Prozeß der Diskussion erkennbar. Es verwundert daher nicht, daß die Äußerungen der Teilnehmer zu den einzelnen Texten auf ein vorwiegend identifikatorisches Lesen schließen lassen. Die Lesermeinungen reichten von Zustimmung, Selbstdarstellung in Parallelgeschichten, Übertragungen, Äußerungen zum Rollenverhalten der Protagonisten bis zu eindeutiger Abwehr.[1] Als Beispiel möchte ich im folgenden zwei Arten identifikatorischen Lesens herausgreifen.

Abwehr gegenüber dem Text

Auffallend groß ist die Zahl der Äußerungen, die Abwehr und Kritik gegenüber der Autorenintention dieser Texte signalisieren oder Textbedeutung relativieren wollen (speziell bei den Texten von Bachmann und Plath):

> »Ich frage mich, ob diese negative Auseinandersetzung der Nachkriegsgeneration nicht durch einen immer vorhandenen Generationenkonflikt verstärkt wird.«

Schärfer äußert sich ein anderer Teilnehmer in Reaktion auf Meckels Text:

> »Also, ich muß sagen, ich finde das manchmal auch etwas überzogen, daß wir aus unserer Zeit glauben urteilen zu können über die Situation unserer Väter und also, daß man das immer aufarbeiten muß ... Jeder muß sehen, wie er mit seiner Kraft und seiner Persönlichkeit mit einer solchen Situation (Faschismus) fertig wird. ... Man kann nicht sagen, so hätte er es machen müssen.«

Die Zustimmung gegenüber der Aggressivität und kritischen Intention der Autoren fällt schwer, denn hier werden internalisierte Normen und Wertvorstellungen über idealtypische Vater-Kind-Beziehungen in Frage gestellt, und es werden wahrscheinlich auch eigene verdrängte Erfahrungen berührt, z.B. in den geschilderten traumatischen Erlebnissen aus der frühen Kindheit bei Meckel, Härtling und Schwaiger. Dies bestätigt Alexander Mischerlich, wenn er schreibt:

> »Wer viel Gelegenheit hat, mit Menschen über ihre Kindheit zu sprechen, erfährt vom Widerschein der Erlebnisse dieser Zeit. Es wiederholen sich etwa Schilderungen, wie grausam der Vater kleine Vergehen zu strafen pflegte, manche dieser Szenen sind in die Erinnerung als Bilder brutaler Exekution eingegangen.« (Mitscherlich 1963, S. 175)

Natürlich werden solche Erfahrungen in der Rezeption von Texten im Rahmen eines Volkshochschulkurses nur an-, aber nicht ausgesprochen, jedoch ist die Wahrscheinlichkeit groß, daß abwehrende und kritische Äußerungen mit Verdrängungsmechanismen in Beziehung stehen.

Der Konflikt zwischen Autor und Leser, der in solchen Äußerungen sichtbar wird, scheint indes noch andere Ursachen zu haben. Offenbar widerspricht der Text nicht nur einer verinnerlichten Norm und dem konventionellen Rollenverständnis Vater-Kind, sondern es wird auch ein durch den Autor vertretener hoher moralischer Anspruch vom Leser im Hinblick auf das eigene Handeln und Verhalten in den verschiedenen sozialen Situationen als bedrohlich empfunden und deshalb abgewehrt.

Eine andere Äußerung zeigt, wie wenig das Ineinander-Verflochten-Sein von privater und gesellschaftlicher Ebene und der Einfluß übergreifender Strukturen auf sehr private Beziehungen als Deutungsschema für diese Literatur angenommen werden:

»Der psychologische Aspekt der Vater-Kind-Beziehung ist ein Thema, das ich eigentlich erwartet habe, nicht nur das Politische. Ich meine, das Politische ist eine notwendige Erkenntnis, die ich mitnehmen muß.«

Diese Bemerkung kann als repräsentativ angenommen werden für den inneren Konflikt, der für die meisten Teilnehmer während des Kurses im Umgang mit diesen Texten entstand. Sie wurden heineingezwungen in einen weit über das Private hinausgehenden Prozeß von Einstellungsveränderungen, den Mitscherlich so beschreibt:

»Der hymnischen Verherrlichung des Vaters – und des Vaterlandes! – folgt in der Breite ein ›sozialisierter Vaterhaß‹, die ›Verwerfung des Vaters‹, die Entfremdung und deren seelische Entsprechungen: ›Angst‹ und ›Aggressivität.‹« (Mitscherlich 1963, S. 177)

Es leuchtet ein, daß die unvermutete Teilnahme an diesem Prozeß Widerstände hervorruft, obwohl in diesem Fall im Freiraum literarischer Kommunikation, also gewissermaßen zur Probe, etwas durchgespielt werden kann, was sich im realen Alltag ebenfalls konflikthaft ereignet.

Was die Art des posthumen Umgangs der Autoren Christoph Meckel, Peter Härtling, Brigitte Schwaiger und Bernward Vesper mit ihren Vätern betrifft, wie ihn die Texte dokumentieren, so wird hier der von Mitscherlich benannte Prozeß schreibend und handelnd vollzogen. Die Rezipienten machen dazu distanzierende Äußerungen folgenden Inhalts:

»... überhöhte Ansprüche an seinen Vater ... sehr hart, wie er urteilt ... enorm hart ... wird bloß abgeschmettert ... das Verhältnis der Tochter zum Vater [nicht umgekehrt! d. V.] ist so grausam, daß es für mich gar nicht nachvollziehbar ist ... Ich habe nicht Abneigung gegen meinen Vater verspürt ... vieles, was ich gar nicht begreifen kann.«

Ablehnung wird vor allem von den Lesern ausgedrückt, die der Meinung sind, in ihrer persönlichen Biographie keine Parallelerfahrungen zu finden. Selten wird Zustimmung aufgrund persönlicher Erlebnisse in der Beziehung zum eigenen Vater ausgedrückt, so wie in den folgenden Sätzen zum Text von Schwaiger:

»Ich habe da so ein bißchen eine persönliche Erfahrung: Mein Vater war überhaupt nicht so – ja, sehr stark; er war nicht schwach. Aber er hat doch eine Distanz geschaffen zu seinen Kindern, daß man auch so das Gefühl hatte, man konnte seine Liebe nicht anbringen ... Ich hatte schon das Gefühl geliebt zu werden, aber sie [Schwaiger]... hat sich immer abgelehnt gefühlt.«

Mit den letzten Worten grenzt sich die Sprecherin gegen die Autorin ab und nimmt damit das Eingeständnis einer Parallelerfahrung praktisch wieder zurück. Die Hemmung, den eigenen Vater parallel zu sehen mit dem im Text geschilderten, ist auch in der Widersprüchlichkeit der Äußerung spürbar. Die Tatsache aber, daß die Teilnehmerin während des ganzen Kurses immer wieder sinngemäß ähnliche Bemerkungen machte, offenbarte die persönliche Betroffenheit.

In solchen Gesprächssituationen zeigt sich die fließende Grenze zwischen den Prozessen des Textverstehens und der Introspektion der Rezipienten. Wenn solche affektiven Reaktionen auf bestimmte Textstellen innerhalb des Kurses explizit wahrgenommen und bearbeitet würden, so fände eine eindeutige Verschiebung der Zielvorgaben statt, die in den hier ausgewerteten Veranstaltungen vermieden wurde. Äußerungen mit deutlicher Affektbetonung wurden angenommen, aber nicht weiter bearbeitet. Andererseits ist die Tatsache, daß in einer sachbezogen arbeitenden Gruppe eine Atmosphäre entsteht, die affektive Äußerungen ermöglicht, ein Zeichen dafür, wie intensiv die Kommunikation auch auf der Beziehungsebene abläuft.

Wenn ein Text Merkmale aufweist, die verfremdend wirken, läßt das identifikatorische Verständnis naturgemäß nach. Die Rezeption versachlicht sich, der Text geht nicht mehr so ›unter die Haut‹, es werden sogar formal-operative Verstehensprozesse in Gang gesetzt. Dies zeigt eine Äußerung zum Schlußkapitel von B. Vespers Buch »Die Reise«:

»Es ist ja so, wenn es losgelöst, theoretisch, ohne Anekdoten beschrieben ist, dann fehlt die Identifikationsmöglichkeit von uns mit dem Vater; und von daher empfinden wir das auch nicht so unmittelbar als Schlag ins Gesicht, wie wir es bei dem Meckel empfanden [Es wird allgemeine Zustimmung laut]. – Ich nehme die Sprache schon gar nicht mehr so ernst wie bei Meckel. Dort ist es auch mehr Literatur, hier ... eine politische Abhandlung.«

Selbstdarstellung der Leser in Parallelgeschichten als Ergebnis identifikatorischen Lesens

Am deutlichsten treten identifikatorische Leseweisen dann hervor, wenn Teilnehmer angeregt werden, sich in Parallelgeschichten selbst darzustellen. Von Ereignissen aus der persönlichen Biographie wurde in den Kursen, die ja nicht als typische Unterrichtssituation aufgefaßt wurden, häufiger erzählt.

Zwei Beispiele sollen deren Charakter verdeutlichen:

> »Ich sehe da Teile von meinem Vater. Wie er [Meckel] da schreibt, ... wie sein Vater aus der Gefangenschaft kam, das ist genauso, wie das bei meinem Vater auch war. Mein Vater war im KZ, den haben sie ins KZ gesteckt. Er kam nach Hause. Das erste, was er tat, er hat mich auf seinen Schoß gesetzt, hat meine Finger angeguckt, hat geguckt, ob meine Fingernägel sauber sind. Das schreibt der hier auch: ... ob die Kinder sauber waren, ob die Fingernägel sauber waren. – Das ist doch Wahnwitz!«

Parallelgeschichte zu dem von Meckel geschilderten siebentägigen Strafgericht (Meckel 1980, S. 55-57):

> »Aber das war sicherlich kein Einzelfall. Ich habe solche Methoden in der Schulzeit erlebt. Wir hatten einen Lehrer, der hat es genauso gemacht. Der hatte einen Kalender, da durfte man sich eintragen, wann man diese Schläge haben wollte. Die Jungen, die bekamen noch hintendrauf. Da gab's einen, der hat mal alles zusammenkommen lassen, und den hat der schier zu Tod geprügelt an dem Tag, weil er ihm alles draufgegeben hat, was sich innerhalb von ein paar Wochen angesammelt hatte, und zwar wegen Lappalien. Ich weiß es noch bis heute: Wenn man ›nicht‹ ohne ›t‹, ›gibt‹ mit ›ie‹ und ›bald‹ mit ›t‹ geschrieben hat. Und dann hat es sich bei denen natürlich summiert, die rechtschreibschwach waren. Das war 1959! – Insofern find ich das überhaupt, also mir ist das nicht fremd, so 'ne Maßnahme.«

Parallelgeschichte zum Text von Brigitte Schwaiger (1980):

> »Ich hab's ja schon ein paar Mal erwähnt, ich hatte einen so ähnlichen Vater; er war nicht bösartig, aber oft sehr unverständlich streng, und ich weiß ganz genau, es war bei ihm die Idee dessen, was er erreichen wollte, dahinter ... Er wollte, glaube ich, eine selbstbewußte Person erziehen, die in ihrem Leben gut zurechtkommt und sich vielleicht auch durchsetzt. – Das hat er aber nicht erreicht, das ist der Witz ... Er hat

mich in vielem unfähig gemacht, mich durchzusetzen. Ich bin nicht in der Lage, mich irgendwo durchzuboxen, auf gar keinen Fall. – So war er.«

Diese Teilnehmerbeiträge waren nicht durch eine entsprechende Strukturierung des Unterrichtsablaufs, durch gezielte Impulse oder Interventionen »hervorgelockt« worden, sondern wurden spontan mitgeteilt. Sie unterscheiden sich von den meisten Äußerungen identifikatorischen Lesens nicht nur in ihrer sprachlichen und inhaltlichen Form – es wird eine zusammenhängende Geschichte erzählt, in der reale Tatsachen, ein kleiner Ausschnitt aus der eigenen Lebenswirklichkeit, berichtet werden anstelle von Urteilen, Meinungen, emphatischen oder affektiven Äußerungen –, sondern auch in ihrem Bezug zu den Texten: Die Rezipienten drücken darin eindeutig die literarisch-ästhetische Erfahrung aus, daß die gelesenen Texte an ganz bestimmten Stellen mit ihrer persönlichen Lebensgeschichte Berührungspunkte aufweisen: »Ich sehe da Teile von meinem Vater. Wie er da schreibt, ... das ist genauso, wie das bei meinem Vater war.« Und dann folgt die eigene Geschichte, die aber nicht nur in den geschilderten Fakten Parallelen aufweist, sondern auch in der emotionalen Erfahrung von Rezipient und Autor als Kind und in der nachträglichen Beurteilung der geschilderten Situation durch den Erwachsenen. »Das ist doch Wahnsinn! – Das war die Enttäuschung! – Das war so lächerlich!« bemerkt eine Rezipientin zu den erinnerten Episoden. Meckel schreibt: »Er [Vater] war nicht länger Zauberer oder Freund ... Seine Liebe zu mir wurde wertlos für mich. Zum ersten Mal empfand ich Mitleid mit ihm« (Meckel 1980, S. 111).

Dieses Mitleid, das eine Veränderung der kindlichen Gefühle bedeutet, wird in einer anderen Parallelgeschichte angedeutet mit den Worten: »Ich habe nie mehr so ganz das Verhältnis zu ihm bekommen wie früher.« – Nicht nur reflexiv, sondern ganz unmittelbar wird die Textsemantik erfaßt und nachvollzogen, wobei neben bestätigenden auch oppositionelle Erfahrungen formuliert werden.

Parallelgeschichten zeigen also, daß und wo die persönlichen Erfahrungen des Lesers im Text einen Widerhall finden und objektiviert werden, und sie weisen gleichzeitig auf ein recht genaues Verständnis bestimmter Bedeutungsaspekte hin (Willenberg 1978, S. 122). Diese Objektivierung dürfte psychologisch gesehen eine Entlastungsfunktion für den Leser bedeuten, der nun mit seiner subjektiven Erfahrung nicht mehr allein ist, sondern eine Solidargemeinschaft mit dem Autor erfährt. So dokumentiert sich in der Parallelgeschichte auch die von R. Baumgart als typisch angesehene Wirkung solcher autobiographischen Texte als Selbsterfahrungstexte. Es entsteht »Berührung«, »Markierung von Anwesenheit« (Baumgart 1984).[2] Anwesend sind der Autor, der Leser, die Protagonisten, die Gruppe. Für sie alle wird eigenes Erleben gegenwärtig und aussprechbar. Im Vorgang der Textproduktion vollzieht sich nicht nur die Rezeption, sondern es wird möglicherweise eine Stück »Trauerarbeit« geleistet, Stummheit und Isolation durchbrochen, Selbstdarstellung ermöglicht. »Der Text, das bin ich.« Diese Definition Baumgarts trifft auf die Parallelgeschichten ebenso unmittelbar zu wie auf autobiographische Literatur.

Ähnliche Erfahrungen mit der Textrezeption sind bei Eggert u.a. von Schülern beschrieben. Die Autoren bemerken dazu: »Diese Situation (die Entstehung authentischer Texte durch die Rezipienten, d. V.) ist verführerisch. Sie lädt dazu ein, sich direkt mit den Manifestationen des Alltagsbewußtseins zu beschäftigen und sie zum Gegenstand des Unterrichts zu machen. Der literarische Text hätte dann wie ein projektiver Test fungiert, der dem Probanden eine Vorformulierung seiner Probleme erlaubt, die nun in der Psychotherapie direkt als die seinen angegangen werden müssen« (Eggert u.a. 1974, S. 285).

Einen solchen quasi-therapeutischen Umgang mit Literatur lehnen diese Autoren ab. Er würde auch in meinem Fall den Rahmen einer als Literaturkurs ausgewiesenen Veranstaltung gesprengt und meine Kompetenz überstiegen haben. Doch beweisen die zahlreichen Teilnehmerbeiträge entsprechenden Inhalts, daß die sensible Wahrnehmung der eigenen Lebens- und Familiengeschichte durch den Umgang mit dieser Literatur wesentlich geschärft wurde. Der Zuwachs an sozialpsychologischer Kompetenz oder allgemeiner Lebenserfahrung ist sicher nicht gering zu bewerten, aber er kann nur Teil eines möglichst umfassenden Verständnisses komplexer Texte sein. Zumindest muß bei einer Zusammenstellung von Texten zur literarischen Aufarbeitung dieses ganz spezifischen Generationenkonflikts im Deutschland der sechziger, siebziger und achtziger Jahre das eigentliche Anliegen der Autoren erfahrbar werden. Aber auch andere Texte, in denen die Biographie des Autors kaum mehr zu greifen ist, die sehr poetisch oder fiktiv sind, müssen vor einer nur subjektiven Rezeption bewahrt bleiben, die den Leser letztlich um eine wirkliche Erweiterung seiner literarischen Kompetenz bringt.

Abschließend soll erwähnt werden, daß in jüngster Zeit noch eine andere, eindeutig auf Therapie und Selbsterfahrung gerichtete Ingebrauchnahme von Literatur praktiziert wird, der ich ungeachtet des bisher Gesagten, die Legitimität nicht absprechen möchte. In von mir analysierten

Tonbandprotokollen aus VHS-Kursen zeichnete sich der Vorgang der Bewußtwerdung eigener verdrängter Erfahrungen und Konflikte und ihrer Bearbeitung sehr deutlich ab, teilweise als verschlüsselte Mitteilung, verpackt in Kommentare zum Text, oder aber unmittelbar als ganz persönliche Erfahrung. Therapeutische Wirkungen der Beschäftigung mit und des Gesprächs über Literatur in Gruppen haben sich mir im Lauf der Jahre immer wieder bestätigt: diese reichten vom Nachlassen depressiver Verstimmungen bis hin zur Bewußtwerdung einengender und bedrückender Lebenssituationen und den Möglichkeiten ihrer Veränderung. Sigmund Freud, seinerseits ein begeisterter Leser, erkannte, daß »der eigentliche Genuß des Dichtwerks aus der Befreiung von Spannungen in unserer Seele hervorgeht. Vielleicht trägt es zu diesem Erfolg auch nicht wenig bei, daß uns der Dichter in den Stand setzt, unsere eigenen Phantasien nunmehr ohne jeden Vorwurf und ohne Schamgefühl zu genießen (von Werder 1986, S. 28).

Insoweit poetische Texte uralte Menschheitserfahrungen, Konflikte und Träume aus individuellen und kollektiven Tiefenschichten immer wieder ans Licht heben, neu gestalten und in Worten erfahrbar machen, enthalten sie ein therapeutisches Potential, das in jeder Art der Beschäftigung mit Literatur seine Wirkung entfaltet. Die Poesie- und Bibliotherapie, die in letzter Zeit im Zuge neuer Kulturtherapien auch in der Bundesrepublik zögernd Eingang findet, nutzt dieses Potential explizit, jedoch sollte hier in der Erwachsenenbildung eine klare Grenze gezogen werden. Im herkömmlichen Literaturkurs einer Volkshochschule mag Therapeutisches höchstens eine willkommene Nebenwirkung sein, es sei denn, eine Veranstaltungsreihe sei ausdrücklich unter diesem Vorzeichen und mit erfahrener Leitung ausgeschrieben. Vielleicht wären aber gerade im Blick auf die aus der neueren deutschen Geschichte hervorgegangenen und hervorgehenden Generationskonflikte therapeutische Literaturkurse angebracht. Meine Kurse hatten nicht diese Zielsetzung. Es dürfte allerdings deutlich geworden sein, daß auch kein kompensatorischer Aspekt als Motiv für die Beschäftigung mit Literatur die Textrezeption bestimmte. Es kann grundsätzlich nicht darum gehen, die Selbstentfremdung einer versachlichten Arbeitswelt oder distanzierte menschliche Beziehungen oder was auch immer an Frustrationserlebnissen durch den Genuß von Literatur erträglicher zu machen. Keiner Flucht in die Innerlichkeit wird das Wort geredet. Vielmehr bewirkt die Auseinandersetzung mit Literatur Wachheit, Kritikfähigkeit, Individuierung, damit wir uns nicht »zu Tode amüsieren« (Postman). Joseph Brodsky sagte in seiner Nobelpreisrede von 1987: »Ein Werk der Kunst, speziell der Literatur, und ganz besonders ein Gedicht springt den Leser frontal an, sozusagen tête-à-tête, und tritt ohne Mittelsmänner mit ihm in Kontakt.« Die Aufgabe des Literaturpädagogen könnte darin bestehen mitzuhelfen, daß dieser Kontakt überhaupt zustandekommt und daß er möglichst optimal wirkt.

Anmerkungen

[1] Die hier verwendeten Begriffe stammen aus dem Vokabular der Psychoanalyse und des Symbolischen Interaktionismus und sind in diesem Sinne zu verstehen (Laplanche 1970; Krappmann 1969)

[2] Baumgart zitiert Adolf Muschgs »Frankfurter Vorlesungen« 1980.

Literatur

A) Autobiographische und fiktive Literatur zur Auseinandersetzung mit den Vätern der NS-Generation

Bachmann, Ingeborg (1971) Malina. Roman. Frankfurt.

Becker, Jurek (1986) Borsteins Kinder. Frankfurt.

Frank, Niklas (1988) Der Vater.

Härtling, Peter (1980) Nachgetragene Liebe. Darmstadt.

Heissenbüttel, Helmut (1968) Ich will nicht über meinen Vater schreiben. In: Peter Härtling (Hrsg.): Die Väter. Frankfurt. S. 145 ff.

Hermlin, Stefan (1979) Abendlicht. Berlin.

Honnefelder, Gottfried (Hrsg.) (1976) Lieber Vater. Frankfurt.

Kersten, Paul (1978) Der alltägliche Tod meines Vaters. Köln.

Meckel, Christoph (1980) Suchbild. Über meinen Vater. Düsseldorf.

Merian, Svende (1990) Vaters Hände.

Neef-Utoch, Maria (1992) Jetzt möchte ich gern an was Schönes denken. Essays. Luchterhand.

Ortheil, Hanns-Josef (1992) Abschied von den Kriegsteilnehmern.

Plessen, Elisabeth (1976) Mitteilung an den Adel. Zürich.

Schneider, Peter (1987) Vati. Frankfurt.

Schutting, Jutta (1980) Der Vater. Wien.

Schwaiger, Brigitte (1980) Lange Abwesenheit. Wien.

Sichrovsky, Peter (1987) Schuldig geboren. Kinder aus Nazifamilien.

Rehmann, Ruth (1979) Der Mann auf der Kanzel. München.

Vesper, Bernward (1980) Die Reise. Ausgabe letzter Hand. Frankfurt.

Weiss, Peter (1964) Abschied von den Eltern. Frankfurt.

Westernhagen, Dörte von (1987) Kinder der Täter. Das Dritte Reich und die Generation danach.

Wiesner, Heinrich (1979) Der Riese am Tisch. Basel.
Zorn, Fritz (1977) Mars. München.

B) Sonstige Literatur

Baumgart, Reinhard (1984) Dem Leben hintergeschrieben. Der Künstler vor dem Spiegel. Vom Nutzen und Nachteil autobiographischer Literatur. In: Die Zeit v. 5. 10. 84.
Eggert, Hartmut/Rutschky, Michael (1974) Literaturrezeption von Schülern. In: Wilhelm Dehn (Hrsg.): Ästhetische Erfahrung und literarisches Lernen. Frankfurt. S. 267 ff.
Fingerhut, Karlheinz (1974) Historisches Verstehen – kritisches Verstehen. In: Deutschdidaktik und Gesellschaftstheorie. Kronberg.
Ders. (1980) Lernen an der Biographie von Texten. In: Wieviel Literatur brauchen Schüler? Stuttgart.
Groeben, Norbert (1980) Rezeptionsforschung als empirische Literaturwissenschaft. Tübingen.
Hillmann, Heinz (1974) Rezeption empirisch. In: Historizität in Sprach- und Literaturwissenschaft. München.
Ders. (1981) Der Bildungswert der Literatur. In: A. Brandstetter (Hrsg.): Gegenwartsliteratur als Bildungswert. Wien.
Kreft, Jürgen (1977) Grundprobleme der Literaturdidaktik. Heidelberg.
Ders. (1981) Der Schüler als Leser. Identität und Abwehr. Paderborn.
Mitscherlich, Alexander (1963) Auf dem Weg zur vaterlosen Gesellschaft. München.
Werder, Lutz von (1986) ... triffst Du nur das Zauberwort. München.
Willenberg, Heiner (1978) Zur Psychologie literarischen Lesens. Paderborn.

GERHARD HUCK

Gruppengespräche über Literatur als pflegerische Herausforderung

Ein Erfahrungsbericht aus der Arbeit mit Suchtkranken

Der Bibliotherapie (griechisch: biblos=Buch) geht es um die Nutzbarmachung von Lesestoffen zu therapeutischen Zwecken. Es ist eine »systematische Nutzung und Umsetzung der tausendfach gemachten Erfahrung, daß die Beschäftigung mit Geschriebenem, mit dem literarischen Zeugnis, eine überaus günstige therapeutische Wirkung haben kann« (Tretter 1989, S. 7). Und so ist es auch unsere Erfahrung in der Gruppengesprächspraxis geworden, daß gerade bei der Auseinandersetzung mit den Themen zu Fragen der Lebensgestaltung und Bewältigung psychischer Belastungen der Einsatz von literarischen Texten für den Patienten eine wichtige Hilfestellung bedeuten kann:

- das Gedicht, das die eigene Innenwelt in dichter und treffender Form in Worte faßt und mir hilft, mich selber besser auszudrücken;
- das Märchen, das in seiner Lebendigkeit und Symbolik mich leichter erreicht als trocken-theoretische Sachtexte;
- der Romantext, in dem ein Schriftsteller aus eigener Betroffenheit über Erfahrungen berichtet, in denen ich mich selber wiederentdecken und mit denen ich mich identifizieren kann;
- der Sinnspruch, der mich zum Nachdenken über mein Leben, über dessen Sinn und Inhalt anregt;
- die packende Geschichte, die mich mitreißt und begeistert und mir damit selber Lust zum Lesen macht.

Darüber hinaus hilft der Einsatz von literarischen Texten auch uns Pflegenden in der Gruppenleiterfunktion: Der in die Gruppe eingebrachte Text ist ein Medium, ein vermittelndes Element zwischen mir und der Gruppe, ein Impuls, der das Gespräch anstößt und in Gang bringt; er bildet eine Art Mittelpunkt, an dem die Gruppenteilnehmer mit ihren Äußerungen anknüpfen können, er kann Anreiz sein für Zustimmung und Widerspruch, er hilft mir, mich als Gruppenleiter etwas aus der zentralen Rolle herauszunehmen und dafür leichter als ein Gesprächspartner unter anderen zu integrieren, was befreiend und entlastend wirken kann.

Literatur für Suchtkranke

In unserer pflegerischen Arbeit mit alkoholkranken Männern während ihrer Entwöhnungstherapie versuchen wir seit Jahren, ihnen, die zum Teil nur noch mit Bildzeitungsüberschriften gelebt hatten, geeignete Bücher und insbesondere die Beschäftigung des Lesens wieder neu nahezubringen, aus der eigenen Erfahrung heraus, daß Bücherlesen etwas Faszinierendes sein kann, unsere Phantasie beflügelt, uns eintauchen läßt in eine andere Welt, uns verstrickt in fremde Schicksale – und dabei doch intensive Begegnung ist mit uns selbst. Da lag es natürlich nahe, dies auch in die Gruppengespräche mit einzubeziehen und dort nutzbar zu machen. Wir haben für unsere Stationsbibliothek neu erworbene Bücher hauptsächlich von selber suchtbetroffenen Schriftstellern wie Jack London, Hans Fallada, Francis Scott Fitzgerald, Joseph Roth, Malcom Lowry, Ernest Hemingway, Ernst Herhaus und anderen, in deren Romanen, Erzählungen und Selbstzeugnissen sich eigene Gefühle, Bedrängnisse und Bewältigungsversuche spiegeln, im Rahmen der Infogruppe vorgestellt und zum Lesen angeboten. Wir haben einzelne Textpassagen daraus als Gesprächsanstoß für verschiedene Themenbereiche verwendet, wobei es sich als förderlich herausgestellt hat, wenn die Patienten diese Texte nicht nur vorgelesen bekamen, sondern in kopierter Form zur Hand hatten und somit selber nachlesen konnten. Meist entwickelten sich mittels solch textbezogener Arbeit lebendige Gespräche, in denen persönliche Betroffenheit entstand und eigene ähnliche Lebenserfahrungen angesprochen wurden. Soweit erkennbar, hatten die Texte auf die Patienten teils bestätigende, teils in Frage stellende, aber auch mahnende, aufrüttelnde, richtungsweisende und ermutigende Wirkung. Oft entwickelten die verwendeten Bücher in der Folgezeit ein erfreuliches Eigenleben, wurden häufiger ausgeliehen, untereinander weiter empfohlen oder sogar bei Beendigung der Therapie heimlich mitgenommen, was uns – in Anbetracht des erwünschten Effekts der Motivation zu eigenem Lesen – noch als »verzeihliche Sünde« erscheint.

Für die Literaturarbeit generell und insbesondere mit Suchtkranken sind drei wichtige Bücher als Arbeitsmittel sehr zu empfehlen:

- Udo Kittler, Friedhelm Munzel: »Lesen ist wie Wasser in der Wüste – Das Buch als Begleiter auf dem Lebensweg«, ein leicht lesbares Buch, das anschaulich zeigt, wie Literatur auf vielfältige Weise therapeutisch wirken kann.

- Felix Tretter, Andreas Lehmann, Otto K.-H. Arin, Christa Merfert-Diete, Klaus D. Schneider: »Sucht und Literatur – Bücher und Texte für Prävention und Therapie – Mit Beiträgen zur Bibliotherapie, einer umfangreichen Literaturliste und zahlreichen Buchbesprechungen« Dieses Buch ist sowohl ein sehr motivierendes Standardwerk als auch eine Schatztruhe für das Ausfindigmachen geeigneter Literatur, leider nur bis zum Stand von 1989.
- Klaus-D. Wehmeier (Hrsg.): »Trocken und clean – Süchtige berichten«. Dieses Taschenbuch ist in zweierlei Hinsicht bemerkenswert: Es bietet kurze authentische Erfahrungsberichte aus dem Leben von Alkohol- und Drogenabhängigen, die sich ganz oder auszugsweise als Gesprächsgrundlage anbieten, darüber hinaus findet sich am Schluß eine gute Literaturzusammenstellung zum Thema Sucht, die bis 1993 reicht und neben einigen Sachtiteln hauptsächlich erzählende Literatur auflistet.

Buch- und Textbeispiele für Gruppengespräche

Einerseits aus der Erfahrung heraus, daß Gruppengespräche auch mit Suchtkranken das Thema Sucht häufig überschreiten und sich um Fragen persönlicher Lebensgestaltung drehen, andererseits in der Hoffnung, daß solche Gruppengespräche für viele Bereiche psychiatrischer Pflege mehr und mehr zu einer alltäglichen Arbeitsform werden, sollen im folgenden hauptsächlich Beispiele aus unserer Gruppenarbeit zu alltagspsychologischen Fragestellungen gegeben werden.

Märchen

Ein für uns sehr wichtiger bibliotherapeutischer Baustein in der Gestaltung von Gruppengesprächen sind Märchen. Nicht nur »Kinder brauchen Märchen«, sondern genauso auch Erwachsene – und gerade sie reagieren überraschend offen, spontan und phantasievoll auf solch erzählende Texte, vielleicht gerade infolge der einseitigen Überfütterung mit nüchternen Sachinformationen, die viel zu wenig unser gefühlsmäßiges Erleben und unsere Phantasie ansprechen. So konnte beispielsweise einer unserer Patienten, der sich innerhalb der psychotherapeutischen Gruppen stets sehr schwer tat, die aktuelle Dynamik mitzuverfolgen und sich verbal einzubringen, beim Einsatz von Märchen in der Infogruppe mehrmals überraschend spontan und treffend den jeweiligen Sinn des Märchens sowohl erfassen als auch sprachlich geschickt ausdrücken.

In Märchen spiegeln sich tiefwurzelnde menschliche und mitmenschliche Erfahrungen: Krisensituationen, Bedrohungen, Gefahren, aber auch rettende Auswege und Lebensweisheiten. Es können Geschichten sein, »die uns erzählen, wie Leben geht«. Dies soll nur kurz angedeutet werden mittels der in mancherlei Abwandlungen überlieferten Fabel von den Fröschen, die erzählt, wie zwei unternehmungslustige Frösche auf ihrer Wanderung in einen großen Krug fallen, der zur Hälfte mit Milch gefüllt ist. Beide versuchen herauszuspringen, schaffen es jedoch nicht. Nach vielen verzweifelten Versuchen gibt der eine Frosch auf und geht unter. Der andere dagegen strampelt weiter und weiter, einen halben Tag lang. Und siehe da: die Milch wird allmählich dicker und schließlich so fest, daß der ausdauernde Frosch sich schließlich auf einem Butterklumpen abstoßen und seinem Gefängnis entfliehen kann. Den ursächlichen Zusammenhang seiner Rettung kannte der Frosch nicht; er ließ sich allein von seinem Lebensimpuls leiten. Solange man lebt, gilt es, die Hoffnung nicht aufzugeben. Wer kann wissen, ob nicht doch noch Rettung möglich ist. Die Fabel veranschaulicht verblüffend einfach, wie der Frosch seine Rettung durch sein Abstrampeln selber herbeiführt. Indem er nicht aufgibt, verändert er seine Umgebung. (Kittler/Munzel 1992, S. 25 f.)

Vielerlei Textquellen bieten sich bei der Arbeit mit Märchen an. Die Auswahl wird immer auch davon bestimmt sein, welche Geschichten und Texte uns persönlich ansprechen und uns etwas zu sagen haben. Dies können die vertrauten Märchen der Gebrüder Grimm sein oder auch moderne wie Saint-Exuperys »Der kleine Prinz«. Bewährt haben sich auch die beiden Bände »Die Farben der Wirklichkeit« und »Wieviel Farben hat die Sehnsucht« mit »Märchen für Erwachsene, die zum Leben anstiften wollen« aus dem Lucy Körner Verlag.

Als Beispiel aus dem ersten Band sei das Märchen »Die große Wegkreuzung« von Roland Kübler erwähnt, in dem eine Frau seit ihrer Kindheit vom Meer als dem Ziel ihrer Lebenssehnsucht träumt. Sie macht sich auch bereits in ihrer Jugend zielstrebig auf den Weg, bis sie zu einer Wegkreuzung vor einem großen Gebirge kommt, von dem ab nunmehr vier Wege in verschiedene Richtungen führen. Welchen soll sie nun einschlagen und vor allem: Welcher führt zum Meer? Die Frau kann sich nicht entscheiden, bleibt an der Wegkreuzung zurück, läßt sich zwar durch vorbeikommende Fremde ermutigen, einzelne Wege ein Stück weit mitzugehen, kehrt aber immer wieder an ihren Ausgangspunkt zurück, weil die Orte, die sie dabei erreicht, nicht ihrer Sehnsucht nach dem Meer entsprechen. So wird sie in ihrer Unentschlossenheit alt, grau und gebeugt, bis sie sich endlich entschließt, einmal direkt den Berg vor ihr zu besteigen. Oben auf dem Gipfel angekommen, muß sie jedoch erschüttert feststellen, daß jeder dieser vier Wege ans Meer geführt hätte, sie aber sich für keinen entschieden hatte und keinen bis zum Ende gegangen war. Trauernd erkennt sie die Tragik ihrer Unfähigkeit, sich zu entscheiden.

Ein anderes sehr wertvolles Buch mit einer Fülle von Geschichten und Denkanstößen ist das neue Buch von Elisabeth Lukas »Wie Leben gelingen kann – 30 (31) Geschichten mit logotherapeutischer Heilkraft«. Die Autorin, bekannte Psychotherapeutin und populärste deutsche Vertreterin der auf Viktor E. Frankl zurückgehenden Logotherapie,[1] »zeigt, wie man mit alten Märchenstoffen, Kurzgeschichten und Sinnsprüchen den in jedem Menschen gesund gebliebenen Kern ansprechen und beleben kann. Wünsche, Sehnsüchte und in besonderer Weise die intuitive Ahnung vom Sinn des eigenen Lebens werden wieder wach und vermögen gerade in Krisenzeiten zu helfen« (Klappentext). Dieses Buch eignet sich nach unserer Erfahrung gut als Impulsgeber für Gruppengespräche rund um die Thematik Lebenssinn und Lebensgestaltung. Sein besonderer Wert liegt darin, daß die Geschichten von der Autorin ansatzweise therapeutisch gedeutet und in ihrem praktischen Bezug zum Lebensalltag gezeigt werden.

Auch aus diesem Buch ein Beispiel: Mittels des Märchens »Die Weisheit des Narren« von Eva Fiedler wird dazu ermutigt, seine innere Einstellung durch einen Blickwechsel zu verändern, selbst im Schweren und Negativen nicht den positiven Aspekt zu vernachlässigen. Ein König sieht sein Land von Mißgeschick verfolgt, weil in seinem Reich jedesmal, wenn ein neuer Erdenbürger geboren wird, zur gleichen Zeit ein anderer stirbt. Diese Tatsache versetzt ihn in eine schwere Depression, er kann sich nicht mehr an der Geburt neuer Kinder freuen, ja er kann nicht einmal mehr regieren und seine Geschäfte ausführen, sondern zieht sich verzweifelt als Einsiedler in einen Wald zurück. Erst einem Narren, dessen Kunst es ist, die Dinge auf den Kopf zu stellen, gelingt es, den König wieder ins Leben zurückzuholen. Er legt ihm eine andere Sichtweise der Realität nahe: »Stirbt in deinem Reiche einer und trauern deine Untertanen, so wird gleichzeitig an anderer Stelle ein neues Leben geboren. Ist dies denn nicht ein Wunder?«

Dieses wie auch andere Märchen eignen sich ausgezeichnet als Gesprächsanstoß. Die Erzählebene liefert Anknüpfungspunkte, um sich mitzuteilen, und erleichtert das Ansprechen eigener Lebenserfahrungen. So wurde bei obigem Märchen von Seiten der Patienten u.a. die belastende Situation, sich in einer Alkoholtherapie innerhalb von Psychiatriemauern wiederfinden zu müssen, unter neuem Blickwinkel zu sehen versucht:

nämlich als bedeutsame Lebenschance, die vielen Menschen nicht geboten ist, die einem ermöglicht, endlich einmal intensiv in Klausur zu gehen, eine Auszeit zu nehmen und die eigene Persönlichkeit tiefergehend zu erforschen und zu entfalten.

Speziell für die Suchttherapie wurde wohl ein Märchen geschaffen (dessen Quelle uns leider nicht mehr bekannt ist), das in unseren Gruppen immer ein reges Gesprach entfachte, weil sich in den vielen Details der Geschichte nahezu jeder entweder in seiner generellen Situation als Süchtiger oder auch in seiner aktuellen Situation als Patient in einem therapeutischen Rahmen wieder entdecken konnte. Deshalb soll es wegen seines besonden Wertes hier in voller Länge zitiert werden:

> Es war einmal ein kleiner Junge, der blies sich eine Seifenblase. Zuerst war sie so groß wie ein Apfel. Er blies und blies. Da wurde sie so rund und schön wie ein Luftballon.
>
> Aber er blies immer weiter, denn es gab für ihn nichts Wichtigeres im Leben. Die Seifenblase wuchs und wuchs, und schließlich wurde sie so groß wie ein Haus. Der kleine Junge saß darin und fühlte sich geschützt vor der Welt. Er war geborgen in einer spiegelnden Hülle der Vollkommenheit, und niemand konnte zu ihm kommen. Aus der Ferne, durch die regenbogenfarbenen Schlieren seiner Blase, sah er die anderen Menschen, die ihn manchmal bestaunten. Es gelang ihm nicht selten, sie durch lustige Gesten zum Lachen zu bringen.
>
> Eines Tages löste sich die Seifenblase ganz sanft vom Boden. Der kleine Junge freute sich, als er merkte, daß er in die Höhe getragen wurde und nun über den Dingen schwebte. Von oben hatte er einen Überblick, der ihn mit grandioser Begeisterung erfüllte.
>
> Die große Kugel schwebte langsam nach Norden. Es wurde kälter. Die Seifenblase gefror und wurde zu glashartem Eis. Das war gut so, denn nun konnte nichts mehr aufbrechen und kaputtgehen. Allerdings konnte der kleine Junge nun auch nicht mehr heraus. Aber was tat das schon, da er doch an das Leben in seinem Schutzraum gewöhnt war. Er sagte sich, daß er froh sein könne.
>
> Aber er begann zu frieren. Und während die Spiegelkugel einsam über die glitzernde Wüste des ewigen Eises dahinzog, spürte er die Kälte immer deutlicher. Er erstarrte mehr und mehr und fühlte nur sein Herz noch schmerzvoll zucken, wie wenn es sich gegen dieses Schicksal aufbäumen wolle.
>
> Es war eine Sehnsucht, die endlich sein Luftschiff zurücklenkte nach Süden, zu den Menschen.

Aber als der in die Wärme kam, taute die Blase auf und platzte. Der kleine Junge fiel heraus und schlug hart auf der Erde auf. Er war schwer verletzt. Andere eilten herbei und beugten sich über ihn. Sie wollten ihm helfen, aber ihre Blicke und ihre Sprache drangen wie Messerstiche auf ihn ein, denn nun war nichts mehr durch die Trennwand seines gewohnten Kunstgehäuses gefiltert.

Er sah sich ausgeliefert, und ihn überfiel ein namenloses Entsetzen. Ihm wurde klar, daß dies alles eine Verschwörung von Anbeginn gewesen war, mit dem Ziel der Zerstörung, Erniedrigung und Vernichtung. Der Einbruch der Kälte, das Platzen seines Gehäuses, das entwürdigende Herabfallen, das schutzlose Ausgeliefertsein an die Großen, Starken, Gesunden, die ihn am Ende nur ausbeuten und dann im Stich lassen würden – dahinter steckte ein teuflischer Plan, gegen den man sich mit letzter Entschlossenheit zur Wehr setzen mußte.

Und die sich über ihn beugten, um seine Wunden zu pflegen, lasen in seinen Augen nur den einen schreienden Wunsch: sich zu wehren bis zuletzt. Deshalb wichen sie ratlos zurück. Die einen waren der Meinung, man müsse ihn ganz in Ruhe lassen, damit er sich nicht bedrängt und eingekesselt fühle. Die andern befürchteten, daß er – wenn man ihn einfach liegen ließe – daraus ableiten würde, daß man ihn ablehne und seine Schmerzen gering achte.

So kamen sie auf den Gedanken, dieses Märchen aufzuschreiben, und es wie einen kleinen weißen Vogel zu ihm zu schicken, damit er ihm ins Ohr singe. Ein Lied und ein Märchen erreichen manchmal auch die, die sonst nicht mehr erreichbar sind.

Populärwissenschaftliche Literatur

Neben Märchen verwenden wir häufig auch Texte aus populärwissenschaftlicher Literatur. Sehr gute Erfahrungen haben wir beispielsweise mit Paul Watzlawicks Buch »Anleitung zum Unglücklichsein« gemacht, das auf humorvoll-ironische Weise vielerlei menschliche Verhaltensweisen und Fehlhaltungen aufs Korn nimmt, mit denen wir uns, ohne es recht zu merken, unglücklich machen. »Deshalb wird der Psychotherapeut oder Berater zwischen den Zeilen ... so manches herauslesen können, das unmittelbare Bedeutung für den therapeutischen Dialog hat: Metaphern, Vignetten, Witze, hintergründige Geschichten ..., die ungleich wirkungsvoller sind als tierisch ernste Deutungen menschlicher Fehlhaltungen« (Klappentext). Und so konnten wir etliche Textanstöße aus diesem Buch für unseren »therapeutischen Dialog« innerhalb der Gruppengespräche gewinnbringend verwenden, um über alltagspsychologische Probleme miteinander zu sprechen. Ähnlich wie Lukas in ihrem Buch liefert auch Watzlawick in den einzelnen Kapiteln gedankliche Umsetzungen und Deutungen, die zur Vorbereitung für den Gruppenleiter geeignet sind. Als Beispiel möchte ich einen kurzen, sehr prägnanten Text daraus vorstellen, der manchmal nach seiner Verwendung in der Infogruppe wochenlang in den Köpfen und Gemütern der Patienten lebendig blieb und wiederholt während der Therapie in Erinnerung gerufen wurde:

> Die Geschichte mit dem Hammer
>
> Ein Mann will ein Bild aufhängen. Den Nagel hat er, nicht aber den Hammer. Der Nachbar hat einen. Also beschließt unser Mann, hinüberzugehen und ihn auszuborgen. Doch da kommt ihm ein Zweifel: Was, wenn der Nachbar mir den Hammer nicht leihen will? Gestern schon grüßte er mich nur so flüchtig. Vielleicht war er in Eile. Aber vielleicht war die Eile nur vorgeschützt, und er hat etwas gegen mich. Und was? Ich habe ihm nichts angetan; der bildet sich da etwas ein. Wenn jemand von mir ein Werkzeug borgen wollte, ich gäbe es ihm sofort. Und warum er nicht? Wie kann man einem Mitmenschen einen so einfachen Gefallen abschlagen? Leute wie dieser Kerl vergiften einem das Leben. Und dann bildet er sich noch ein, ich sei auf ihn angewiesen. Bloß weil er einen Hammer hat. Jetzt reicht's mir wirklich. – Und so stürmt er hinüber, läutet, der Nachbar öffnet, doch bevor er »Guten Tag« sagen kann, schreit ihn unser Mann an: »Behalten Sie ... Ihren Hammer, Sie Rüpel!« (Watzlawick 1983, S.37 f.)

Neben der Wirkung dieses Textes, ein lebhaftes Gespräch anregen zu können über Eigengesetzlichkeit und Folgen von Hirngespinsten, negativen Phantasien und Vorurteilen, animierte er einzelne Patienten dazu, sich das Buch selber zu kaufen oder auszuleihen und intensiv zu studieren – eine erfreuliche bibliotherapeutische Nebenwirkung.

Auf ähnliche Weise kann derjenige, der mit solcher Literatur einigermaßen vertraut ist, auch Texte aus Büchern wie Erich Fromms »Die Kunst des Liebens« und »Haben oder Sein« oder Herman Hesses Lesebuch »Die Hölle ist überwindbar – Krisis und Wandlung« einsetzen; sie enthalten eine Fülle von tiefsinnigen Überlegungen zu einer bewußteren Lebenseinstellung, sei es, was Liebe und Beziehungen auf verschiedensten Ebenen betrifft, sei es die Haltung zu materiellen bzw. immateriellen Werten im Leben oder die Bewältigung von Lebenskrisen.

Darüber hinaus bietet sich auch die Verwendung von sogenannter Weisheitsliteratur an, Textsammlungen zu verschiedenen Themen mit

Zusammenstellungen von Zitaten, Gedichten und Aphorismen aus verschiedenen Kulturkreisen und Religionen. Empfehlenswert hierzu der neue Band aus dem Herder-Verlag: »Gelassenwerden«, herausgegeben von Rudolf Walter.

Lyrik

Als letztes soll die Verwendung von Gedichten als Hilfsmittel für die Durchführung von Gruppengesprächen angesprochen werden. Nicht jeder Mensch hat einen persönlichen Zugang zu Gedichten. Dennoch gibt es jenseits von hochliterarischer und nur schwer zu interpretierender Lyrik auch solche, die in alltäglich verständlicher Sprache kurz, treffend und doch sehr dicht wichtige Lebenserfahrungen quasi »auf den Punkt« bringt. Solche lyrischen Texte nutzen wir gerne und regelmäßig zur Verdeutlichung oder auch Zuspitzung von Themen rund um Fragen zur Suche nach sich selbst.

Wieder wird auch beim Einsatz von Gedichten in der Gruppenarbeit eine Grundvoraussetzung sein müssen, daß wir selber etwas mit ihnen anfangen können und sie uns persönlich wichtig sind, nur dann werden wir auch mit ihrer Hilfe den Patienten etwas weitervermitteln können. Ein sehr geeignet erscheinender zeitgenössischer Dichter ist Hans-Curt Flemming, dessen knappe Gedichte ungemein aussagekräfig sein können. Aus seinem Gedichtband »Ein Zettel an meiner Tür« dazu zwei Beispiele (S. 98 u. S. 59):

schritt für schritt

ich gehe
auf zwei beinen:
meinem lachen
und meinem weinen
weil ich das zweite
nicht benützen will
gerate ich oft
ins stolpern

peinliche notiz

täglich
ordne ich meine
verschiedenen schwierigkeiten
& ängste und halte buch über sie
sortiere sie um und
benenne sie neu
seite um seite füllt sich
ohne daß
ich
etwas verändere

Anhand des Gedichts »schritt für schritt« konnten wir beispielsweise gut ins Gespräch kommen über Fragen und Probleme des innerpsychischen Gleichgewichts, über die Notwendigkeit, beide Seiten des Lebens gleichermaßen akzeptieren zu können, die heile wie die dunkle, auch mit der Schattenseite unseres Gefühlslebens zurechtzukommen, mit Angst, Trauer, Enttäuschung, Mißerfolg und Niedergeschlagenheit. Speziell im Gespräch mit Suchtkranken kann hier auf die unrealistische Sehnsucht nach einem einseitig euphorischen Leben verwiesen werden. Lachen und Weinen gehören so natürlich zusammen wie zwei Beine zum Laufen, um »Schritt für Schritt« vorwärts zu kommen.

Anschließend möchte ich noch zwei weitere Beispiele aus unserer Gruppenpraxis geben. Sowohl gut verständlich als auch sehr ansprechend sind lyrische Texte von Erich Fried, den ich mit folgenden Gedichten zitieren will (Fried 1995, S. 45 u. 98):

Angst und Zweifel

Zweifle nicht
an dem
der dir sagt
er hat Angst

aber hab Angst
vor dem
der dir sagt
er kennt keinen Zweifel

Was es ist

Es ist Unsinn
sagt die Vernunft
Es ist, was es ist
sagt die Liebe.

Es ist Unglück
sagt die Berechnung
Es ist nichts als Schmerz
sagt die Angst

Es ist aussichtslos
sagt die Einsicht
Es ist, was es ist
sagt die Liebe

Es ist lächerlich
sagt der Stolz
Es ist leichtsinnig
sagt die Vorsicht
Es ist unmöglich
sagt die Erfahrung
Es ist, was es ist
sagt die Liebe.

Im Gedicht »Was es ist« geht es beispielsweise um das Für und Wider menschlicher Wertungen und Bewertungen, sei es durch innere Gewissensstimmen oder Stimmen von außerhalb, von anderen Menschen. Sie können entscheidend sein bezüglich Sinn und Unsinn, Annahme oder Ablehnung, Ermutigung oder Entmutigung, Gelingen oder Mißlingen in unserem Leben. Welche Stimmen haben bei uns und in uns das Sagen? – Das Gedicht »Angst und Zweifel« spricht eine so deutliche Sprache, daß es wohl keiner Interpretation bedarf.

Resümee

Welche Bedeutung kommt nun also Gruppengesprächen als pflegerischer Arbeitsform speziell in der psychiatrischen Pflege zu? Die obigen Ausführungen haben wohl deutlich gemacht, daß eine solche Arbeitsweise zweifellos eine Herausforderung darstellt – sowohl an unser fachliches Können als auch an unseren Mut, auf selbstbewußte Weise neues Terrain im stationären Alltag zu besetzen. Aus der eigenen, jetzt zehnjährigen Erfahrung mit dieser Form des pflegerischen Arbeitens mit suchtkranken Patienten läßt sich sagen, daß Gesprächsgruppen eine wesentliche Konkretion psychiatrischer Pflege sein können. Sie wirken gerade in unserem Arbeitsbereich einer gewissen Passivität oder zumindest Einfallslosigkeit entgegen, die durch das Fehlen vieler praktischer krankenpflegerischer Verrichtungen bedingt ist. Sie intensivieren die Pflege im allgemeinen und die Beziehungsarbeit mit den Patienten (als Einzelnen und im Kollektiv) im besonderen. Dadurch erhöht sich nicht zuletzt auch unsere eigene Arbeitszufriedenheit.

Duch die Schaffung eines neuen eigenständigen Arbeitsbereiches fand nach unserer Erfahrung eine Aufwertung der Pflege innerhalb des multiprofessionellen Teams statt. Die bessere Anerkennung des Pflegepersonals hängt dabei nicht etwa nur von der hierfür notwendigen Wertschätzung der anderen Professionen im Team ab, sondern folgt nahezu zwangsläufig durch die gestiegene Akzeptanz seitens der Patienten, die auch von Ärzten und Therapeuten nicht einfach ignoriert werden kann. Dadurch wird letztlich das Selbstbewußtsein der Pflege als eigenständigem professionellen Arbeitsbereich innerhalb der stationären Teamarbeit gefördert und gestärkt.

Natürlich wird dies nicht immer ohne Reibung und Konfrontation vonstatten gehen. Auch in unserem Team kam es trotz hoher genereller Akzeptanz der pflegerischen Gruppenarbeit zu Ängsten auf therapeutischer Seite, als wir über unsere regulären Infogruppen hinaus die Einführung von Morgenstunden ausprobierten, in denen lediglich eine kurze, maximal halbstündige Blitzlichtrunde durchgeführt werden sollte mit dem Ziel einer gemeinschaftlichen Einstimmung und Vorbereitung auf den bevorstehenden Tag. Befürchtet wurde, daß durch die Morgenrunde etwas aus der nachfolgenden Gruppentherapie herausgezogen werden und damit deren Qualität beeinträchtigt sein könnte. Dem halten wir entgegen, daß das Blitzlicht ja bisher nicht innerhalb der Gruppentherapie praktiziert wurde und somit auch nicht daraus »entwendet« ist, obwohl wir dies aus unserer pflegerischen Beobachtung innerhalb der Therapiegruppen als sehr sinnvoll begrüßt hätten, da uns immer wieder auffiel, daß trotz eindreiviertelstündiger Gruppentherapiedauer einzelne Patienten sich manchmal überhaupt nicht äußerten bzw. äußern konnten. So wurde die Testphase von den Patienten auch begrüßt und als hilfreich empfunden, bot sie doch am Morgen gleich eine Möglichkeit, von jedem Mitpatienten zu hören, wie es ihm gerade geht, und so ein empfindsames Gespür füreinander zu entwickeln.

Die positive Auswirkung auf die Patienten ist neben der Aufwertung der pflegerischen Arbeit natürlich der wichtigste Aspekt überhaupt, solange unsere Pflege patientenzentriert sein und deren Förderung und Persönlichkeitsentwicklung zum Ziel haben will. Und hier können wir ermutigt festhalten, daß die Gesprächsgruppenarbeit die Beziehungs- und Kommunikationsfähigkeit der Patienten weiterentwickelt und mithilft, sie aus ihrer Vereinzelung langsam in eine Art Beziehungsgeflecht einzubinden, was wir als heilsamen Prozeß empfinden, insbesondere auf dem Hintergrund, daß psychische Erkrankungen sich ja erfahrungsgemäß wesentlich auf der Beziehungsebene manifestieren. Dadurch, daß alltäglich geübt wird zuzuhören, über sich selbst und seine Gefühle zu sprechen, auch darüber, was sich zwischen- und untereinander ereignet, wird eine integrative Wirkung erzielt, die das therapeutische Milieu der Station verbessert und somit zur Gesundung der Patienten mit beiträgt. Dabei Schwestern und Pfleger als mitmenschlich-nahe, authentische und offene Geprächs- und Bezugspartner erleben zu können, bedeutet nicht nur Pflegequalität, sondern nicht zuletzt ein Stück Lebensqualität. Es bleibt zu hoffen, daß eines Tages das pflegerische Gespräch mit Patienten in der Gruppe zum ganz normalen Berufsalltag der Krankenpflege, zumindest im Bereich der Psychiatrie, gehören wird.

Zusammenfassend das Wesentliche, formuliert in sechs Thesen:

- Gruppengespräche sind eine wichtige Arbeitsform psychiatrischer Pflege.
- Arbeitsfeld ist nicht eine singuläre Schwester/Pfleger-PatientIn-Beziehung, sondern das interpersonale Beziehungsgeflecht, das sich in der Gruppe konkretisiert.
- Erwünschte Grundhaltungen für das Gespräch in der Gruppe sind existentielle Betroffenheit und die Bereitschaft, sich (nicht etwas) mitzuteilen.
- Informationsvermittlung geschieht nicht sachlich-abstrakt, sondern stets im persönlich-konkreten Lebenszusammenhang mit dem Ziel der Weiterentwicklung der Persönlichkeit.
- Ein wesentliches Hilfsmittel für die Informationsvermittlung und themenzentrierte Arbeit ist die bibliotherapeutische Verwendung von literarischen Texten.
- Die Gruppengespräche wirken durch ihre kommunikative und integrative Arbeitsweise emotional entlastend, orientierend und beziehungsfördernd.

Anmerkung

1 Die von Frankl begründete Logotherapie basiert auf der Sehnsucht des Menschen nach Sinn und interpretiert seelische Konflikte als Sinndefizite.

Literatur

Flemming, Hans-Curt (1993) Ein Zettel an meiner Tür. Berlin: Verlag Simon + Leutner.

Fried, Erich (1995) Gedichte. München: dtv.

Kittler, Udo/Munzel, Friedhelm (1992) Lesen ist wie Wasser in der Wüste. Das Buch als Begleiter auf dem Lebensweg. Freiburg: Herder.

Lukas, Elisabeth (1996) Wie Leben gelingen kann. Geschichten mit logotherapeutischer Heilkraft. Stuttgart: Quell Verlag.

Tretter, Felix, Lehmann, Andreas, Aurin, Otto K.-H., Merfert-Diete, Christa, Schneider, Klaus D. (1989) Sucht und Literatur. Bücher und Texte für Prävention und Therapie. Freiburg: Lambertus Verlag.

Watzlawick, Paul (1983) Anleitung zum Unglücklichsein, München: Piper.

Wehmeier, Klaus-D. (1993) Trocken und clean. Süchtige berichten. Frankfurt: Fischer.

Quelle

Psychiatrische Pflege 3 (1997), S.84-89, Georg Thieme Verlag Stuttgart, New York.

Mit freundlicher Genehmigung des Autors und des Verlages.

NICOLA KEẞLER

»Zwei Seelen wohnen, ach, in meiner Brust«
Lesen mit Schizophrenen

Der Horizont

Über die heilsame Wirkung der Literatur bin ich mir seit langem im Klaren. Trotz langjährigem Deutschunterricht und anschließendem Germanistikstudium hat sich in mir die Gewißheit festgesetzt, daß Lesen mehr bedeutet als intellektuelle Auseinandersetzung, als Textvergleich und Interpretation. Dankbar und mit einem Anflug romantischer Schwärmerei denke ich zuweilen an meine »Hesse-Phase« zurück, in der ich sämtliche Romane und Erzählungen des Autors verschlang, mich mit der einen oder anderen Figur identifizierte – auch und gerade mit den dunkleren wie dem »Steppenwolf« – und in langen, fieberhaften Gesprächen mit meiner Freundin das Gelesene in seiner Bedeutung für unser Leben reflektierte. Damals füllte Hesse jene Kluft, die sich in einer Phase der Unsicherheit und Neuorientierung vor mir auftat. Aus dem Studium hielt ich ihn wohlwissend heraus, ahnte ich doch, daß man ihn dort gnadenlos zerreden und seinen einmaligen Wert für mich zerstören würde. Die Germanistik und meine privaten Leseerfahrungen waren durch Welten voneinander getrennt: In meinem Bücherregal stand das Leben, fernab die Wissenschaft. Eine schizophrene Haltung, mag sein ...

Bis heute habe ich mich der Wissenschaft verpflichtet und lebe trotzdem weiter. Vielleicht brauche ich jetzt keinen Spagat mehr zu machen, weil sich aus der Zusammenarbeit mit Helmut H. Koch und der Dokumentationsstelle Randgruppenkultur/-literatur ein Brückenschlag ergab. Die Auseinandersetzung mit einer Literatur, die so unmittelbar aus dem Leben kommt und für das Leben steht wie die der Randständigen und Ausgeschlossenen, verbietet eine formale Abstraktion, sondern sie verlangt vielmehr, daß sich die Wissenschaft wirklich auf das Leben einläßt. Auch hinsichtlich der Frage nach der Bedeutung der Literatur in Lebenskrisen ist eine lebendige Wissenschaft gefordert. Wenn Schreiben, wenn Lesen Leben rettet – dies gilt als gesicherte Erkenntnis aus unseren empirischen

Forschungen[1] –, dann wird es Zeit, daß wir unser Wissen in Praxisfelder hineintragen, wo es fruchtbar werden kann.

Die Idee

Es lag nahe, die Heilkraft der Literatur in einem klinischen Kontext anzuwenden. Hier würden wir Menschen antreffen, die sich in seelischen Krisen befinden, und vielleicht würde ihnen die gemeinsame Lektüre wohltun. Erfahrungen mit Lesegruppen in Psychiatrien gibt es – zumindest was den deutschsprachigen Raum angeht – nur sehr vereinzelt. Die sogenannte Bibliotherapie steckt hierzulande noch in den Kinderschuhen. Wir würden also auf wenig zurückgreifen können. Positiv gewendet bedeutete der Mangel an gesichertem Wissen, daß wir entsprechend naiv, unbedarft und offen an die Sache herangehen durften. Die Sicherheit, so schnell nichts falsch machen zu können, gewann ich nicht zuletzt aus meinen eigenen hilfreichen Leseerfahrungen. Geschadet hatte mir, da war ich mir sicher, das Lesen nie.

Der Weg führte Helmut Koch und mich in das Westfälische Zentrum für Psychiatrie, Psychotherapie und Psychosomatik in Dortmund-Aplerbeck, wo der leitende Arzt, Prof. Dr. Paul Janssen, unserer Idee aufgeschlossen gegenüberstand. Er hatte zu unserem ersten Gespräch eine Psychiaterin, Petra Bösser, hinzugebeten, welche ihrerseits Interesse am Thema bekundete, ggf. darüber zu promovieren gedachte.[2] Prof. Janssens Vorschlag lautete, eine PatientInnengruppe zusammenzustellen, die sich allwöchentlich zur gemeinsamen Lektüre zusammenfände. Um Kontinuität herzustellen, wähle man am besten PatientInnen aus, die noch mit einer längeren Verweildauer in der Klinik zu rechnen hätten. »Selbstverständlich« durften sie nicht mehr in einer akuten Psychose stecken, wolle man eine gewisse Aufgeschlossenheit gegenüber der Literatur voraussetzen. Sein Fazit: Man bilde eine Gruppe aus schizophrenen PatientInnen, die sich bereits im »postpsychotischen« Stadium befänden. Es traf sich gut, daß Petra Bösser gerade eine Station betreute, auf der sich eine Reihe von so beschriebenen Zielpersonen aufhielt. Wir verabredeten, daß sie einzelne auf die sich neu formierende Lesegruppe ansprechen und ihr Interesse an einer Teilnahme einholen würde. Bei den wöchentlichen Terminen – wir gingen zunächst von einer Folge von acht einstündigen Sitzungen aus – sollten sowohl die Psychiaterin als auch die Literaturwissenschaftlerin anwesend sein und sich in ihren Qualifikationen gegenseitig ergänzen. Kaum hatten Petra Bösser und ich uns kennengelernt, da waren wir schon zu einem Team geworden, dessen Eignung sich in den kommenden Wochen erst noch erweisen mußte. Zufrieden mit den überraschend konkreten Verabredungen kehrten Helmut H. Koch und ich nach Münster zurück.

Die Unsicherheiten

Dort stürzte ich mich in die inhaltlichen Vorbereitungen der in Kürze startenden Lesegruppe. Ich hatte die Aufgabe mit nach Hause genommen, einen Textkorpus zusammenzustellen, der sich zur gemeinsamen Lektüre eignen würde. Leichter gesagt als getan! Wohl hatte ich mir während des Studiums eine gewisse Sicherheit im Umgang mit Literatur angeeignet, doch woher sollte ich wissen, welche Art Texte sich für eine Gruppe von Schizophrenen eignen würde? Lange oder kurze? Fiktive oder Sachtexte? Lyrik oder Prosa? Schwierige Texte oder einfache? Rätselhafte, spannende oder geruhsam schildernde? Die Weltliteratur stellte mir alle möglichen Formen und Gattungen zur Verfügung, aber welche sollte ich auswählen? Auch eine Nachfrage bei den einschlägigen Institutionen, dem Fritz-Perls-Institut für Integrative Therapie, Gestalttherapie und Kreativitätsförderung in Hückeswagen und dem Institut für Kreatives Schreiben in Berlin, brachte mich nicht weiter. Die Eignung bestimmter Texte für spezielle LeserInnen sei nicht erprobt, ich solle mich auf meine Intuition verlassen, lautete die wenig zufriedenstellende Antwort.

Das Kriterium »schizophren« beunruhigte mich. Würden die Menschen, denen ich in der Gruppe begegnete, gänzlich abweichende Wahrnehmungs- und Sprachgewohnheiten zeigen und demnach auch völlig andere Vorlieben für bestimmte literarische Formen entwickeln als ich? Ich kannte nur wenige Menschen, die mit der Diagnose »schizophren« konfrontiert worden waren, persönlich. Mein Bild von der Schizophrenie hatte sich typischerweise aus literarischen Darstellungen zusammengesetzt. Die hermetische Symbolik in den Gedichten Ernst Herbecks stand mir vor Augen, die wir in Seminaren aufzuknacken versuchten und deren poetische Qualität ich zu schätzen gelernt hatte. Weiter waren da eine Reihe von Erfahrungsberichten und literarischen Darstellungen von AutorInnen, die die Schizophrenie selbst erlebt hatten: Daniel Paul Schrebers »Denkwürdigkeiten eines Nervenkranken«, Hanna Greens »Ich habe dir nie einen Rosengarten versprochen«, Sophie Zerchins »Auf der Spur des Morgensterns« ... Aus dem Germanistikstudium waren mir einige Texte von Hölderlin und Lenz bekannt, die das Erleben in der Psychose ausdrückten, ohne Erfahrungsbericht sein zu wollen. Schließlich schwirrten mir Büchner, Kafka, auch Handke im Kopf herum, denen es gelungen war, psychische Grenzerlebnisse literarisch einzufangen. Insgesamt ergaben sich zahllose

Mosaiksteine, die für sich gesehen jeweils einen nachhaltigen Eindruck auf mich hinterlassen hatten, sich jedoch nicht zusammenfügen ließen, geschweige denn Aufschlüsse für meine konkrete Frage nach einer angemessenen Textauswahl boten. Hatte Sophie Zerchin nicht einmal ihre Begeisterung für die Gedichte Ernst Herbecks geäußert? Nun, verallgemeinern ließ sich diese Vorliebe sicher nicht ... Wie weiter?

Die Vorbereitung

Bei Benedetti, Arieti, Finzen und anderen las ich nach, wie sich der aktuelle Kenntnisstand zur Schizophrenie darstellte. Bleulers Terminus des »Spaltungsirreseins« war mir hinlänglich bekannt, reichte mir jedoch nicht aus und verstärkte eher meine Berührungsängste. Wenn Benedetti & Co mir auch nicht bei der konkreten Textauswahl helfen konnten, so bestimmten sie doch meine Voreinstellung zu der mich erwartenden Gruppe und machten mich sicherer im Umgang mit den PatientInnen. Da die wissenschaftliche Lektüre für meine Begegnung mit den Gruppenmitgliedern prägend war, seien hier einige Schlaglichter zitiert.

> »Der Strukturzusammenhang der Persönlichkeit geht in der Krankheit verloren. Denken, Affekt und Erleben sind sowohl voneinander wie auch im Zusammenhang ihrer Komponenten gespalten.« (Benedetti 1994, S. 13)

> »Schizophrenie ist eine unverstandene psychische Störung. Schizophrenie ist ein Leiden, das Angst macht. Schizophrenie ist eine ernste, aber gut behandelbare Krankheit.« (Finzen 1993, S. 9)

Kein Grund also, Schizophrenie als Metapher für »Schwachsinn«, gar für alles Unberechenbare zu dramatisieren. Ich würde Kranken begegnen, die eine realistische Chance auf Genesung haben (nämlich zu etwa zwei Dritteln).

Berufsbedingt interessierten mich besonders die sprachlichen Veränderungen durch die Schizophrenie. Darüber konnte ich erfahren:

> »Diese Eigenweltlichkeit des schizophrenen Kranken zeigt sich auch in seinem Denken (...), auch in seiner Sprache, die auf den Zuhörer ungewohnt, sprunghaft, verschroben, originell oder gar zerfahren wirkt.« (Benedetti 1994, S. 24)

> »Man kann einige häufiger beobachtbare Auffälligkeiten des Denkens und Sprechens schizophrener Menschen beschreiben. (...) Aber es gibt

keine spezifisch schizophrene Denk- und Sprachstörung (...). Viele Schizophrene sprechen nicht anders als die Mehrzahl der Menschen ihrer Kultur.« (Scharfetter 1995, S. 105)

»In der Schizophrenie bewirkt die häufige geistige Veränderung, daß der Patient der Konnotation sehr geringe Bedeutung beimißt. Er konzentriert sich stattdessen auf die Verbalisierung, auf das Wort als Schallreiz, als phonetische Einheit.« (Arieti 1995, S. 87 f.)

Ich traute mir durchaus zu, ungewöhnliche Sprachgewohnheiten zu verstehen und angemessen darauf zu reagieren. Indessen befürchtete ich, daß ein Gespräch über Textinhalte angesichts der Vernachlässigung konnotativer Elemente schwierig werden könnte.

Auch die Haltung des schizophrenen Patienten/der schizophrenen Patientin gegenüber seinen/ihren Mitmenschen schien mir im Hinblick auf die auf uns zukommenden Gruppenprozesse relevant. Ich lernte:

»Der schizophrene Patient hat Angst, seine Subjektivität zu verlieren, sobald er in den Handlungsbereich anderer Subjekte gerät und dabei zu deren Objekt wird.« (Benedetti 1994, S. 49)

Die Ausdrucksunfähigkeit »rührt daher, daß viele Erlebnisse des Kranken an sich schwer sagbar sind. (...) Man gewinnt oft den Eindruck, daß viele Kranke angesichts dieser Schwierigkeit es schließlich aufgeben, sich verständlich machen zu wollen, weil sie gewahr werden, daß ihre Sprache am Unverständnis der Mitmenschen abprallt.« (Benedetti 1994, S. 25)

»Obwohl der Patient gleichgültig und von der Welt abgekehrt erscheint, sollten wir uns vor Augen halten, daß er von seiner Umgebung beeindruckt ist, auch wenn keine Reaktion sichtbar wird. Gerade weil er so empfindlich ist, wappnet er sich oft mit diesem Panzer der Gleichgültigkeit.« (Arieti 1995, S. 189)

»Man betont in der Psychopathologie zu sehr die autistische Zurückgezogenheit und zu wenig das Ringen des Kranken um Ausdruck, um die Aussage von nicht sagbaren Dingen.« (Benedetti 1994, S. 25)

Offenbar mußte ich mit einem schleppenden Gesprächsverlauf innerhalb der Gruppe rechnen, war ich angehalten, auch die kleinsten kommunikativen Signale wahrzunehmen und aufzugreifen.

Im postpsychotischen Stadium, so konnte ich aus der wissenschaftlichen Literatur erfahren, sind viele Symptome der Schizophrenie nicht mehr so ausgeprägt bzw. werden überlagert von anderen, neuen Problemen. Sie wollte ich mit Blick auf die Lebenssituation der Gruppenmitglieder besonders im Auge behalten:

> »Der Patient vermag nun zwischen dem Jetzt und den hinter ihm liegenden psychotischen Erlebnisweisen eine Beziehung herzustellen. Er erschrickt darüber zutiefst, spürt er doch eindeutiger denn je, wie anders er ist als die andern Menschen und wie seiner Vergangenheit etwas ganz Unbegreifliches, sogar Ungeheuerliches anhaftet.« (Benedetti 1994, S. 284)

> »In seinem sich allmählich konstituierenden Ich bleiben manchmal große, manchmal kleine ›psychotische Inseln‹ bestehen.« (Benedetti 1994, S. 287)

> »Meist macht sich zunächst eine Entspannung bemerkbar und die Angst nimmt ab. Zustände von Erregung, von Katatonie werden seltener und hören schließlich ganz auf. In Halluzinationen wahrgenommene Stimmen werden leiser. Die Symbolik der Bedeutungserlebnisse besteht zwar noch über einige Zeit fort, verliert aber an Aktualität.« (Finzen 1993, S. 121)

> »Der Überstieg aus der Psychose in die alltägliche, die ›gesunde‹ Welt ist schmerzlich, weil der Kranke sich nun wieder mit der unfreundlichen, schier unerträglichen Wirklichkeit seines alltäglichen Lebens konfrontieren muß.« (Finzen 1993, S. 122)

> »Viele Patienten fühlen sich während dieses Zeitraumes, der oft ein halbes Jahr und länger dauern kann, niedergeschlagen, erschöpft, antriebsschwach und nicht voll leistungsfähig. (...) Wenn man sich vor Augen hält, wieviel Energie der Organismus während einer akuten Psychose freisetzt und mit welcher Kraft und Beharrlichkeit oft über Monate an wahnhaften Überzeugungen festgehalten wird, dann kann man sich vorstellen, daß die Energiereserven hinterher ›aufgebraucht‹ sind.« (Bäuml 1994, S. 105)

Im Hinblick auf die geplante Lesegruppe war es also ratsam, auf Verletzlichkeiten achtzugeben und Überforderungen zu vermeiden. Ich akzeptierte die gegenwärtigen Beschränkungen der GruppenteilnehmerInnen und nahm mir vor, nichts von ihnen zu erwarten, was ich mir vielleicht insgeheim von ihnen wünschen würde. Andererseits schien es durchaus erfolgsversprechend, an die gesunden Ich-Anteile der PatientInnen zu appellieren, anstatt vor ihrer Krankheit zu kapitulieren.

Wichtiger noch als alle Informationen zum Krankheitsbild der Schizophrenie war für mich die Diskussion um die gesellschaftliche Relevanz der Beschäftigung mit schizophrenen Menschen, die ich in der kritischen Fachliteratur nachlesen konnte. Die antipsychiatrische Provokation, ausgehend von Thomas S. Szasz, nach welchem die Schizophrenie keine Krankheit, sondern eine Erfindung der Psychiater sei, war mir bekannt. Ich gestehe gern, daß ich mit verwandten existentiellen Positionen, etwa in der Tradition Ronald D. Laings, durchaus sympathisiere:

> »In einer psychiatrischen Klinik sagte ein kleines Mädchen von 17 zu mir, sie sei entsetzt, weil die Atombombe in ihr drin sei. Das ist Wahn. Die Staatsmänner der Welt, die sich brüsten und drohen, daß sie Vernichtungswaffen haben, sind weit gefährlicher und weit entfremdeter von der ›Realität‹ als viele, denen man das Etikett ›psychotisch‹ aufdrückt.« (Laing 1972, S. 12).

Ich hatte den Eindruck, daß diese grundsätzliche Psychiatrie-Kritik im psychiatrischen Diskurs kaum eine Rolle mehr spielt.

In meiner Literaturauswahl stieß ich stattdessen auf die eine oder andere Binsenweisheit, die jedoch von großem Verständnis für die Kranken und von einer selbstlosen Sorge um sie getragen war. Ich machte sie mir nachdrücklich bewußt, um der PatientInnengruppe unbefangen begegnen zu können.

> »Patienten sind Menschen. Die Krankheit ist Teil ihrer Biographie. Aber sie sind nicht nur Kranke. Sie haben ein Leben jenseits der Krankheit – davor, danach, daneben.« (Finzen 1993, S. 13)

> »Wer sich die Mühe macht zu versuchen, die Kranken und ihre Krankheit zu verstehen, wird mit Betroffenheit feststellen, in wie schrecklicher Weise das Klischee das Leiden verstärkt. Es verzerrt die Selbstwahrnehmung, untergräbt das Selbstbewußtsein der Kranken und es prägt den Umgang der Gesunden mit ihnen in fataler Weise.« (Finzen 1993, S. 29)

> »Es ist nur zu begrüßen, wenn vom Schizophrenen zum Normalen hin Brücken geschlagen werden, wenn der Normale in sich Merkmale entdeckt, die ursprünglich nur in der Schizophrenie angesiedelt wurden (›zwei Seelen wohnen, ach, in meiner Brust‹). Gerade die Fähigkeit zur partiellen Identifizierung mit dem schizophrenen Kranken läßt uns ihn besser verstehen und die Schizophrenie als eine Grenzsituation von Existenz erfahren.« (Benedetti 1994, S. 20)

Ich bedauerte, den TeilnehmerInnen der Lesegruppe in der besonderen Situation ihrer Genesung zum ersten Mal zu begegnen, hätte sie lieber in gesunden wie in kranken Tagen gekannt. So aber lernten wir uns gegenseitig nur in einer bestimmten Lebenssituation kennen und waren vielleicht dadurch gleichberechtigter. Ein Gefälle zwischen mir als externer Quasi-Therapeutin und den TeilnehmerInnen als PatientInnen wollte ich allemal verhindern und nahm mir vor, mich selbst und meine ureigenen Positionen im Gruppengespräch nicht gänzlich zurückzunehmen. Indem ich Ich war, wollte ich die anderen motivieren, sich selbst als Selbst ins Gruppengespräch einzubringen, um eine echte Begegnung über Literatur zu ermöglichen.

Die Ziele

Hatten sich auf diese Weise bestimmte Grundpositionen der Annäherung an die Lesegruppe verfestigt, so galt es nunmehr, die impliziten Ziele des Gesprächsangebots über Literatur zu formulieren. Wenn wir einer Gruppe von Menschen, deren Ich-Identität, Sprachkompetenz und Sozialverhalten durch die Erkrankung gestört worden war und bei der in der Phase der Genesung ein erheblichen Bedarf an Neustrukturierung bestand, Literatur anboten, so taten wir dies in der Annahme, daß die Begegnung mit Literatur eben jene in Mitleidenschaft gezogenen Bereiche wieder beleben und neu erfahrbar machen könnte. Vorstellbar – und in der Lesewirkungsforschung ja vielfach bewiesen – war etwa eine im Prozeß des Lesens stattfindende Erweiterung der Selbstwahrnehmung durch Identifikation mit dem Schicksal anderer, personifiziert in den literarischen Figuren. Möglichkeiten der eigenen Lebensentwicklung könnten in der Begegnung mit dem Text überdacht werden. Aus Prozessen der Abreaktion von Emotionen in der Übertragung auf einen literarischen Helden oder Anti-Helden erhofften wir uns »kathartische« Effekte. Das Sich-Einlassen auf sprachliche Phänomene und der wiederum mit sprachlichen Mitteln stattfindende Austausch über die Texte würden besondere Herausforderungen stellen. Die Gruppensituation erforderte zudem die Aneignung bestimmter Regeln des Umgangs miteinander: Zuzuhören, auf Positionen der anderen zu reagieren und sich selbst ins Gespräch einzubringen, sollten gleichermaßen trainiert werden.

Einen solchen bibliotherapeutischen Wirkungszusammenhang setzten wir – auch mit Blick auf den wissenschaftlichen Kenntnisstand – guten Gewissens voraus. Aber würden wir ihn in den wenigen Sitzungen, die uns zur Verfügung standen, auch nachweisen können? Um uns unter keinen zu großen, ergebnisorierentierten und methodologischen Streß zu setzen, formulierten wir bewußt keine zielgerichteten Hypothesen, sondern nahmen uns vor, einfach von Sitzung zu Sitzung zu beobachten, wie die TeilnehmerInnen auf die gelesenen Texte reagierten. Wenn unsere Beobachtungen die Unerfahrenheit (unsere eigene wie auch die der vermeintlichen Fachleute) im Umgang mit Literatur in klinischen Kontexten ein klein wenig abbauen würden, so wollten wir zufrieden sein. In dem Bewußtsein, »Pionier-Arbeit« zu leisten, galt unsere Aufmerksamkeit auf einer Metaebene auch der Frage, welche Qualifikationen wir jeweils einbrachten und wo wir fachspezifische Defizite aufwiesen.

Die Gruppe

Die Gruppe, die der Einladung der Psychiaterin gefolgt war und bis auf wenige Ausnahmen regelmäßig zu wöchentlichen Treffen zusammenkam, bestand aus acht TeilnehmerInnen. Die fünf Männer und drei Frauen waren unterschiedlichen Alters (zwischen 21 und 55 Jahren) und verfügten über verschiedene Bildungsabschlüsse (sowohl ungelernte Kräfte als auch AkademikerInnen waren unter ihnen). Auch hinsichtlich ihrer Lesesozialisation wichen sie erheblich voneinander ab. Gemeinsam war ihnen die Diagnose »Schizophrenie« sowie ein bereits mehrere Monate dauernder Aufenthalt in der Psychiatrie. Dort hatten sie, nach eigenen Angaben, allesamt kaum noch gelesen (»höchstens mal einen kleinen Zeitungsartikel oder einen Brief«). Auf Anfrage berichtete niemand über eigene Schreiberfahrungen. Manche PatientInnen kannten sich von der Station, alle waren sie mit der Psychiaterin vertraut, mir begegneten sie zum ersten Mal.

Die Durchführung

Ich hatte – ungeachtet aller Unsicherheiten und Entscheidungsschwierigkeiten – vorab einen Reader zusammengestellt, der verschiedenste Gattungen und Themen enthielt. Der Schwierigkeitsgrad der Texte war unterschiedlich. Alle Texte eröffneten einen Reflexionsraum, in welchem man sich gesprächsweise verständigen konnte. Aus diesem Reader wählte ich von Sitzung zu Sitzung je einen Text aus, der sich thematisch mit Fragen nach Identität, Lebensziel und Lebensplanung, Selbst- und Fremdwahrnehmung beschäftigte. Mit einer solchen Schwerpunktsetzung wollte ich der Situation der TeilnehmerInnen zwischen zurückliegender Psychose und näherrückendem Alltag in der »Normalität« entsprechen. Für die aktuelle Phase der Suche und Neuorientierung erhoffte ich mir aus der Literatur wichtige Anregungen und Gedankenmodelle. Ich signalisierte den TeilnehmerInnen außerdem mein Interesse an ihren je eigenen »Lieblingstexten«, die gern mit in die Gruppe gebracht werden könnten. Dieser Aufforderung kamen jedoch nur ein Teilnehmer und eine Teilnehmerin in der allerletzten Sitzung nach. Offensichtlich genoß es die Gruppe, jede Woche etwas Neues »mitgebracht« zu bekommen.

Auch das Vorlesen der Texte oblag in der Regel mir. Nur ab und an konnten wir eine(n) der TeilnehmerInnen zum Vorlesen motivieren. Manchmal lasen wir einen Text oder Textauszug mehrmals, um ihn im Gesprächsverlauf noch einmal ins Gedächtnis zu rufen oder um seine emotionale Wirkung zu verstärken. In diesem Fall übernahm auch mal ein Teilnehmer oder eine Teilnehmerin die Vorlese-Rolle. Ansonsten fielen unsere Bemühungen, die TeilnehmerInnen zum Vorlesen zu veranlassen, einem Argument zum Opfer, das ich nicht ausschließlich aus Gründen der Eitelkeit akzeptierte: »Frau Keßler liest so schön, die soll das mal machen.« Die Rezeptionshaltung im ersten Teil der Sitzungen schien die TeilnehmerInnen zu entspannen. Im zweiten Teil, der der Diskussion gewidmet war, wurden sie offenbar genug gefordert. Von jedem Text gab es ausreichend Kopien, die jeweils am Ende der Sitzungen an diejenigen verteilt wurden, die bekundeten, gern etwas »mit nach Hause zu nehmen«.

Je nach Textlänge beanspruchte das Vorlesen zwei Minuten bis zu einer Viertelstunde. Anschließend kamen wir miteinander ins Gespräch: über den Text ebenso wie über das, was er bei den TeilnehmerInnen ausgelöst hatte. Daß dabei zuweilen der Text ins Hintertreffen geriet und stattdessen eine Diskussion über ein bestimmtes Thema entbrannte, störte uns wenig. Im Gegenteil: Wenn der Text einen sensiblen Punkt getroffen hatte, der der Klärung im Gespräch bedurfte, so schien er uns seine Funktion besonders gut erfüllt zu haben. Niemals ging es uns um eine Kontrolle des Textverständnisses oder gar um das Erlernen interpretativer Verfahren, sondern stets einzig und allein um das Erlebnis der Freude am sprachlichen Ausdruck und um einen lebendigen Meinungsaustausch.

Wir begannen mit Michael Endes »Manchmal hat man eine sehr lange Straße vor sich ...« (Momo), überlegten, ob es Sinn macht, sich Ziele zu setzen, und welcher Art solche Ziele sein können, vertieften diese Fragestellung an Auszügen aus Hesses »Siddartha« und »Piktors Verwandlungen«. Mit Kunerts »Wie ich ein Fisch wurde« problematisierten wir, wie weit Anpassung gehen kann und ob manchmal nicht gerade Abweichung von der Norm gefragt ist. Anhand eines Erfahrungstextes aus der Psychiatrie (Hans Herbert Dreiske: »Ich bin nicht der Fremde«) regten wir Fragen an, wie: Wie sehe ich mich, wie sehen mich andere? Wie bin ich zu dem geworden, was ich heute bin, und woran kann ich mich orientieren, um eine eigene Identität zu begründen? Eine Kurzgeschichte von Marie-Luise Kaschnitz (»Popp und Mingel«) und ein Märchen der Brüder Grimm (»Brüderchen und Schwesterchen«) nahmen wir zum Anlaß, Kindheit, Entwicklung und Reife zu reflektieren. Mit Eugen Roths »Welt auf Reisen« nahmen wir auf Vorschlag eines Teilnehmers nach acht gemeinsamen Sitzungen voneinander Abschied, ließen uns von der heiteren Stimmung des Textes anstecken und bemühten uns, auch für den bevorstehenden Abschied der PatientInnen von der Psychiatrie Mut zu machen.

Der heikle Punkt

Als aufregendste Sitzung wurde sowohl von uns Anleiterinnen, als auch von den TeilnehmerInnen rückblickend jene empfunden, in deren Mittelpunkt das Gedicht »Wie ich ein Fisch wurde« von Günter Kunert stand. Da der kontroverse Gesprächsverlauf über diesen Text sowohl die Chancen einer Auseinandersetzung mit Literatur im klinischen Kontext offenkundig werden ließ als auch deren Gefahren, sei er hier in einer Sequenz protokolliert und der Beurteilung durch andere PraktikerInnen anheim gestellt.

Das Gedicht im Wortlaut:

Wie ich ein Fisch wurde

1

Am 27. Mai um drei Uhr hoben sich aus ihren Betten
Die Flüsse der Erde, und sie breiteten sich aus
Über das belebte Land. Um sich zu retten
Liefen oder fuhren die Bewohner zu den Bergen raus.

2

Als nachdem die Flüsse furchtbar aufgestanden,
Schoben sich die Ozeane donnernd übern Strand,
Und sie schluckten alles das, was noch vorhanden,
Ohne Unterschied, und das war allerhand.

3

Eine Weile konnten wir noch auf dem Wasser schwimmen,
Doch dann sackte einer nach dem andern ab.
Manche sangen noch ein Lied, und ihre schrillen Stimmen
Folgten den Ertrinkenden ins nasse Grab.

4
Kurz bevor die letzten Kräfte mich verließen,
Fiel mir ein, was man mich einst gelehrt:
Nur wer sich verändert, den wird nicht verdrießen
Die Veränderung, die seine Welt erfährt.

5
Leben heißt: Sich ohne Ende wandeln.
Wer am alten hängt, der wird nicht alt.
So entschloß ich mich, sofort zu handeln,
Und das Wasser schien mir nicht mehr kalt.

6
Meine Arme dehnten sich zu breiten Flossen,
Grüne Schuppen wuchsen auf mir ohne Hast;
Als das Wasser mir auch noch den Mund verschlossen,
War dem neuen Element ich angepaßt.

7
Lasse mich durch dunkle Tiefen träge gleiten,
Und ich spüre nichts von Wellen oder Wind,
Aber fürchte jetzt die Trockenheiten,
Und daß einst das Wasser wiederum verrinnt.

8
Denn aufs neue wieder Mensch zu werden,
Wenn man's lange Zeit nicht mehr gewesen ist,
Das ist schwer für unsereins auf Erden,
Weil das Menschsein sich zu leicht vergißt.

Bereits während des Vorlesens machte Maike ihrer Belustigung Luft, indem sie mehrmals auflachte und bekundete, den Text würde sie schon kennen und der sei wirklich lustig. In scharfem Kontrast dazu äußerte Barbara unmittelbar nach dem Vorlesen, das Gedicht mache ihr Angst, schließlich würde darin beschrieben, wie Menschen sterben. Zwischen diesen beiden Polen öffnete sich die Spannweite von Assoziationen, die das Gedicht zuließ. Maike beharrte zunächst darauf, es sei doch interessant, alles einmal aus einer Fischperspektive zu sehen. Außerdem habe der Schriftsteller es ja gar nicht so realistisch gemeint. Die Vorstellung, ein Fisch zu sein, amüsiere sie. Darüber erregte sich Barbara so sehr, daß sie Maike vorwarf, makaber zu sein. Sichtlich erschrocken offenbarte sie, immer schon Angst vor Wasser gehabt zu haben. Seit sie von ihrem Erdkundelehrer erfahren habe, daß die Welt zu zwei Dritteln aus Wasser bestehe, habe sich diese Angst in ihr festgesetzt. Und da wolle sie auch keine Geschichten oder Gedichte drüber hören. Schon bei dem Vers »Schoben sich die Ozeane donnernd übern Strand« hätte sie am liebsten aufgehört zuzuhören. Maike schien angesichts eines solchen Gefühlsausbruchs eingeschüchtert und zog sich vorerst aus dem Gespräch zurück.

Auch wir Anleiterinnen waren zunächst erschrocken über die heftige Reaktion. Angesichts der allgemein um sich greifenden Verunsicherung war ich erleichtert, die Psychiaterin im Rücken zu haben. Dankbar griffen wir einen Gedanken von Dieter auf, der in eine andere Richtung ablenkte. Er fragte sich, ob man im Leben jede Veränderung mitmachen müsse oder ob es nicht besser wäre, wenn alles beim Alten bliebe. Er selbst sei doch eigentlich eher konservativ. Intuitiv hatte er einen wichtigen inhaltlichen Aspekt des Gedichts erfaßt, auf den sich nun auch andere TeilnehmerInnen konzentrierten. Selbst Barbara schien sich für einen Augenblick darauf einlassen zu können, indem sie bekräftigte, daß, was man hat, man auch weiß, während alles, was komme, ungewiß sei. Dem widersprach Klaus: Veränderungen könnten durchaus sinnvoll sein, manchmal seien sie sogar notwendig, wolle man überleben.

Zwischen Dieter und Klaus entwickelte sich eine Diskussion darüber, ob nicht auch Abweichler und Außenseiter ihr Recht hätten. Dieter erzählte das Beispiel, daß in der Klinik immer die Mehrheit über das Mittagessen bestimmen dürfe und sich die Minderheit eben anpassen müsse. Er zeigte sich unsicher darüber, ob dies in Ordnung sei. Die Antwort, meinte Klaus, stünde doch im Text: Wer sich nicht anpaßt, der ersäuft. Zu Barbara gewandt, gab er zu bedenken, sie könne doch ganz ruhig sein, sie sei doch noch nicht ersoffen – ersoffen seien doch allenfalls die Langzeitbewohner der Psychiatrie.

Die Begriffe »Anpassung« und »Veränderung« wurden z.T. synonym, z.T. konträr verwendet. Mal ging es um die Frage, ob nicht in jedem Menschen die Kraft stecke, sich zu verändern und man sich nicht in Notsituationen darauf besinnen könne und müsse, mal stand die opportunistische Haltung totaler Anpassung im Vordergrund der Debatte. Insofern spiegelte das Gruppengespräch das schillernde Verhältnis zwischen Veränderung und Anpassung wider, das in dem Gedicht aufgeworfen wird. Bei manchem Gruppenmitglied mag die Mehrdeutigkeit jedoch als Unsicherheit erlebt worden sein, die sich auch durch die eine oder andere vermittelnde Aussage von uns Anleiterinnen letztlich nicht beseitigen ließ. Mein Einwand etwa, daß man je nach Stimmungslage und biographischer Nähe den Text je individuell lesen könne, löste zumindest bei Barbara erneut Abwehr hervor: Wenn ihr der Text zu nahe ginge, dann sei dies wohl ein Zeichen dafür, daß er falsch ausgewählt sei. Warum, so ihre Anregung, könnten wir nicht lieber positive Texte wie die von Kristiane Allert-Wybranietz lesen. Eine negative Textauswahl täte ihr nicht gut.

Sie hatte im Hinblick auf sich selbst sicher recht. Die Psychiaterin vertraute mir im Anschluß an die Sitzung an, Barbara sei Alkoholikerin und habe schon des öfteren dem Gefühl Ausdruck gegeben, ihr stünde das Wasser bis zum Hals. Wir verabredeten, daß Petra Bösser auf der Station noch einmal in aller Ruhe mit Barbara über den Text und die Ängste, die er bei ihr ausgelöst hatte, sprechen würde. Die anderen TeilnehmerInnen würden, so war unser Eindruck, mit der verbliebenen Unsicherheit umgehen können. Trotz oder vielleicht gerade wegen der vielen Fragen, die der Text offenließ, hatten sie sich engagierter an der Diskussion beteiligt als gewöhnlich. Wahrscheinlich hatte der Text gedankliche und emotionale Prozesse in Gang gesetzt, die auch nach der Sitzung fortgeführt würden. Bei Bedarf hätten sie auch auf der Station oder in der nächsten Sitzung das Gespräch über den Text vertiefen können. Weiterführende Auseinandersetzungen mit dem Text oder längerfristige Lesewirkungen konnten wir jedoch nicht registrieren. Die spätere Nachfrage ergab allerdings, daß das Kunert-Gedicht einer der Favoriten der Lese-Reihe gewesen war. War er also doch richtig ausgewählt?

Die Auswertung

Um die beobachteten Gruppenprozesse sowie die Einschätzung der Gruppenarbeit von seiten der einzelnen TeilnehmerInnen präziser fassen zu können, brachten wir abschließend einen Fragebogen mit, der in Einzelarbeit während der letzten Sitzung ausgefüllt werden sollte. Obwohl ein gewisser Unwille gegenüber Fragebögen gezeigt wurde – zu oft waren die PatientInnen im Behandlungsprozeß mit Tests konfrontiert worden –, vertieften sich die TeilnehmerInnen doch sehr schnell in die Fragen und gaben offen und sorgfältig Auskunft. Der Bogen enthielt Fragen zum individuellen Gefühl in der Gruppe und zur Textauswahl, zur Steigerung der Lesemotivation sowie zur Wahrnehmung der Gruppe und der Gruppenleitung.

Die Mehrzahl gab an, gern in die Gruppe gekommen zu sein, beim Vorlesen interessiert zugehört und sich ebenso interessiert am Gespräch beteiligt zu haben, anschließend zufrieden auf die Station zurückgekehrt zu sein. Zwei TeilnehmerInnen teilten mit, daß ihr vorrangiges Gefühl Gleichgültigkeit gewesen sei. Auch habe sich ihr Gefühl im Verlauf der Gruppensitzungen nicht verändert. Eine Teilnehmerin gestand, nicht gern gekommen zu sein, da ihr die Themen der Texte Angst gemacht hätten.

Sowohl hinsichtlich der Erinnerungsleistung bei bestimmten Texten als auch der Vorlieben gab es deutliche Favoriten: Hesses »Piktors Verwandlungen« und Günter Kunerts »Wie ich ein Fisch wurde«. Nicht gut angekommen waren der Erfahrungstext und die Kaschnitz-Erzählung. Eine Teilnehmerin hätte sich konkretere Lebenshilfe-Literatur gewünscht.

Die Mehrzahl der TeilnehmerInnen berichtete, auch im Anschluß an die Sitzungen weiter über den jeweiligen Text nachgedacht, auch anderen darüber erzählt zu haben, allerdings hatten nur zwei manchmal in den mitgenommenen Kopien gelesen. Die Frage, ob die Literaturgruppe Lust geweckt habe, in Zukunft selbst ein wenig mehr zu lesen, wurde von allen bejaht, allerdings befürchteten zwei TeilnehmerInnen, daß sie dabei nicht viel Ausdauer haben würden.

Insgesamt wurde die Gruppe als aufgeschlossen, interessiert und offen beschrieben. Es wurde allgemein beobachtet, daß sich die einzelnen TeilnehmerInnen in ihren Redebeiträgen aufeinander bezogen. Ein Teilnehmer machte Wortführer aus, die andere zu sehr in den Hintergrund drängten. Sich selbst nahmen die TeilnehmerInnen etwa zu gleichen Teilen als zurückhaltend und als stark beteiligt wahr. Niemand fühlte sich nicht ernstgenommen.

Die Gruppenleitung bekam eine Reihe von positiven Rückmeldungen: Wir hätten uns nicht zuviel und nicht zu wenig am Gruppengespräch beteiligt. Eine Teilnehmerin fand unsere Reaktionen zu zurückhaltend, ihre Fragen seien von uns unbeantwortet geblieben. Zwei TeilnehmerInnen gaben weder positive noch negative Rückmeldungen auf die Gruppenleitung.

Letztendlich wußten zwei TeilnehmerInnen nicht, ob sie an einem erneuten Gruppenangebot teilnehmen würden. Die anderen sagten aus, sie würden, wenn es ein nächstes Mal gäbe, gern wiederkommen.

Die Perspektiven

Am Schluß der Lese-Reihe stand die kritische Selbsteinschätzung sowie ein Ausblick nach vorn. Was hatte uns das Projekt gelehrt? Was würden wir bei einem zweiten Durchlauf anders machen? Würde es ein zweites Mal geben? Worauf könnten wir dann schon gesichert zurückgreifen?

Unsere wichtigste Erkenntnis ist leicht formuliert: Das Lesen in der Gruppe hatte Spaß gemacht und einen lebendigen Austausch über Texte hervorgerufen. Die TeilnehmerInnen hatten sich bereitwillig auf Themen der Identitätssuche und Neuorientierung eingelassen, ein (wenn auch nicht professionell verfeinertes) Gefühl für sprachliche Phänomene gezeigt und ihre Fähigkeit bewiesen, sich in der Gruppe aufeinander zu beziehen. Sicher gab es einige mühsame Gesprächsanläufe und zähe Sequenzen, die sowohl auf die mangelnde Routine der TeilnehmerInnen, sich mit Literatur auseinanderzusetzen, als auch auf ihre (noch) krankheits- und medikamentenbedingte Lethargie zurückzuführen waren. Meine anfängliche Sorge, auf eine Gruppe zu stoßen, die aufgrund besonderer Denk- und Wahrnehmungsstrukturen womöglich gar nicht in der Lage wäre, sich über Literatur auszutauschen, war allemal verflogen. Die Literatur erwies sich als geeignetes Medium für eine gleichberechtigte Begegnung zwischen uns. Mag sein, daß diese Erfahrung das Selbstbewußtsein der PatientInnen ein wenig stärkte, mich selbst hat sie der Lebenswelt der vermeintlich »Anderen« ein wenig näher gebracht, meine Fähigkeit zur Empathie gefördert und das Gefühl in mir bestätigt, daß letztlich in uns allen »zwei Seelen wohnen«, über die wir uns gesprächsweise verständigen können.

Gern würde ich ein ähnliches »Experiment« wiederholen. Auch zur Nachahmung kann ich nur raten, denn jeder weitere Anlauf wird neue Erfahrungen hervorbringen und unseren Lernprozeß befördern. Manches würde ich beim nächsten Mal anders machen:

- Anstelle von weiter ausholenden, erzählerischen Texten würde ich verstärkt symbolische, auch rätselhafte Texte oder auch nur kurze Auszüge auswählen. Sie scheinen zum einen für eine Gruppe von PatientInnen in der Psychiatrie angemessener zu sein, da sie die Fixierung auf eine Szene oder ein Bild erlauben und keine durchgängige Konzentration auf den Erzählverlauf erfordern. Zum anderen befördern sie gedankliche Prozesse über den Augenblick des Lesens hinaus.
- Die Textauswahl würde ich nicht noch einmal unter einem bestimmten Themenschwerpunkt vornehmen. Meine frühzeitige Festlegung auf die Schwerpunkte »Identität, Lebensziel und Lebensplanung, Selbst- und Fremdwahrnehmung« erscheint mir nachträglich zu rational ausgerichtet gewesen zu sein. Besser wäre eine größere Offenheit und Experimentierfreudigkeit mit allen möglichen Textformen und -inhalten.
- Statt die Texte »aufzudoktroyieren«, sollte man die Gruppe – auch bei anfänglicher Zurückhaltung der TeilnehmerInnen – stärker an der Textauswahl beteiligen. Außerdem bietet sich bisweilen ein meditativer Zugang zu und ein kreativer Umgang mit den Texten (etwa in Form von Malen, musikalischer Untermalung, selber schreiben) an. Solche didaktischen Strategien würden vermutlich lebhaftere Reaktionen auslösen als der auf den Kopf fixierte »Gesprächszwang«.

- Die aufgespaltene Qualifikation »Literaturwissenschaft – Psychiatrie« müßte beim nächsten Mal besser integriert werden, entweder durch Doppelqualifikation einer Gruppenleiterin oder durch einen wechselseitigen Einbezug in den fachspezifischen Hintergrund. Konkret: Die Textauswahl sollte gemeinsam diskutiert und an den konkreten Gegebenheiten in der Gruppe ausgerichtet werden. Die Literaturwissenschaftlerin sollte in psychiatrische Phänomene, die Psychiaterin in den Texthorizont eingeweiht sein.
- Vielversprechend und in ihrer Aussagekraft allgemeiner wäre eine Anschlußstudie, die – methodologisch streng durchstrukturiert – Vergleichsmöglichkeiten mit anderen Versuchs- oder Kontrollgruppen bieten und systematisch – auch zwischen den Sitzungen – betreut werden müßte. Gesprächsverläufe sollten möglichst per Video aufgezeichnet und anschließend mit Hilfe tiefenhermeneutischer Verfahren ausgewertet werden. Ein solches größer angelegtes Projekt deutet sich in Münster durch die Kooperation verschiedener Kliniken bereits an. Es gibt eine Reihe von interessierten DissertationskandidatInnen der Medizin, die die Lesereihen durchführen und in Absprache mit den leitenden Ärzten auswerten würden. Eine Begleitung aus literaturwissenschaftlicher Sicht (Textauswahl und Textzugang) wäre durch unsere Dokumentationsstelle gewährleistet. Ob das geplante Projekt tatsächlich in Gang kommt und welche Implikationen es ggf. hervorbringt, ist zum gegenwärtigen Zeitpunkt noch offen. Darüber wird zu einem späteren Zeitpunkt zu berichten sein. Wissenschaft in Progression ...

Anmerkungen

[1] Siehe Beitrag von H.H. Koch/N. Keßler: »Schreiben und Lesen in psychischen Krisen – Ergebnisse einer Ausschreibung« in diesem Band.

[2] Beiden sei an dieser Stelle für ihre hilfreiche Unterstützung gedankt.

Literatur

Arieti, Silvano (1995) Schizophrenie. Ursachen, Verlauf, Therapie. Hilfen für Betroffene. München, Zürich: Piper.

Bäuml, Josef (1994) Psychosen aus dem schizophrenen Formenkreis. Ein Ratgeber für Patienten und Angehörige. Berlin, Heidelberg: Springer-Verlag.

Benedetti, Gaetano (1994) Todeslandschaften der Seele. Psychopathologie, Psychodynamik und Psychotherapie der Schizophrenie. Göttingen, Zürich: Vandenhoeck & Ruprecht.

Finzen, Asmus (1993) Schizophrenie. Die Krankheit verstehen. Bonn: Psychiatrie-Verlag.

Laing, Ronald D. (1972) Das geteilte Selbst. Eine existentielle Studie über geistige Gesundheit und Wahnsinn, Köln: Kiepenheuer & Witsch.

Scharfetter, Christian (1995) Schizophrene Menschen. Diagnostik, Psychopathologie, Forschungsansätze, Weinheim: Psychologie Verlags Union.

EVELYN PISCHNER

Literaturkreis

Wie man es nicht machen sollte

Im Aufenthaltsraum. Die Patienten sitzen auf den Stühlen, einige rauchen. Schwester Maria kommt herein, mit einem Buch in der Hand. Sie öffnet das Fenster. Die Patienten drücken ihre Zigaretten aus.
Schwester Maria Dann stellen wir jetzt die Stühle im Kreis auf.
Die Patienten stehen auf, nehmen ihre Stühle und rücken sie etwas in die Mitte, so daß sich ein Stuhlkreis bildet und setzen sich wieder.

Schwester Maria Für die Neuen, die noch nicht dabei waren: Im Literaturkreis lesen wir Geschichten und versuchen, den Inhalt wiederzugeben. Welche Geschichte wollen wir denn heute lesen? Wie wäre es mit »Jeder ist eine Blüte«? Oder hatten wir das schon?

Marita Ich glaub, das hatten wir schon.

Schwester Maria (blättert im Buch) Ja, ich glaube auch. Wie wäre es mit »Das Licht am Ende des Ganges«?[1] Wer traut sich vorzulesen?

Evelyn Ich würde gern vorlesen.

Schwester Maria gibt ihr das Buch.

Evelyn Ja, die Geschichte heißt »Das Licht am Ende des Ganges«. Eines Tages hatte er beschlossen, die Gitterstäbe nie mehr loszulassen. Er konnte sich nicht mehr an den Zeitpunkt erinnern. Ihm war jedoch bewußt, daß die Entscheidung von Angst getrieben war: Angst vor dem Fallenlassen, Angst vor der Dunkelheit unter ihm, vor dem Ungewissen. So klammerte er sich krampfhaft an die Stäbe des vergitterten Fensters. Er wußte nicht einmal mehr, weshalb er hier war. Aus dem Dunkel seiner Erinnerungen leuchtete hin und wieder ein kleiner Fetzen Licht. Eine Zelle war da gewesen, eine Tür, dahinter ein dunkler Gang mit einem kleinen Licht am Ende. In sehr seltenen Augenblicken glaubte er, diesen Gang schon ein paar mal betreten, das Licht gesucht zu haben. Und dann war da ein unsagbarer Schmerz, der sein Gedächtnis zu verriegeln schien. Zwei Wächter waren am Ende des Ganges gewesen: ein Mann und eine Frau. Oft hatten sie ihn gehindert, den Gang zu verlassen und an die Sonne zu treten. Aber sie hatten ihn auch behütet und versorgt. Nie war deshalb sein Wunsch, sich den Weg in die Freiheit zu erkämpfen, so stark gewachsen, daß er es auch nur einmal ernsthaft versucht hätte. Aber diese Erinnerung war sehr tief in ihm versteckt, zeigte sich nur manchmal in hellen Nächten, wenn er träumte. Und diese Träume vergaß er immer schnell.

Schwester Maria Bis hierher erstmal. Konnten Sie dem folgen? Uwe, wie ist das bei Ihnen?

Uwe Keine Probleme.

Schwester Maria Frau Neumann, wie ist das mit der Konzentration?

Ursula Ja, das ging.

Schwester Maria Thomas, und bei Ihnen? Konnten Sie folgen?

Thomas Ja.

Schwester Maria Wovon handelt denn die Geschichte?

Uwe Ein Mann sitzt im Gefängnis. Er sitzt in der Zelle.

Schwester Maria Ja, was steht noch in der Geschichte?

Marita Vor der Zelle sind Gitterstäbe. Er klammert sich dran fest. Er möchte raus.

Evelyn Der Mann hat Angst. Er hat Angst vor der Freiheit. Er hätte die Zelle schon verlassen können und ins Licht gehen, aber er klammert sich an den Gitterstäben fest. Die Wächter haben ihn so gut behütet, daß er es nicht ernsthaft versucht hat.

Schwester Maria Gut, dann lesen wir weiter.

Evelyn Irgendwann hatte er etwas entdeckt: Wenn er mit aller Kraft hochsprang zu dem Fenster an der Wand und die Gitterstäbe zu fassen bekam, dann konnte er sich an guten Tagen daran hochziehen. Manchmal gelang es ihm, seinen Kopf zwischen die Stäbe zu drängen und einen Blick auf die Sonne zu erhaschen. Wie glücklich er gewesen war, als er das zum ersten Male schaffte! Seitdem hatte er sich oft an die Stäbe gehängt, Kraft gesammelt und versucht, die Sonne zu sehen. Wenn er stark genug gewesen war, hatte er es geschafft und seitdem hatte er im Grunde nur für diese kurzen Augenblicke gelebt, in welchen er eine Ahnung fühlte von Sonne und Freiheit. Da es ihm an Essen und Trinken selten mangelte, ihm sonst nichts zu fehlen schien, hatte er sich inzwischen mit diesem Leben abgefunden.

Schwester Maria Gut, was ist mit dem Mann los?

Herbert Er springt hoch und steckt den Kopf durch die Gitterstäbe.

Schwester Maria Warum tut er das?

Marita Er möchte die Sonne sehen.

Evelyn Er fühlt Sonne und Freiheit durch die Gitterstäbe.

Schwester Maria Dann hören wir mal, wie es weitergeht.

Evelyn Dann, eines Tages, hatte er gespürt, daß ihn die Kraft verließ. Seine guten Tage waren seltener geworden; er hatte sich gefürchtet, nie wieder einen Blick auf die Sonne werfen zu können. So hatte er sich also entschieden, beim nächsten Mal die Gitterstäbe nicht mehr loszulasen. Mit der Zeit hatte vergessen, was vorher gewesen war, erinnerte sich kaum an die Zelle, den Gang und die Wächter.
Unbestimmte Ängste und Befürchtungen hatten sich in ihm eingenistet. Und ab irgendeinem Zeitpunkt konnte er sich, selbst wenn er gewollt häte, nicht mehr fallen lassen. Zu groß war die Angst vor dem Aufschlag und vor der Dunkelheit – zu groß die Angst, mühsam vergessene Enttäuschungen wieder erleben zu müssen. Nun hing er an den Stäben, festgeklammert, verkrampft und voller Furcht. An starken Tagen gelang es ihm immer noch, sich hochzuziehen und sein Gesicht zwischen die Stäbe zu pressen. Aber es wurde mit zunehmenden Alter seltener, erfüllte ihn aber dennoch mit Freude und Wehmut.

Schwester Maria Wie geht es weiter?

Marita Die Kräfte verlassen ihn. Er will die Gitterstäbe nicht mehr loslassen.

Uwe Er hat vergessen, weswegen er im Gefängnis sitzt.

Ursula Der Mann ist älter geworden.

Schwester Maria Dann lesen wir jetzt den Schluß.

Evelyn Irgendwann vergaß er die Wächter, die Zelle, den Gang und das

Licht an seinem Ende endgültig. Für ihn gab es nur noch einen winzigen Lebensbereich: das Fenster, die Gitterstäbe und die immer selteneren Blicke auf die Sonne. So starb der Mann, wie er seine letzten Jahre verbracht hatte: festgeklammert an dem, was er für wichtig und lebenswert gehalten hatte. Als man ihn irgendwann einmal fand, verstand niemand, was da geschehen war. Die Wächter waren längst verschwunden, die Tür der Zelle offen, der Weg in die Freiheit nicht leicht, aber durchaus zu bewältigen. Der Mann hätte nur loszulassen brauchen, sich nur fallenlassen. Vielleicht hätte er sich verletzt, vielleicht auch die Tür erst nach langem Umhertasten in der Dunkelheit gefunden. Auch der dunkle Weg durch den langen Gang hätte ihm sicherlich Abschürfungen beigebracht, ihn manchmal geängstigt. Aber er hätte jederzeit die Zelle und den Gang verlassen können; niemand hätte ihn gehindert.
Ja, das war die Geschichte.

Schwester Maria Was ist passiert?

Ursula Der Mann ist gestorben.

Evelyn Der Mann hatte schon längst vor lauter Gitterstäben und ein bißchen Sonne die echte Freiheit nicht mehr gesehen. Die Wächter waren schon längst verschwunden und die Zellentüren standen offen.

Schwester Maria Wie hat Ihnen die Geschichte gefallen?

Uwe Gut. War interessant.

Evelyn Ich verstehe die Geschichte so: Die Gefängniswärter könnten die Eltern sein, die einen einerseits behüten und versorgen, andererseits einschränken, das heißt in ein Gefängnis stecken. Vor lauter Angst, in die Freiheit zu gehen, wenn man erwachsen wird, bleibt man im Elternhaus gefangen und gibt sich mit wenig Freiheit zufrieden. Lebt mit Gitterstäben. An denen hängt man dann bis ans Lebensende, auch wenn die Eltern schon tot sind.

Schwester Maria Ja, vielleicht. Wollen wir noch eine Geschichte lesen? Schaffen wir das noch? *(Sie guckt auf ihre Armbanduhr.)*
Ach, es ist ja schon kurz vor vier. Dann haben wir für heute Feierabend. Und denken Sie daran, Ihre Medikamente mitzunehmen.

Anmerkung

1 Aus H. Körner: Die Farben der Wirklichkeit, Lucy Körner Verlag 1984.

Anhang

Ausbildungsgänge für Poesie- und Bibliotherapie

Im folgenden dokumentieren wir zwei umfangreichere Ausbildungsgänge, die beispielhaft zeigen, wie Poesie- und Bibliotherapie gelehrt werden könnten, um einen entsprechenden Berufsstand zu etablieren und zu professionalisieren. Das Ausbildungsprofil der National Association for Poetry Therapy findet in den USA praktische Anwendung. Das deutsche Curriculum des Fritz Perls Instituts fand aufgrund mangelnden Interesses bislang noch keine Anwendung. Eine Weiterbildung »Klinische Kunst- und Kreativitätstherapie« greift ersatzweise poesie- und bibliotherapeutische Lehrinhalte auf.

A. The National Association for Poetry Therapy

Summary of Requirements for Certification/Registration as a Poetry Therapist

Thousands of professionals use poetry and other forms of literature to foster personal growth and help achieve therapeutic goals with clients. However,

THE ONLY PERSONS AUTHORIZED TO CALL THEMSELVES POETRY THERAPISTS ARE THOSE WHO HAVE FULFILLED THE TRAINING REQUIREMENTS AND HAVE BEEN AWARDED OR WHO ARE ELIGIBLE TO BE AWARDED THE DESIGNATION OF EITHER CERTIFIED POETRY THERAPIST (CPT) OR REGISTERED POETRY THERAPIST (RPT) BY THE NATIONAL ASSOCIATION FOR POETRY THERAPY (NAPT) THROUGH ITS CERTIFICATION COMMITTEE.

The CPT is trained to facilitate groups and work with individuals in developmental settings such as schools, libraries, recreational facilities and similar growth and development oriented organizations. The CPT may also work in a mental health setting as an adjunct therapist in cooperation with a primary therapist. In clinical settings, the CPT works unter the clinical supervision of an RPT or other qualified mental health professional.

The CPT brings a unique background blending love of literature and creative writing with an understanding of basic psychology and group dynamics. Although the CPT's training is geared to working in developmental settings with healthy populations, the CPT must be able to recognize the difference between »normally« and pathology, and must be able to determine when a distressed individual needs to be referred to another mental health professional.

The RPT has trained more extensively and in greater depth than the CPT and works with more difficult and troubled populations. The RPT is qualified to work with clients of all types in settings such as clinics, hospitals, prisons and similar institutions, as well as with mentally healthy populations. RPT's also work with individuals having adjustment problems brought about by developmental or life crises or disabilities.

Training Requirements for Certified Poetry Therapist

Bachelor's Degree and appropriate knowledge of psychology and literature

1. Facilitating Group, Individual or Family Sessions of Poetry Therapy	120 hours
2. Supervision	60 hours
3. Didactic Study of Poetry Therapy	200 hours
4. Peer Experience in Poetry Therapy	60 hours
Total	440 hours

In addition to fulfilling these hours of training with appropriate supervision by a Mentor/Supervisor, the applicant must also meet personal qualifications.

Training Requirements for Registered Poetry Therapist

Master's Degree in a Clinical field and appropriate knowledge of psychology and literature

1. Facilitating Group, Individual or Family Sessions of Poetry Therapy	300 hours
2. Supervision	100 hours
3. Didactic Study of Poetry Therapy	250 hours
4. Peer Experience in Poetry Therapy	60 hours
5. Institutional Experience	165 hours**
6. Other Meritorious Learning	100 hours**
Total	975 hours

** Requirement waived for applicants with a Ph.D. in a clinical field or a medical degree.

In addition to fulfilling these hours of training with appropriate supervision by a Mentor/Supervisor, the applicant must also meet personal qualifications.

Required Background Knowledge for Both CPT's and RPT's

Psychology: Both CPT's and RPT's must demonstrate knowledge in areas of psychology including: personality; human development; abnormal psychology; methods of psychotherapy; group process. »Knowledge« is demonstrated by successful completion of a course, or an equivalent, in at least 3 core areas:

- Abnormal Psychology
- Group Process
- Counsling Strategies (Methods of Psychotherapy)
- Required Core Courses

Literature: CPT's and RPT's must also demonstrate knowledge in areas of literature including: creative writing; poetic devices; literature of various genres appropriate for use in Poetry Therapy. A minimum of 3 courses are required in the core areas of literature; e.g.,

- Creative Writing
- Contemporary/Modern Poetry
- Literature of Various Genres Appropriate for Use in Poetry Therapy
- Required Core Courses

Possible Additional Courses:

- Poetic Devices
- Nineteenth Century U.S. Poetry
- Multi-cultural Poetry (African, native American, Urdu, Sufi, etc.)

Steps to Complete Training as a Poetry Therapist

There are 8 steps in the process of completing training as a poetry therapist. All 8 steps are listed here for your convenience.

1. Contact an approved Mentor/Supervisor.
   The Mentor/Supervisor serves as an academic advisor for your training. A Mentor/Supervisor is a CPT or RPT who has applied for and received authorization from NAPT to assume overall responsibility for a poetry therapy trainee. The Mentor/Supervisor is a source and teacher in the training process, and works with the Certification Committee. The Certification Committee ist the evaluator of the total process and ultimately decides which hours will be approved for Certification/Registration.
2. Secure a Mentor/Supervisor.
   The trainee may work with any approves Mentor/Supervisor who is willing to work with that trainee. Fees for supervision vary and are discussed when arrangements to work together are agreed upon.
3. With the Mentor/Supervisor, the trainees background is assessed and a

training plan is developed to assure that all appropriate background and requirements for certification will be completed.

4. Submit letter of introduction or intent to start training to the chair, NAPT Certification committee. The letter of introduction or intent should include: a summary of the assessment of the trainee's background; a training plan; the trainee's understanding of what Poetry Therapy is; the trainee's goals and reasons for applying for RPT/CPT; and what the trainee feels will be gained as a result. The letter establishes the date on which the trainee begins working for certification – the date after which hours for the certification begin to be accumulated. A non-refundable filing fee of $35, in the form of a check made out to NAPT, is to be included with the training plan and letter. Credit may be given for prior work by applying to the Certification Committee for an exception.
5. Complete requirements with the guidance of the Mentor/Supervisor. Review application with the Mentor/Supervisor, and have the Mentor/Supervisor sign and date it.
6. Submit application with documentation that requirements have been completed to the chair, NAPT Certification Committee. One original and 6 copies of all materials must be submitted.
7. Send certification processing fee:
   $11 for CPT if an NAPT member
   $125 for CPT if a non-member
   $120 for RPT if an NAPT member
   $135 for RPT if an non-member
   $35 for an NAPT member CPT who is now applying for RPT
   $60 for a non-member CPT who is now applying for RPT.
   A check made out to NAPT must accompany all applications.
8. When the trainee believes that all requirements habe been completed, an application for Certification/Registration with all appropriate support material is submitted to the NAPT Certification Committee. The Certification Committee evaluates the application and makes a decision on whether or not the applicant has satisfactorily met all qualifications for the awarding of the CPT/RPT. Personal interviews may also be required.

Frequently Asked Questions

1.Q. How long will it take for me to become Certified/Registered as a Poetry Therapist?

A. The time varies from person to person and experience to experience. Much depends on the motivation of the trainee, the resources available in their area and the credentials they have already earned. Many may satisfactorily complete their training in 2 years, while others may take much longer. On the average, most trainees go through 2-3 years of training because their course of part-time study is often pursued while they are working in other areas of their life, i.e., working, heading a household, earning a degree, etc.

2. Q. What are the advantages to earning a CPT/RPT?

A. The title of CPT or RPT announces to the professional community that you have been trained in an area of specialty by the highest standards and have earned your place with your peers as a qualified professional in the Creative Arts Therapies. In addition, areas of specialization often help monetarily because we have more to offer the public. We may branch out in the areas of counselling, education or consulting as a result of our area of specialization and expertise.

3. Q. I don't have an NAPT approved Mentor/Supervisor geographically close to me. How then would supervision be conducted?

A. A Mentor/Supervisor does not need to be in your geographical area to guide you effectively in your training. An NAPT approved Mentor/Supervisor of your choosing will work with you via audio/visual taped sessions, e-mail, written reports, phone consultations, 1:1 sessions or group sessions, depending on arrangements you work out together. Supervision hours may also be acquired through attendance at the NAPT National conference if your Mentor/Supervisor meets with you there, through Poetry Therapy Training Institutes and through on-site supervision that is documented and approved by the Mentor/Supervisor and the Certification Committee. A Mentor/Supervisor is your constant guide toward your Certification/Registration. He or she will help you to chart your own course and will be with you every step of the way for encouragement, guidance and expertise.

4. Q. How many hours of credit will be allowed for previous experience in a related field?

A. We may allow up to 25 hours of previous work toward the CPT/RPT if these hours fulfill the requirements set forth by the NAPT Certification Committee and if they are well documented. Since various professionals seeking Certification/Registration with NAPT have already earned degrees in English/Psychology, we are careful to evaluate each applicant on a case by case basis, and to allow as much credit as possible without sacrificing the integrity of our requirements.

5. Q. What does my letter of intent have to include?

A. A letter of intent serves as an introduction to the committee and must accompany your training plan and filing fee. The letter serves as the starting date for accumulating hours toward your Certification/Registration. The letter should also include the trainee's understanding of what Poetry Therapy is, as well as the trainee's goals and reasons for becoming a Poetry Therapist.

6. Q. Does one have to be a therapist first before applying for the CPT?

A. No, but a strong interest and commitment to literature as a therapeutic tool is a MUST. We have outlined mandatory requirements that include reading lists, educational and practical experiences, personal qualifications and intent for just this reason. The CPT is the developmental track for Poetry Therapy and doesn't require as much clinical experience as the RPT. Therefore, many teachers, librarians and people in the general field of literature choose this track. A very clear distinction is made to all trainees about the differences between using applied poetry in therapy an poetry in education.

7. Q. Is Poetry Therapy only about poetry?

A. Poetry Therapists use the poetic in all literature. The poetic is the evocative, imaginal language that invites personal and individual response. Journal keeping, story telling, creative and reflective writing and poetry are some of the many tools we use to enhance the creative and healing process. Poetry Therapy, Biblio/Poetry Therapy and Bibliotherapy are synonymous; all focus on the written, spoken and auditory aspects of interactive literature.

8. Q. Does a Poetry Therapist have to be a poet?

A. A Poetry Therapist recognizes the poetic ability in all people. Many of us become interested in this field because of our personal experience with writing and reading as healing forces, while others may not consider themselves to be poets, but rather people with a poet's vision – an ability to appreciate metaphor and other symbology. It is not necessary to be a poet in order to be a Poetry Therapist, but it is important to be a reader, an explorer and one who has a thirst for knowledge and a hunger for the interactive wonder of words.

9. Q. Does one need to apply for the CPT first if RPT is the desired goal, but one does not yet have a Master's degree?

A. Yes. One must have a Master's or Doctorade first before applying for the RPT. Certain hours may be used toward the RPT while working concurrently on the Master's or Doctoral programm if special permission and documentation is submitted and approved by the Certification Committee.

10. Q. Where do CPT's and RPT's work?

A. Many CPT's/RPT's work in the school system, religious organizations, various programs for children, adolescents and geriatrics through state and local agencies, corporations, hospitals and other institutions, treatment/rehabilitation programs and correctional facilities, and many are in private practice as therapists or consultants. Basically, Poetry Therapists can be found wherever there's a need for healing and growth. The opportunities are as endless as our imaginations. New positions open up on a daily basis as more and more people understand the value, applicability and efficacy of literature as a healing agent.

11. Q. Where can I begin as a Poetry Therapist?

A. We do offer training institutes in Poetry Therapy specifically, and there are colleges and institutions around the country that offer the coursework necessary for completing the CPT/RPT satisfactorily. You may want to contact the NAPT main office for a current listing in your area.

12. Q. What do I do first?

A. You've already done it by contacting NAPT and obtaining the guidebook! Follow the procedures outlined and you'll be well on your way. Congratulations on making this important first step toward your Poetry Therapy journey!

B. Das Fritz Perls Institut für Integrative Therapie, Gestalttherapie und Kreativitätsförderung

Aus- und Weiterbildungsrichtlinien für die Poesie- und Bibliotherapie

Die Ausbildung in Poesie- und Bibliotherapie richtet sich an Bibliothekare und Angehörige sozialer und pflegerischer Berufe, die die Medien Buch, Text und Poesie in der therapeutischen psychosozialen Arbeit einsetzen wollen.

Berufsbild des klinischen Poesie- und Bibliotherapeuten

Der klinische Poesie- und Bibliotherapeut arbeitet – zumeist im interdisziplinären Team – im Bereich des Krankenhauses, der Psychiatrie, Rehabilitation, Erwachsenenbildung und Randgruppenarbeit. Es handelt sich um eine Zusatzqualifikation, die durch eine berufsbegleitende Weiterbildung erworben wird.

Bibliotherapeuten arbeiten nicht nur in Krankenhaus- und Gefängnisbüchereien. Auch in öffentlichen Büchereien erfordert die Betreuung besonderer Zielgruppen (wie z.B. alter Menschen, Behinderter, Jugendlicher in Randgruppen) Bibliothekare oder Sozialpädagogen, die durch eine poesie- und bibliotherapeutische Zusatzausbildung Einzelberatungen und Gruppenarbeit oder problemorientierte literarische Werkstätten durchführen können.

Methode

Poesie- und Bibliotherapie gehören zu den Methoden »kreativer Therapie« (wie z.B. Musik-, Mal- oder Gestalttherapie), die über die Förderung der schöpferischen Potentiale, der Wahrnehmungs- und Erlebnisfähigkeit und der Einsicht in relevante lebensgeschichtliche Konflikte zur Heilung und Persönlichkeitsentwicklung von Patienten bzw. Klienten beitragen wollen. Auf tiefenpsychologischer und gestalttherapeutischer Grundlage wird unter Verwendung der Medien Buch, Text, Poesie in Einzel- und Gruppensitzungen oder problemorientierten literarischen Werkstätten je nach Indikation erlebnis- oder konfliktzentriert mit vorgegebenen oder selbstgestalteten Texten gearbeitet.

Aufgabenbereiche

Poesie- und Bibliotherapie gehören seit den Anfängen moderner Psychiatrie zum festen Bestandteil des therapeutischen Angebots. Inzwischen hat sich der Anwendungsbereich dieser Verfahren jedoch stark ausgeweitet. Sie werden in Allgemeinkrankenhäusern, besonders in der Betreuung langzeitig hospitalisierter Patienten, in Alten- und Pflegeheimen, in der Behindertenarbeit, in der Erwachsenenbildung, der Heil- und Sonderpädagogik, im Strafvollzug, in der Sterbebegleitung von besonders ausgebildeten Bibliothekaren, Therapeuten und Pflegekräften eingesetzt.

Zielsetzung der Ausbildung

Die Ausbildung soll Bibliothekare oder Angehörige therapeutischer und sozialer Berufe dazu befähigen, mit Patienten in Allgemeinkrankenhäusern und psychiatrischen Kliniken, Behinderten und Klienten aus benachteiligten Randgruppen o.a. unter Verwendung der Medien Buch, Text und Poesie in Einzelsitzungen und Gruppenarbeit poesie- und bibliotherapeutisch zu arbeiten, um damit in einem differenzierten Gesamtkonzept rehabilitativer Maßnahmen an der Gesundung, Persönlichkeitsentwicklung und sozialen Reintegration von Klienten bzw. Patienten mitzuwirken. Die Ausbildung will die hierzu erforderlichen theoretischen und methodischen Kenntnisse (Kompetenzen) und Fähigkeiten (Performanzen) vermitteln. Insbesondere sollen die persönliche, soziale und professionelle Kompetenz und Performanz der Auszubildenden gefördert werden. Die Entwicklung einer integrierten Therapeuten-Persönlichkeit mit einer differenzierten Selbst- und Fremdwahrnehmung, der Fähigkeit, Übertragungs-/Gegenübertragungs- und Widerstandsphänomene wahrzunehmen und zu handhaben, steht im Zentrum der Ausbildung.

Methode der Ausbildung

Wie bei jedem dynamisch orientierten Verfahren der Therapie wird die Methode durch die Methode gelehrt. Die Selbsterfahrung mit Texten in rezeptiver Aufnahme und produktiver Gestaltung ist deshalb ein zentrales Element der Ausbildung. In der Reflexion von einzel- und gruppentherapeutischen Prozessen werden die Prinzipien, Methoden und Techniken poesie- und bibliotherapeutischer Arbeit erlernt.

Aufbau und Gliederung der Ausbildung

Die Ausbildung gliedert sich in eine Grund- und eine Aufbaustufe. Sie findet in Wochenend- und Blockseminaren statt und umfaßt Selbsterfahrungs-, Theorie- und Methodikseminare. Die Grundstufe läuft über drei Jahre.

Zulassung

1. Fomale Voraussetzungen: Zur Ausbildung kann zugelassen werden, wer über ein abgeschlossenes humanwissenschaftliches Studium, eine abgeschlossene Ausbildung als Bibliothekar oder einen abgeschlossenen Sozialberuf mit 3jährigem Ausbildungsgang und staatlichem Abschluß verfügt. Über Ausnahmeregelungen entscheidet der Ausbildungsausschuß.
2. Persönliche Voraussetzungen: Der Ausbildungskandidat muß über eine gute physiche und psychische Belastbarkeit, differenzierte Selbst- und Fremdwahrnehmung und eine gute Rollenflexibilität verfügen. Die persönliche Eignung wird in einem Auswahlseminar festgestellt.

I. Grundstufe

Fortlaufende Ausbildungs- und Selbsterfahrungsgruppe (30 AE = 240 Stunden) (1 AE = 8 Unterrichtsstunden)

Diese Gruppe läuft über zwei Jahre mit insgesamt zehn dreitägigen (Wochenend-)Seminaren. In ihr werden gruppendynamische und gruppentherapeutische Prozesse erfahren und in der Reflexion transparent gemacht, so daß die Handhabung poesie- und bibliotherapeutischer Gruppenarbeit erlebt werden kann. Die Teilnehmer haben in der Gruppe die Möglichkeit, Probleme aus ihrem eigenen Lebensalltag bzw. ihrer Biographie zu bearbeiten. Außerdem wird der Umgang mit Medien, spezifischen literarischen »Gebrauchsformen« wie z.B. Brief, Tagebuch, Arbeit mit Aphorismen, Heikus, Kurzgeschichten usw. im therapeutischen Kontext gelehrt. Weitere Schwerpunkte bilden Textauswahl, Textzusammenstellung und Textauswertung für spezifische Problemsituationen und Zielgruppen.

Methodik- und Theorie/Praxisseminare

- 1. Jahr

  Beratungsgespräch (5 AE = 40 Std.)

  In diesem Seminar sollen Basiskenntnisse für den Aufbau und die Strukturierung von Beratungsgesprächen vermittelt werden. Die wichtigsten Techniken der »Gestaltberatung« werden vorgestellt und eingeübt.

  Psychopathologie und Neurosenlehre (3 AE = 24 Std.)

  In diesem Seminar sollen Grundkenntnisse der Psychopathologie und Neurosenlehre mit den Teilnehmern erarbeitet werden. Das Seminar wird durch das Studium einschlägiger Literatur vorbereitet.

  Tiefenpsychologische Interpretation literarischer Texte (3 AE = 24 Std.)

  Ausgewählte literarische Texte werden auf ihren psychodynamischen Gehalt untersucht. Es wird verdeutlicht, wie Literatur als Ausdruck persönlicher Verarbeitungsprozesse des Autors gesehen und für die Arbeit mit Patienten fruchtbar gemacht werden kann.

- 2. Jahr

  Kreative Medien (5 AE = 40 Std.)

  Die Arbeit mit Texten und Poesie kann durch den Einsatz weiterer kreativer Medien (wie z.B. Malen, Imaginationsübungen, Musik) bereichert werden. In diesem Seminar werden über die Selbsterfahrung imaginative Verfahren und der Umgang mit Materialmedien gelehrt.

  Textauswahl und -indikation (5 AE = 40 Stunden)

  Die Prinzipien der Textauswahl und die Indikation von Texten für spezifische Krankheitsbilder, Problemsituationen und Klientele werden mit den Teilnehmern erarbeitet. Besondere Beachtung findet die »Resonanz« des Patienten auf Texte.

- 3. Jahr

  Dramatisierung von Texten/Rollenspiel (5 AE = 40 Std.)

  Besonders in der bibliotherapeutischen Gruppenarbeit hat sich die Dramatisierung von Texten mit Hilfe psychodramatischen Rollenspiels bewährt. Spielaufbau, Spielphasen und wichtige Techniken wie Doppel und Rollentausch werden vorgestellt und eingeübt.

  Krisenberatung (5 AE = 40 Std.)

  Immer wieder kommen Patienten in Krisensituationen, die vom Therapeuten bzw. vom therapeutischen Team gehandhabt werden müssen. Das

Erkennen von Krisen, Techniken der Krisenintervention und Krisenberatung, die Grenzen der eigenen Kompetenz, die Vermittlung an Hilfsagenturen, die »Krisen des Therapeuten« sind Themen dieses Seminars.

Supervisionsgruppe (15 AE = 120 Std.)

Vom 3. Ausbildungsjahr an wird die fortlaufende Ausbildungs- und Selbsterfahrungsgruppe als Supervisionsgruppe mit 14tägigen Sitzungen à vier Std. oder über fünf Wochenendseminare weitergeführt. Die Teilnehmer bringen Fälle und Probleme aus ihrer Praxis in die Gruppe und arbeiten unter Supervision miteinander. Die Supervisionsgruppe hat folgende Schwerpunkte: Probleme mit dem Patienten, Probleme in der therapeutischen Beziehung, Probleme mit Gruppen, Gegenübertragungsreaktionen des Therapeuten, Schwierigkeiten in der Behandlungsmethodik und -technik u.a.

II. Aufbaustufe

In der Aufbaustufe werden in besonderer Weise die klinischen und psychotherapeutischen Kompetenzen weiterentwickelt. Die Zulassung zur Aufbaustufe setzt den Abschluß in der Grundstufe und in der Regel ein abgeschlossenes Medizin- oder Psychologiestudium voraus. Über Ausnahmeregelungen entscheidet der Ausbildungsausschuß bei Kandidaten, die eine einschlägige mehrjährige klinische Erfahrung vorweisen können. Die Aufbaustufe umfaßt folgende Elemente:

- Lehranalyse (200 Std.)
  Die Lehranalyse soll über mindestens zwei Jahre laufen und bei einem von der DGGK anerkannten Lehrtherapeuten nach den Standards dieses Verbandes durchgeführt werden. Dem Analysetagebuch kommt besondere Bedeutung zu.
- Poesietherapeutische Einzelstunden (50 Std.)
  In diesen Stunden wird spezifisch mit gestalteter Sprache im therapeutischen Setting gearbeitet.
- Kontrollanalyse (100 Std.)
  Die Kontrollanalyse soll psychotherapeutisch ausgerichtete poesie- und bibliotherapeutische Behandlungen begleiten und nach den Standards der DGGK durchgeführt werden.
- Praxisfeldspezifische Seminare (200 Stunden)
  Es sollen diese Seminare spezifische Fähigkeiten für die Arbeit mit besonderen Patientengruppen und Paxisfeldern vermitteln. Für den Abschluß müssen vier der nachstehenden Seminare absolviert werden:
  Arbeit mit Suchtkranken (5 AE)
  Arbeit mit Kindern und Jugendlichen (5 AE)

Arbeit mit Kranken und Sterbenden (5 AE)
Arbeit mit alten Menschen (5 AE)
Arbeit mit psychiatrischen Patienten (5 AE)
Arbeit im Strafvollzug (5 AE)
Arbeit in der Erwachsenenbildung (5 AE)

Abschluß

Die Ausbildung zum Poesie- und Bibliotherapeuten kann abgeschlossen werden, wenn alle erforderlichen Ausbildungsseminare absolviert wurden und aufgrund der Arbeit in der Supervisionsgruppe der Supervisor die praktische Kompetenz des Ausbildungskandidaten durch Gutachten bestätigt. Liegen in der praktischen Kompetenz Mängel vor, so können Auflagen gemacht werden, wie z.B. weitere Gruppensupervision oder Einzelsupervision. Für den Abschluß muß eine schriftliche »Abschlußarbeit« aus dem Bereich der Poesie-, Biblio- oder kreativen Therapie angefertigt werden. Die Arbeit soll in einer einschlägigen Fachzeitschrift veröffentlicht werden. Weiterhin findet ein Abschlußkolloquium von 45 Minuten über Fragen der Poesie- und Bibliotherapie statt; es wird von zwei Beauftragten des Ausbildungsausschusses und einem fortgeschrittenen Ausbildungskandidaten als Beisitzer durchgeführt. Über das Kolloquium wird mit den Bewertungen »bestanden« »nicht bestanden«, entschieden. Im Falle eines Nichtbestehens kann das Kolloquium frühestens nach einer Frist von drei Monaten wiederholt werden. Der Abschluß der Aufbaustufe erfordert den Abschluß der entsprechenden Ausbildungselemente, eine befürwortende Stellungnahme des Lehr- und Kontrollanalytikers und ein weiteres Kolloquium mit klinischem und psychotherapeutischem Schwerpunkt. Die Graduierung wird erweitert zum »klinischen Poesie- und Bibliotherapeuten«.

(Ilse Orth, Hilarion Petzold)

Autoren und Autorinnen

Gaetano Benedetti, em. Prof. für Psychotherapie und Psychohygiene an der Universität Basel. Veröffentlichungen u.a.: Psychiatrische Aspekte des Schöpferischen und schöpferische Aspekte der Psychiatrie. Göttingen: Vandenhoeck & Ruprecht (1975); Todeslandschaften der Seele. Psychopathologie, Psychodynamik und Psychotherapie der Schizophrenie. Göttingen: Vandenhoeck & Ruprecht (1983); Die neurotische Lebensproblematik Nietzsches als eine Wirkkraft und eine Grenze seiner Philosophie. In: Gesnerus 1/2 (1984); Friedrich Nietzsche – ein Ahnherr der Psychoanalyse. In: Gesnerus 45 (1988).

Fritz Bremer, geb. 1954 in Lübbecke (Westfalen). Diplom-Pädagoge, Autor, Herausgeber. Seit 1983 Mitarbeiter der Brücke Neumünster e.V., einem Verein für psychosoziale Hilfen. Mitbegründer und Herausgeber der Zeitschrift »BrückenSchlag – Zeitschrift für Sozialpsychiatrie, Literatur und Kunst« (Paranus-Verlag, Neumünster). Veröffentlichungen: In allen Lüften hallt es wie Geschrei – Jakob van Hoddis. Fragmente einer Biographie. Bonn: Psychiatrie Verlag (1996); Ökonomie ohne Menschen? Zur Verteidigung der Kultur des Sozialen. Neumünster: Paranus Verlag (1997, gem. mit Jürgen Blume, Jürgen Meier); Beitrag über Rainer Maria Rilke in »Stimmenhören – Botschaften aus der inneren Welt«. Kabel-Verlag (1998).

Rolf Brüggemann, Dipl. Psychologe, tätig in der Psychiatrie und eigener verhaltenstherapeutischer Praxis. Verschiedene Veröffentlichungen in Fachzeitschriften und Büchern zu den Themen »Pharmawerbung«, »Seelenpresse», »Schnüffelbuch«. Referententätigkeit.

Edeltraud Bülow, Prof. Dr. phil., Institut für Allgemeine Sprachwissenschaft der Universität Münster. Studium der Germanistik, Philosophie, Geschichte, ev. Theologie, Allgemeinen Sprachwissenschaft, Kommunikationswissenschaft in Frankfurt, Marburg, Bonn. Promotion in Bonn 1970, Habilitation in Münster 1982. Schwerpunkte in Forschung und Lehre: Klinische Linguistik, Psycholinguistik, Textlinguistik, Semiotik.

PETER HORN, geb. 1934 (Tschechoslowakei), Prof. Dr., lehrt Deutsch und Literaturtheorie an der Universität von Kapstadt. Veröffentlichungen u.a.: Heinrich von Kleist. Erzählungen. Eine Einführung (1978); Kleist Chronik (1980); Kap der guten Hoffnung. Gedichte aus dem Südafrikanischen Widerstand (1980); Poems 1964-1989 (1991); An Axe in the Ice (1992); Writing my Reading (1994); The Kaffir who reads books (1996).

GERHARD HUCK, Krankenpfleger am Zentrum für Psychiatrie Winnenden und 42 Jahre alt, arbeitet seit zehn Jahren in leitender Funktion in der Suchtkrankenpflege und befindet sich zur Zeit in Weiterbildung zur »Sonderqualifizierung Sucht«.

NICOLA KEßLER, Jg. 1967, Studium der Germanistik, Psychologie und Publizistik, M.A., wissenschaftliche Mitarbeiterin in der Dokumentationsstelle Randgruppenkultur und -literatur an der Universität Münster. Veröffentlichungen u.a.: Manie-Feste. Frauen zwischen Rausch und Depression. Bonn: Psychiatrie Verlag (1995, ^{2}1997); Menschen im Gefängnis. Literarische Selbstzeugnisse, authentische Texte und Materialien für den schulischen und außerschulischen Unterricht. Bonn: Forum Verlag Godesberg (1996, gem. mit Uta Klein, Helmut H. Koch, Elisabeth Theine); »... stellst mein Leben in Frage.« Grenzerfahrungen. Münster: Edition amRand (1998, gem. mit Helmut H. Koch); ... fast wie Phönix. Literarische Grenzgänge. Bonn: Psychiatrie-Verlag und Neumünster: Paranus Verlag (1998, gem. mit Helmut H. Koch).

HELMUT H. KOCH, Jg. 1941, Professor für Literaturwissenschaft an der Universität Münster, Leiter der Dokumentationsstelle Randgruppenkultur und -literatur. Veröffentlichungen u.a.: Schreiben und Alltagskultur. Baltmannsweiler (1985, gem. mit Winfried Pielow); Gefangenenliteratur. Sprechen – Schreiben – Lesen in deutschen Gefängnissen. Hagen: Reiner Padligur Verlag (1988, gem. mit Uta Klein); Ernesto Cardenal. München: text + kritik (1992); Menschen im Gefängnis. Literarische Selbstzeugnisse, authentische Texte und Materialien für den schulischen und außerschulischen Unterricht. Bonn: Forum Verlag Godesberg (1996, gem. mit Nicola Keßler, Uta Klein, Elisabeth Theine); Werkstattbuch Deutsch: Texte für das Studium des Faches. Münster: LIT Verlag (1997, gem. mit Michael Becker-Mrotzek, Jürgen Hein);» ... stellst mein Leben in Frage.« Grenzerfahrungen. Münster: Edition amRand (1998, gem. mit Nicola Keßler); Mit der Flaschenpost gegen einen Ozean. Briefe aus dem Knast. Münster: Edition amRand (1998, unter Mitarbeit von Nicola Keßler, Anja

Vomberg, Hildegard Wiethüchter); ... fast wie Phönix. Literarische Grenzgänge. Bonn: Psychiatrie-Verlag und Neumünster: Paranus Verlag (1998, gem. mit Nicola Keßler).

Matthias Marschik, Dr. phil., Studium der Psychologie und Philosophie in Wien, freier Sozialwissenschaftler und Lektor an den Universitäten Wien und Klagenfurt. Wissenschaftliche Arbeiten vor allem zum Thema Alltags- und Popularkultur, insbesondere zum Sport und zur Literarität. Einschlägige Fachpublikationen: Poesietherapie. Therapie durch Schreiben? Wien: Turia & Kant (1993); Kinder lernen lesen und schreiben. Ein Ratgeber für Eltern und LehrerInnen. Dortmund: borgmann (1993, gem. mit Christian Klicpera); Das Selbst und die Schrift. Analphabetismus in der neuen ›Medienwirklichkeit‹. In: Störfaktor, 9. Jg., Heft 2/1996; Schreiben – vermitteln und verstehen. Eine Einführung in die schriftliche Ausdrucksfähigkeit von Jugendlichen. Wien. hpt (1997, gem. mit Alfred Schabmann, Christian Klicpera und Patricia Brandtner-Christodoulides).

Georg Milzner, Diplom-Psychologe, geb. 1962, Studium der Psychologie, Kunstpädagogik und Verhaltensbiologie, Weiterbildung in mehreren psychotherapeutischen Verfahren, daneben literarische Projekte (u.a. zweimalige Nominierung für die Endausscheidung zum Leonce und Lena-Preis der Stadt Darmstadt). 10 Jahre lang Mitglied einer therapeutischen Praxengemeinschaft, heute Therapeut und Forschungsleiter am Institut für Hypnotherapie, Düsseldorf. Gegenwärtig Betreuung eines Forschungsprojekts, das das Erkenntnispotential von Trance-Zuständen mit dem schizophrener Zustände in Beziehung setzt. Dabei werden literarische Techniken sowohl als Mittel zur Erzeugung von Bewußtseinszuständen, als auch als Therapeutika benutzt. Verschiedene Veröffentlichungen in Fach- und Literaturzeitschriften. Einzelveröffentlichung: Klassizismus und der Abschied davon. Gedichte. (1992).

Leo Navratil, geb. 1921 in Türnitz, Niederösterreich. Von 1946 bis 1986 Arzt in der Niederösterreichischen Landesnervenklinik Maria Gugging bei Klosterneuburg. Entdecker der Künstler aus Gugging und Initiator des »Hauses der Künstler«, das 1981 im dortigen Krankenhaus gegründet worden ist. Bücher: Schizophrenie und Kunst. München: dtv (1965), unveränderte Neuauflage mit einem aktuellen Kommentar. Frankfurt/M: Fischer Taschenbuch Verlag (1995); Schizophrenie und Religion. Berlin: Brinkmann & Bosse (1992); Schizophrene Dichter. Frankfurt/M.: Fischer Taschenbuch Verlag (1994); Die Überlegenheit des Bären. Theorie der

Kreativität. München: Arcis Verlag (1995); Die Gugginger Methode. Kunst in der Psychiatrie. Ulm, Stuttgart, Jena, Lübeck: Gustav Fischer Verlag (1998).

EVELYN PISCHNER, geb. 1948, Diplom-Psychologin, Dr., psychiatrieerfahren, seitdem Tagebücher, Traumbücher und Texte. Sei 1993 EU-Rentnerin, lebt in Koblenz.
GISELA SCHMID-KREBS, Diplom-Kunsttherapeutin, Tätigkeit in der Psychiatrie und in eigener psychotherapeutischer Praxis. Zusatzausbildung als Malraumleiterin (Closlieu) bei Arno Stern. Referententätigkeit und Weiterbildungsseminare.

FRANZISKA SCHÜTZ, 1969 in Lübeck geboren, 1990 Abitur am Johanneum zu Lübeck. Dazwischen lagen zwei Aufenthalte in der Klinik für Kinder- und Jugendpsychiatrie Lübeck: September 1988 - Juli 1989 und Mai 1990-Juli 1990. Von 1991-1993 Praktikum beim TANGENS Systemverlag in Hamburg. Seit Oktober 1993 Studium der Germanistik und Anglistik an der Universität Hamburg. Veröffentlichungen: Ganz normal – und doch ver-rückt. Freiwillig in die Jugendpsychiatrie. Hamburg: TANGENS Systemverlag (1993, unter dem Pseudonym Sirfa Fransen); Der sprechende Spinat. In: Drei Stühle und eine Trommel. Geschichten, Gedichte und Bilder, hg. v. SPOKUSA. Seelze/Velber: Kallmeyer (1996, gem. mit Wolfram Eicke).

BARBARA SCHULTE-STEINICKE, Jg. 1958, Diplom-Psychologin und Psychotherapeutin in eigener Praxis mit den Schwerpunkten »Therapeutischen Schreiben« und »Beratung und Therapie bei Schreibproblemen«, seit 1989 wiss. Mitarbeiterin und seit 1991 Lehrbeauftragte an der Alice-Salomon-Fachhochschule für Sozialpädagogik/Sozialarbeit Berlin. Lehr- und Forschungsschwerpunkt: Kreatives Schreiben in Gesundheitsförderung, Psychotherapie und Kreativitätstraining. Mehrere Veröffentlichungen zum kreativen Schreiben, insbesondere im Zusammenhang mit Entspannungsverfahren. Neueste Veröffentlichung: Autogenes Training und Kreatives Schreiben. Berlin, Milow: Schibri-Verlag 1997.

STEFAN STRAUB, Schlangenbad, Ausbildung zum Integrativen Kunsttheraupeuten am FPI, Germanistik-, Philosophie- und Theologiestudium in Mainz, Leitung verschiedener Schreibwerkstätten; Lehrauftrag und sechsjährige Lektorentätigkeit an einer Pädagogischen Hochschule in Lettland (Liepaja) von 1990-1996, DAAD-Stipendium für ein poesie- und bibliotherapeutisches Projekt in einem Jugendgefängnis, ab 1997 Lehrauftrag und Lektorentätigkeit an der staatlichen Universität Klausenburg/Rumänien, dortiger Forschungsschwerpunkt: erlebnisorientierte Textproduktion, Schreiben mit allen Sinnen, Schreiben als Therapie.

LUDWIG VÖLKER, geb. 1938 in Stuttgart, Professor für Neuere Deutsche Literatur an der Westfälischen Wilhelms-Universität Münster. Veröffentlichungen u.a.: Langeweile. Untersuchungen zur Vorgeschichte eines literarischen Motivs (1975); Muse Melancholie - Therapeutikum Poesie. Studien zum Melancholie-Problem in der deutschen Lyrik von Hölty bis Benn (1978); Komm, heilige Melancholie. Eine Anthologie deutscher Melancholie-Gedichte (1983); Gottfried Benn. Sprache – Form –Wirklichkeit (1990); Lyriktheorie. Texte vom Barock bis zur Gegenwart (1990).

MARIANNE WEINMANN, Diplom-Pädagogin, Lehrerin und seit 20 Jahren Dozentin für dt. Literatur an Volkshochschulen des Großraums Stuttgart, Ausbildung für die Leitung pädagogischer und therapeutischer Gruppen durch das ZAP Nürnberg 1983, Fortbildung in Poesie- und Bibliotherapie am Fritz-Perls-Institut Hückeswagen 1988, Leiterin von Fallbesprechungsgruppen für LehrerInnen aller Schularten seit 1990. Heute Dozentin für Literatur und Kommunikationspsychologie an der Frauenakademie der VHS Kreis Ludwigsburg.

LUTZ VON WERDER, Prof. Dr., Jahrgang 1939, Hochschullehrer für kreatives Schreiben und Kreativitätsforschung, Leiter des Hochschuldidaktischen Zentrums an der Alice-Salomon-Fachhochschule Berlin, Leiter des Instituts für Kreatives Schreiben Berlin, Leiter des ersten philosophischen Cafés in Berlin, seit 20 Jahren Forschungen zur Schreibtherapie, Schreibpädagogik und Schreibphilosophie. Wichtige Bücher: Schreib- und Poesietherapie. Weinheim (1995); Lehrbuch des kreativen Schreibens. Berlin (^{3}1996); Beklage dich nicht – philosophiere. Berlin (1996); Das philosophische Café. Berlin (1998); Von Tag zu Tag. Anleitung zum Tagebuchschreiben. Zürich (1998). Herausgeber von: HDZ-Info – Zeitschrift für kreatives Schreiben (erscheint zweimal im Jahr); Blitz-Info Kreatives Schreiben (erscheint fünfmal im Jahr); Info Philosophisches Café (erscheint dreimal im Jahr).

Edition Balance, die belletristische Reihe im Psychiatrie-Verlag, veröffentlicht Erfahrungsberichte, Anthologien, Romane. Die Texte schaffen einen anderen Zugang zum Verständnis psychischer Krankheiten und schlagen eine Brücke zwischen den unterschiedlichen Erfahrungshorizonten. Hier eine Auswahl:

Fritz Bremer: **In allen Lüften hallt es wie Geschrei**
Jakob van Hoddis. Fragmente einer Biographie
ISBN 3-88414-188-0, 150 S., engl. Br., 24.80 DM (23 sFR/181 öS)

Bremer, Hüper, Koch (Hg.): **Stimmen in der Stille.**
20 (nicht) ganz normale Geschichten
ISBN 3-88414-147-3, 206 S., frz. Br., 29.80 DM (27.50 sFr, 218 öS)

Nicola Keßler: **Manie-Feste.** Frauen zwischen Rausch und Depression
Drei Erfahrungsberichte
ISBN 3-88414-173-2, 180 S., engl. Br., 24.80 DM (23 sFr, 181 öS)

Koch/Keßler (Hg.): **...fast wie Phönix.** Literarische Grenzgänge.
Eine Anthologie mit Bildern von Ursula Jüngst
ISBN 3-88414-220-8, 120 S., 24.80 DM (23 sFr, 181 öS)

M.-L. Knopp/K. Napp: **Wenn die Seele überläuft.**
Kinder und Jugendliche erleben die Psychiatrie
ISBN 3-88414-162-7, 220 S., 24.80 DM (23 sFr, 181 öS)

Peter Mannsdorff: **Das verrückte Wohnen** (9.80)/**Von der Zukunft umzingelt** (24.80)/**Kind ohne Meinung** (24.80): **Die Fallistel-Trilogie**

Christina Neumann: **Ertrunkene Liebe.**
Geschichte einer Co-Abhängigkeit.
ISBN 3-88414-217-8, 200 S., 24.80 DM (23 sFr, 181 öS)

Ulla Schmalz: **Rette mich wer kann**
Aus dem Alltag einer Psychiatrie-Schwester
ISBN 3-88414-153-8, 176 S., engl. Broschur, 24.80 DM, (23 sFr, 181 öS)

Psychiatrie-Verlag • Thomas-Mann-Str. 49a • 53111 Bonn